编委会

杏林掇英

吴耀南学术经验辑

主编

吴耀南　陈少玫　吴界辰

厦门大学出版社
国家一级出版社
全国百佳图书出版单位

图书在版编目（CIP）数据

杏林掇英 ：吴耀南学术经验辑 / 吴耀南，陈少玫，
吴昇辰主编. -- 厦门 ：厦门大学出版社，2024. 11.
ISBN 978-7-5615-9540-4

Ⅰ. R256.3

中国国家版本馆 CIP 数据核字第 2024UE5966 号

责任编辑　李峰伟　黄雅君

美术编辑　张雨秋

技术编辑　许克华

出版发行　厦门大学出版社

社　　址　厦门市软件园二期望海路 39 号

邮政编码　361008

总　　机　0592-2181111　0592-2181406(传真)

营销中心　0592-2184458　0592-2181365

网　　址　http://www.xmupress.com

邮　　箱　xmup@xmupress.com

印　　刷　厦门市竞成印刷有限公司

开本　787 mm×1 092 mm　1/16

印张　22

插页　3

字数　388 千字

版次　2024 年 11 月第 1 版

印次　2024 年 11 月第 1 次印刷

定价　78.00 元

厦门大学出版社
微信二维码

厦门大学出版社
微博二维码

主编简介

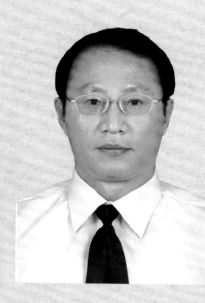

吴耀南，出生于 1956 年，医学博士，教授，主任医师，硕士研究生导师；第一批全国 200 名优秀中医临床人才，第六批和第七批全国老中医药专家学术经验继承工作指导老师，福建省名中医，第三批福建省老中医药专家学术经验继承工作指导老师，福建省基层老中医药专家师承工作指导老师；北京中医药大学教授，北京中医药大学中医内科学临床学系委员，福建中医药大学教授，厦门市中医院原副院长；世界中医药学会联合会消化病专业委员会常务理事，中华中医药学会脾胃病分会副秘书长、常务委员，中华中医药学会科学技术奖励评审专家，《中国卫生标准管理》期刊福建省编辑委员会常务编委；福建省中医药学会内科分会副主任委员，福建省中医药学会脾胃病分会副主任委员，福建省中医药学会糖尿病（消渴）分会副主任委员，福建省中医药学会传承研究分会副主任委员；福建中医药大学附属晋江中医院高级顾问兼首席专家；在庆祝中华人民共和国成立 70 周年时，入选厦门历史至今名人榜（共 20 位），在厦门市前埔体育公园展示简介与事迹；2004 年 6 月 27 日，"吴氏脾胃中医疗法"被厦门市湖里区政府列入非物质文化遗产代表性项目保护名录。

吴耀南教授作为学科带头人，领导厦门市中医院脾胃病专科成为全国中医重点专科，参与制定多种全国中医脾胃病诊疗常规；主持和参加全国、省、市多个科研项目，多次获奖和被表彰；主编 3 部专著，参与编写 5 部专著，发表论文 123 篇。其首创"五脏六腑皆令胃病，非独胃也"治疗脾胃病的学术思想和"治胃病十法"系列理论，并制定相应的治法和方药，用于治疗各种脾胃病有独特疗效；创新提出"脾虚湿热血瘀"和"从脾虚湿热血瘀治疗胃癌前病变"的理论，研制出可用于治疗胃癌前病变的"胃萎方"；创立"三脏九证五方治久泄"方法，获得良好的疗效；应用中医脾胃理论治疗内科、外科、妇科、儿科的各种疑难杂症，以及调理各种肿瘤病术后、放疗后和化疗后的患者，取得显著的疗效。

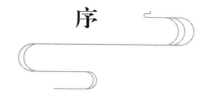

序

　　恩师吴耀南，出生于1956年，医学博士，教授，主任医师，硕士研究生导师；第一批全国200名优秀中医临床人才，第六批和第七批全国老中医药专家学术经验继承工作指导老师，福建省名中医，第三批福建省老中医药专家学术经验继承工作指导老师，福建省基层老中医药专家师承工作指导老师；北京中医药大学教授，北京中医药大学中医内科学临床学系委员，福建中医药大学教授，厦门市中医院原副院长；世界中医药学会联合会消化病专业委员会常务理事，中华中医药学会脾胃病分会副秘书长、常务委员，中华中医药学会科学技术奖励评审专家，《中国卫生标准管理》期刊福建省编辑委员会常务编委；福建省中医药学会内科分会副主任委员，福建省中医药学会脾胃病分会副主任委员，福建省中医药学会糖尿病（消渴）分会副主任委员，福建省中医药学会传承研究分会副主任委员；福建中医药大学附属晋江中医院高级顾问兼首席专家；在庆祝中华人民共和国成立70周年时，入选厦门历史至今名人榜（共20位），在厦门市前埔体育公园展示简介与事迹；2004年6月27日，"吴氏脾胃中医疗法"被厦门市湖里区政府列入非物质文化遗产代表性项目保护名录。

　　吴耀南教授于1974年7月高中毕业；1978年9月以优异成绩考入福建中医学院（现福建中医药大学）医疗系就读；1983年7月毕业，获得医学学士学位并被分配到厦门市中医院工作，在厦门市中医院工作期间获得医学硕士和医学博士学位；2016年退休。1997年，吴耀南开始跟师全国名老中医涂福音教授，继承了涂老治疗脾胃病的学术思想；2001—2003年，吴教授跟师国医大师路志正教授，中医理论和诊疗技术再上新层次。

　　吴耀南教授从事中医脾胃病临床研究及教学工作40余年，临证施治提倡"辨证为主，辨病为辅，标本缓急，精准用药"，善用经方治疗各种脾胃病，还善于发掘使用民间草药和民间验方，经验丰富，疗效显著。吴耀南教授首创"五脏六腑皆令胃病，非独胃也"治疗脾胃病的学术思想和"治胃病十法"的系列理论，并制定相应的治法和方药，对各种脾胃病有独特疗效；创新提出"脾虚湿热血瘀"理论和"从脾虚湿热血瘀治疗胃癌前病变"理论，研制出"胃萎方"，用于治疗胃癌前病变；创立"三脏九证五方治久泄"理论，获得了良好疗效；应用中医脾胃理论治疗各种内科、外科、妇科、儿科的疑难杂症；使用中医药调理各种肿瘤术后、放疗后及化疗后的患者，取得了显著疗效。

吴耀南教授具有优良的医德医风，每周9次门诊，平均每次门诊量达60多人次，每次门诊都要加班两三个小时，服务态度好，医疗效果佳，受到广大患者的普遍赞扬，收到了许多患者赠送的横匾、锦旗、表扬信。

吴耀南教授作为学科带头人，领导厦门市中医院脾胃病专科评为全国中医重点专科，建立脾胃病科的优势病种，制定了一系列完整的脾胃病中医诊疗常规及临床治疗方案。根据"十一五"全国中医重点专科（专病）项目建设的有关要求，厦门市中医院脾胃病科将吴耀南教授领导制定的《慢性胃炎的临床诊疗方案》于2010年报送给国家中医药管理局。该诊疗方案被评为"优"，其中许多治疗方案成为国家行业标准，如中医辨证分型、中药汤剂、中成药口服、外治法、饮食疗法、中医护理等多管齐下辨证治疗胃脘痛（慢性胃炎）的治疗方案被纳入全国协作组的诊疗方案中运用。吴耀南教授还参与全国《慢性浅表性胃炎中医诊疗规范共识意见》《慢性萎缩性胃炎中医诊疗规范共识意见》《中医消化病诊疗指南》《胃息肉病中医诊疗指南》的制定工作。吴耀南教授多次在福建省中医药学会的各种学术会议上开讲座授课，推广其学术思想和临床经验，多年来经常在全国各种中医脾胃病学术会议担任主持人或点评专家，在全省乃至全国中医脾胃病学科领域具有一定的名望和影响力。

吴耀南教授多次参与国家级科研项目，主持多项省市科研项目，多次获奖和受到表彰，曾获中国中医研究院和北京中医管理局的科技进步成果奖、福建省青年中医科技优秀奖、福建省中医病案评选优秀奖、厦门市科技进步奖等。1996年8月被评为厦门市优秀青年知识分子；1997年1月获厦门市青年科技人才杰出奖；2002年度获厦门市卫生系统林巧稚精神奖；2001年和2007年2次被评为厦门市卫生系统优秀共产党员；2014年吴耀南教授申报的"胃萎方治疗胃癌前病变"获得了厦门医学创新奖，为厦门市中医院唯一入选项目。

吴耀南教授在各级期刊发表论文123篇，主编《涂福音脾胃病临证经验集》《涂福音临证医论医案集》《吴耀南论医集》3部专著，参与编写《急症胃痛症治》《吴真人药签与中草药研究》《中医消化病诊疗指南》《现代中医消化病学》《中华脾胃病学》5 部专著,均已正式出版。

　　吴耀南教授不但临床经验丰富,科研成果众多,论著硕果累累,还致力于学术思想的传承,培养了 24 名硕士研究生、数十名基层师带徒及西学中学生、2 名厦门市优秀青年中医后备人才,带教过近千名外籍留学生、实习生、进修生,能用英语讲课和临床带教,可谓桃李满天下。他还参与了福建中医药大学"中医内科学"、厦门大学医学院中医系"中医基础理论"的教学授课,讲课生动有趣、深入浅出、妙语如珠,深得学生的喜爱,3 次被评为福建中医学院优秀临床带教老师,2 次被评为福建中医学院优秀研究生导师,并于 2010 年12 月获厦门大学医学院第一届临床教师教学技能比赛三等奖。

　　本书主要介绍了吴耀南教授的学术思想、临床经验、病案分析、用药心得,特别是其创立的经验方,均为其根据多年来对古代医家经典理论的剖析和应用,在古代经方的基础上加上临床经验用药而成;所参与制定的脾胃病中医专家共识意见和诊疗常规,内容权威,可以为中医临床工作人员和研究人员提供诊疗和科研的参考。

　　　　　　　　　　　　全国五一劳动奖章获得者　　陈丽凤

　　　　　　　　　　　　2024 年 3 月

目　录

第一章
中医治疗脾胃病的学术思想

第一节　试论中医治胃病

用药如用兵,治病似打仗。打仗有正面交锋,也可迂回作战。在临床上,按照《中医内科学》(第5版,人民卫生出版社于2023年出版)的正规分型证治法去治疗胃痛,有时不能取得很好的疗效,则可以采用迂回作战的方式来治疗。

张景岳在《景岳全书·脾胃》中指出:"善治脾者,能调五脏,即所以治脾胃也。"吴耀南教授根据中医整体观的理论,受到《素问·咳论篇》中"五脏六腑皆令人咳,非独肺也"的启发,提出了"五脏六腑皆令胃病,非独胃也"的学术新见解,认为"治胃要治心""治胃要治肺""治胃要治肝""治胃要治脾""治胃要治肾""治胃要治胆""治胃要治肠""治胃要治膀胱""治胃要治咽""治胃要治腰"的系列理论,并提出了相应的治法和用药,且在临床上取得了良好的疗效。

一、治胃要治心——火不足则不能生土

在临证中,心系疾病常可影响到胃病。治疗胃病时,可以从心论治,因为胃心生理相连、病理相关。

（一）生理病理基础

1. 部位相邻

心居膈上,为君主之官,胃居膈下,为水谷之海,二者仅一膜之隔。沈金

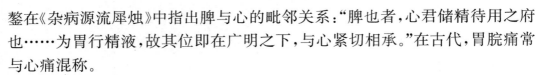

整在《杂病源流犀烛》中指出脾与心的毗邻关系："脾也者,心君储精待用之府也……为胃行精液,故其位即在广明之下,与心紧切相承。"在古代,胃脘痛常与心痛混称。

2. 经络相通

"胃之大络,名曰虚里,贯膈络肺,出于左乳下,其动应衣(手),脉宗气也","心手少阴之脉,起于心中,出属心系,下膈络小肠",明确指出"胃络通心"。"脾足太阴之脉,其支者,复从胃,别上膈,注心中","营气之道,内谷为宝,谷入于胃……与太阴合,上行抵髀,从髀注心中,循手少阴出腋","足阳明之正,太阴之正……属胃,散之脾,上通于心",明确指出心脾二者经络相贯,营气通过足太阴脉注入心中。以上都说明了脾、胃与心紧密联系,其经气互通,是胃心同治的基础。

3. 五行相关

脾胃属土,心属火,火生土,阳明胃土必得心火的温煦才能生化不息,心火必得脾土的滋润才能制而不亢。反之,失去了相互制约,则有"母病及子,子病及母",心病可以传脾胃,脾胃之病也可传心。

4. 功能相关

脾胃为气血生化之源,心主全身血脉,心气依赖脾胃和肺化生的宗气以资助,心血赖脾胃化生的营气以充养,正如《素问》所云:"食气入胃,浊气归心,淫精于脉。"但脾胃的运化有赖心火的温煦,如唐宗海在《血证论》中论述:"食气入胃,脾经化汁,上奉心火,心火得之,变化而赤,是谓之血。"

5. 病理相干

《素问·宣明五气篇》提出"心主噫",《素问·脉解篇》亦认为"所谓上走心为噫者,阴盛而上走于阳明,阳明络属心,故曰上走心为噫也"。胃痛日久,脾胃受损常导致心不藏神,而心病亦可进一步损害胃体,表现为胃系症状。心胃两者在病理上互为影响、互为因果,可出现一种疾病两组症状,在临床上主要表现为胃脘疼痛、痞满不适、呃逆嘈杂、恶心呕吐,同时兼有胸闷、心悸、失眠,甚则心痛,重则彻背,面白汗出,头昏乏力。同时,心主一身之血,借谷气以自养,心火过亢,郁热内壅,胃土失和,可见呃逆、呕吐等症状。

(二)具体应用

(1)胃痛彻背、胸闷心悸属脾胃虚寒者,可用栝楼薤白半夏汤合丹参饮加桂枝、延胡索等。

(2)胃痛彻背、胸闷心悸属痰热瘀阻者,可用小陷胸汤合丹参饮加草珊瑚、生蒲黄等。

（3）心胃同病则可用心胃同治方：黄芪、丹参、砂仁、檀香、郁金、藕节、枇杷叶、茯神、半夏、鸡内金、草珊瑚、甘草等。

（4）在治疗胃病药物的基础上加用心系药物。

①心阳虚者，加桂枝甘草汤温通心阳。

②阳虚重者，加制附子、干姜、细辛。

③心气阴虚者，加太子参、麦冬、五味子。

④心悸兼反酸者，加珍珠母、煅瓦楞子、黄连、吴茱萸。

⑤心悸失眠者，加茯神、珍珠母、龙齿、贯叶金丝桃。

⑥虚阳浮亢者，加黄连、肉桂、龙骨、牡蛎。

⑦心血瘀滞者，加丹参、赤芍、莪术、失笑散。

⑧瘀滞较重者，酌加莪术、血竭，或全蝎、水蛭。

二、治胃要治肺——肺不宣肃则胃气不降

在临证中，常见肺系疾病影响到胃病，因此，治疗胃病时可以从肺论治。《素问·咳论篇》中的"聚于胃，关于肺"提出了肺胃相连，容易互传邪气，可见胃与肺密切相关。

（一）生理基础

1. 位置相邻

肺位膈上，胃居膈下，两者相邻。

2. 经络相连

《灵枢·经脉第十》说："肺手太阴之脉，起于中焦，下络大肠，还循胃口，上膈属肺。"而胃之大络，又"贯膈络肺"，这种经络上的直接相通从结构上为两脏在生理上的配合、病理上的相互影响奠定了基础。从表里两经看，手太阴肺经和手阳明大肠经相表里，足阳明胃经和足太阴脾经相表里，肺与脾同属太阴，胃与大肠同属阳明，经气相通，则相互为用。

3. 功能互用

肺主一身之气的生成，体现为宗气的生成。宗气由肺吸入的自然清气与脾胃运化水谷所生的谷气相结合而生成，肺胃间的这种特殊关系成为后世"培土生金法"的理论渊源。水谷入口，首先聚会于胃，但胃不能自行布散水谷精微，肺气宣降则将脾所转输来的水谷精微上输头面诸窍，内至其他脏腑，

外达全身筋骨皮毛腠理。《灵枢·营卫生会第十八》曰："谷入于胃，以传于肺，五脏六腑皆以受气。"《灵枢·营气第十六》曰："谷入于胃，乃传之肺，流溢于中，布散于外。"《素问·经脉别论篇》曰："食气入胃……脉气流经，经气归于肺，肺朝百脉，输精于皮毛。""饮入于胃，游溢精气，上输于脾。脾气散精，上归于肺，通调水道，下输膀胱。水精四布，五经并行，合于四时五脏阴阳，揆度以为常也。"

4. 气机相协

肺胃息息相关，从气机升降角度看，肺主肃降，胃主通降，"降"为肺气、胃气运行形式和方向的共同性。肺与胃相助为用，肺主一身之气的运行，对全身之气的升降出入起着重要的调节作用，其肃降为胃之通降的基础。肺之肃降对胃之通降有直接的促进作用，而胃之通降也是肺之肃降之必要条件。黄元御在《素灵微蕴》中说："胃降则肺气亦降，故辛金不逆。"胃有降才有入，肺有降才能宣，肺胃相协，调畅气机，促进代谢，保证生命活动的正常进行。

5. 五行相关

胃为土，肺为金，胃肺为母子相生关系，"实则泻其子"，胃气不降，可加用泻肺法治疗。肺气肃降有权，则胃气也源流而下，而肺不肃降，则影响胃失和降，在临床上可见胃脘疼痛、痞满、纳差、呕吐、呃逆等脾胃症状，故治疗上应肃肺和胃、肺胃同治，使"上焦得通，津液得下，胃气因和"。

"治胃要治肺"即对胃气上逆出现上述症状者，在常规使用和胃理气方药治疗而效果不佳时，根据"实则泻其子"原则，即使没有出现咳嗽、气喘症状，也可通过加强宣降肺气而获良效，可在辨证使用治疗胃病药物的基础上加用治疗肺系的药物。

（二）具体应用

（1）胃胀气滞者，加用桑白皮、枇杷叶，或百合、乌药，或葶苈子、苏子等药。
（2）胃中实热者，可采用清肺通腑的凉膈散。
（3）胃气虚弱的胃系病者，可采用补益肺气的玉屏风散或补肺汤加减，以收到振作胃气的功效。

三、治胃要治肝——肝气不疏则胃气不和

肝经有病常可影响到胃病，可见胃与肝密切相关，在临证治疗胃病时，可以从肝论治。

（一）生理病理基础

1. 五行相关

肝与脾胃在生理上是五行木土关系，即所谓"土得木而达，木赖土以培之"。

2. 病理相干

在病理上相互影响，如叶天士言："肝为起病之源，胃为传病之所，凡醒胃必制肝。"肝胃相通，一荣俱荣，一伤俱伤，"肝藏厥气，乘胃入隔""厥阴顺乘阳明，胃土久伤，肝木愈横"等都是指肝气郁结，则肝木乘土，肝气犯胃，导致肝胃不和、胃失受纳，则出现胸胁脘腹胀满或疼痛、纳呆等症状；导致胃气不降，可出现嗳气、呃逆、恶心、呕吐、反酸等症状，说明肝胃之间有着不可分割的病理联系。因此，治疗胃病并非仅从脾胃着眼，而应根据脏腑相关理论，不但要治胃，还应注意从肝调治。

胃脘痛如有胁间胀痛、嗳气泛酸、呕恶冲逆、嘈杂烧心、精神抑郁等症状者，均可采用肝胃同治或从肝论治。治肝之法，如疏肝、抑肝、温肝、柔肝、行气、化瘀等，应有机地和治胃结合起来。

（二）具体应用

（1）根据"木郁达之"的原则，对肝胃不和证常以柴胡疏肝散为主方，或选用柴胡、香附、郁金、青皮、枳壳、佛手、乌药、预知子等药物疏肝理气。

（2）对胃阴不足者，使用益胃汤、沙参麦冬汤效果不佳时，可从养肝阴入手，用一贯煎加何首乌、黄精等。

（3）对于脾胃虚寒之证，在温中健脾药中，注意加抑肝之品以防土虚木乘，常用药物如白芍、香附、郁金等。

（4）对肝胃不和、胃痛较重者，可加川楝子、延胡索、两面针或徐长卿；对胃痉挛绞痛者，重用芍药甘草汤的药量以柔肝、缓急、止痛。

四、治胃要治脾——脾不健则胃不强

脾属脏，胃属腑，互为表里，同属中焦，为"水谷之海，气血生化之源"，为"后天之本"。

（一）生理病理基础

脾胃生理密切相关。

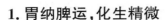

1. 胃纳脾运,化生精微

《黄帝内经》云:"饮入于胃,游溢精气,上输于脾。"胃接纳由口而入的食物加以腐熟,使食物得到初步消化,再由脾来运化。《景岳全书》说:"胃可受纳,脾可运化,一纳一运,化生精微。"只有纳运功能正常,精微物质才会源源不断,人身才会气血充沛、精力旺盛。

2. 一升一降,斡旋气机

脾主升清,胃主降浊,清升浊降,协调安和,才能形成统一的整体。《医学求是》说:"脾以阴土而升于阳,胃以阳土而降于阴。"虽然脏腑各有不同,但皆以脾胃为气机升降运动的枢纽。

3. 脾湿胃燥,刚柔相济

脾为湿土,消化吸收需要津液充沛;胃为燥土,只有胃燥,才能受纳腐熟水谷。脾之津液上升,不使胃燥太过;胃腑保持燥土,不使水湿过多下降而困脾。一刚一柔,升降相济。

4. 病理相干,互为影响

脾胃在生理上是协调统一的,自然在病理上是相互关联、相互影响的。脾病可以及胃,胃病可以及脾。脾胃的病理相关表现在以下方面:

(1)纳运失司:胃纳脾运失司,在病理上证候不同,可以互相影响。胃纳失常,症见不能食、嗳气、嘈杂、多食善饥等;脾运失司,症见食后作胀,或嗜睡、消瘦乏力、腹痛腹泻等。脾运失司,则胃纳失常;胃不能食,则脾无以运化。

(2)升降失常:升降失常是脾胃为邪所干,胃气不降,脾气不升所导致的病理变化。胃气不降,主要表现为浊阴上逆、呕吐、呃逆;脾气不升,清气在下,精微下流,可见腹泻、腹部坠胀,甚或脱肛、阴挺、脏器下垂。胃气不降多以实证为主,脾气不升多以虚证为主。二者之间也相互影响,清气不升,每易导致浊阴上干,使胃气不降;胃气不降,也可阻碍脾之升清。

(3)燥湿太过:脾湿胃燥,太过则病。胃燥太过,阴液必伤,症见口干舌燥、渴欲饮水、嘈杂易饥,若下劫脾阴,则易致便秘。脾湿太过,则为水害,生痰化饮,症见胸闷、腹胀、水肿、泄泻、黄疸等。

(二)具体应用

(1)治疗胃病,要注重健脾:即使无明显的脾虚症状,也应当酌加健脾药,以达到"四季脾旺不受邪"的目的。酌情选用黄芪、党参,或茯苓、白术,或山药、白扁豆,或莲子肉、大枣等。甘草是健脾胃的必用之品,而且用量要大,其并非仅用于调和诸药。

（2）治疗胃十二指肠球部溃疡、胃黏膜糜烂，重在健脾。"脾主肌肉"，通过健脾长肌肉，可使胃十二指肠球部溃疡、胃黏膜糜烂得到很好的修复。

（3）处方用药，勿忘升脾：在用药降胃气时，酌加升麻、荷叶，或薄荷、葛根等药反佐升清，升中求降，脾气升，则胃气降。

五、治胃要治肾——先天不足则后天不壮

在临证中，时常可见肾病影响胃病，因此，治疗胃病时可以从肾论治。

（一）生理病理基础

1. 生理相关

脾为后天之本，肾为先天之本。脾肾相关最早的论述见于《黄帝内经》，如《素问·五藏生成篇》云："肾之合骨也，其荣发也，其主脾也。""肾者胃之关也，关门不利，故聚水而从其类也。"

2. 功能互用

脾为后天之本，脾胃化生的津液气血为"后天之精"；肾为先天之本，藏有"先天之精"，先天和后天相互资助、相互为用，"后天之精"有赖于"先天之精"的活力资助，即有赖于肾气及肾阴肾阳对脾气及脾阴脾阳的推动和资助，才能不断化生以营养全身。"先天之精"也须依赖"后天之精"的不断充养，才能日渐充盛，以充分发挥其生理效应。明代李中梓明确提出了"肾安则脾愈安，脾安则肾愈安"，称二者有"相赞之功能"。

肾阳为一身阳气之本，"五脏之阳气，非此不能发"，缪希雍指出："夫脾胃受纳水谷，必藉肾间真阳之气熏蒸鼓动，然后能腐熟而消化之。""鼎炉无火，水焉能沸？"肾阴为人身之元阴，"五脏之阴气，非此不能滋"。

（二）具体应用

（1）胃虚寒者，用温中健脾法治疗效果不佳时，应从温补肾阳入手，以益火之源，可在健脾药物的基础上，加入附子、干姜，或细辛、肉桂，或巴戟天、锁阳，或补骨脂、鹿茸，或仙茅、淫羊藿等，以温补命门之火，使火旺鼎沸。

（2）胃阴亏虚者，用滋养胃阴法。若投以益胃汤、沙参麦冬汤而治疗效果不佳，则应从滋补肾阴入手，投以六味地黄丸或左归丸加减，或在治疗胃病药物的基础上加二至丸，或黄精、山茱萸，或熟地黄、何首乌，或枸杞、桑葚子等药。

（3）气血亏虚、贫血的患者，若用健脾胃、益气血的归脾汤、八珍汤等治疗后效果不佳，则应从补肾入手，因为"精血同源"。

①偏阳虚者：治宜温肾补血，以右归丸或金匮肾气丸加当归、川芎、熟地黄、白芍，或鸡血藤、丹参、枸杞、桑葚子等。

②偏阴虚者：治宜滋肾补血，以左归丸或六味地黄丸加当归、川芎、熟地黄、白芍、阿胶、锁阳、淫羊藿，或鸡血藤、丹参、枸杞、桑葚子、何首乌、补骨脂、仙茅、淫羊藿等。

六、治胃要治胆——胆气不畅则胃气不和

临床常可见胆经疾病影响到胃病，因此，治疗胃病时可以从胆论治。

（一）生理病理基础

1. 生理相关

胆胃同属六腑，同居中焦。胆附于肝，内藏精汁，为中精之腑，受肝之余气而化胆汁，胆借肝之疏泄、胃之通降，下输肠中，助胃腐熟水谷，生化气血，滋养全身。因此，胆在生理状态时"其气本降"，病则上逆。胃主纳食，为传化之腑，腑以通为用，胃以降为顺。

2. 经络相通

胃属阳明，胆属少阳，二经脉循于耳前在少腹交会，两者经气相互贯通。

3. 功能互用

阳明胃气之敷布离不开少阳胆气的转枢，少阳胆气的转枢离不开阳明胃气的资助，因此，胆气不足则生机不旺，胃气不旺则化源不足。《四圣心源》云："木生于水而长于土，土气冲和，则肝随脾升，胆随胃降。"就胆胃关系而言，即"胃随胆升""胆随胃降"。因此，胆胃在生理上相互关联，起着共同调畅气机、协同消化的作用。

4. 病理相干

胆胃在病理上互相传变。《灵枢·邪气藏腑病形第四》曰："胆病者，善太息，口苦呕宿汁。"古人谓"胆宜沉降"，指胆火、胆汁宜降。若肝胆不疏，郁而化火，不得宣泄，则反逆犯胃，导致胆病及胃。临证常见口苦、呕吐黄绿苦水、嘈杂、泛酸等。若兼有湿热，则兼见胁痛伴呕恶，甚则发热、黄疸等；胆气虚则易出现胆怯、易惊、善恐、失眠、多梦等。正如《灵枢·四时气第十四》云："邪在胆，逆在胃，胆液泄则口苦，胃气逆则呕苦。"清代医学家唐容川亦指出："胆

中相火如不亢盛,则为清阳之木气,上升于胃,胃土得以疏达,故水谷化,亢盛则清阳遏郁,脾胃不和。"

（二）具体应用

（1）胆气不利,胃气上逆,对胆汁反流性胃炎者,治疗不可偏执降胃气,当利胆和胃,以顺气化,可选用柔润和缓之品,如柴胡、枳壳,或佛手、香橼,或白芍、郁金,或青皮、威灵仙,或绿萼梅、玫瑰花等。另外,可以在辨证用药的基础上加藤梨根30克,对胆汁反流性胃炎患者有很好的疗效。

（2）胆为阳木而内寄相火,其病久郁最易化热,故胃病兼有胆热口苦、胃脘胀痛连胁者,治宜"清胆",可选用蒿芩清胆汤、黄连温胆汤等方加减;或在辨证治胃的基础上酌加龙胆草、地耳草,或黄芩、栀子,或金钱草、马蹄金,或蒲公英、马鞭草等清肝胆热的药物。胃病兼有胆红素升高者,可加大赤芍的剂量。

（3）腑以通为贵,胆随胃降,故"和降法"为胆胃同病之另一治法,可用枳实、厚朴,或沉香、木香,或川楝子、槟榔,或大黄、虎杖等理气导滞之品。

（4）胃痛兼有胆气虚怯者,可酌加龙齿、珍珠母,或石决明、磁石,或茯神、远志、石菖蒲等。

（5）十二指肠球部溃疡半夜（子时）胃痛者,如舌质红、苔黄腻、脉滑数,可从治胆入手,采用蒿芩清胆汤或黄连温胆汤加减治疗可获良效。因为子时为气血循行胆经的时间,舌质红、苔黄腻、脉滑数说明湿热瘀滞胆经,不通则痛。

但临证应注意健脾和顾护胃气,不可长期大量运用苦寒清热、降气破气之品,做到中病即止。

七、治胃要治肠——腑气不通则胃气不降

（一）生理病理基础

《灵枢·本输》曰:"大肠、小肠皆属于胃,是足阳明也。"这是《黄帝内经》最早给出的胃的定义。现代名医陈亦人教授也指出,"胃家"并非专指胃,而是包括大肠、小肠在内,有时也称为"胃中"。小肠、大肠同为消化道器官,有着相依相接的密切关系,病则可互相传感,《素问·气厥论篇》曰:"小肠移热于大肠……大肠移热于胃,善食而瘦人,谓之食亦。"以上均说明了三者具有相似的功能和特点。胃气与肠中腑之气相承接,大肠的传导变化是胃降浊功

能的延伸。胃气和降,则大肠传导正常;反之,大肠摄泌失常,传导失职,腑气不通,也可引起肺胃之气的功能失常。

根据以上理论,遵循"六腑以通为用"之训,并结合临床实践,提出"治胃要治肠",腑气通则胃气降。

(二)具体应用

(1)治疗胃气上逆或胃气阻滞属实证的胃病者,可在辨证的基础上结合使用承气汤类,如小承气汤、调胃承气汤等,尤其建议使用大黄。

(2)治疗胃胀、胃痛、嗳气、呕恶属虚证者,可以在治疗胃病药物的基础上加用润肠通腑之药,如生白术、莱菔子,或栝楼、杏仁,或肉苁蓉、火麻仁,或郁李仁、决明子等药物。

临证过程中,润肠通腑药的使用不必以存在便秘为前提,正如吴又可在《瘟疫论》中明确指出:"承气本为逐邪而设,非专为结粪而设。"他告诫医者:"但得秽恶一去,邪毒从此而消,脉证从此而退,岂徒孜孜粪结而后行哉!"适时通腑导下,可使壅遏上逆的胃气随之而平,则胃脘痞满、胀痛、嗳气、呃逆、恶心、呕吐等症状迅速缓解。但是,大黄的使用必须中病即止,不宜久用。

八、治胃要治膀胱——膀胱不利则脾胃湿热难除

(一)生理病理基础

福建地区尤其是闽南地区空气湿度较高,湿气困脾,脾虚生湿,湿浊不化,积久化热,周而复始,导致脾胃病多见脾胃湿热或脾虚湿热,健脾、利湿、清热就成为本地区治疗脾胃病的常用法。膀胱主排泄尿液,"治胃要治膀胱"即欲清脾胃湿热要利小便,让"邪有出路",在没有膀胱和尿道疾病的情况下,使用利尿通淋药。

(二)具体应用

(1)祛湿浊:可加芦根、白茅根,或萹蓄、淡竹叶,或玉米须、车前子,或薏苡仁、茯苓,或猪苓、泽泻等渗湿利水之品。

(2)清湿热:可用茵陈、白花蛇舌草;或金钱草、海金沙;或马蹄金、七寸金;或鸭跖草、车前草;或猫须草、积雪草等泄热利湿之品,使湿热从下焦膀胱而出,湿热得清,脾运得健,此即"利水渗湿清热即所以健脾"。

九、治胃要治咽——咽喉不利则脾胃气机不畅

(一)生理病理基础

(1)经络相通。《灵枢·经脉》曰:"胃足阳明之脉……其支者,从大迎前下人迎,循喉咙,入缺盆。""脾足太阴之脉……属脾络胃,上隔,挟咽,连舌本。"表明咽与胃有密切的经络联系。

(2)生理相关。《重楼玉钥·喉科总论》云:"咽者,主通利水谷,为胃之系,乃胃气之通道也。"咽喉既是呼吸之气出入肺之门户,又是饮食入胃必经之道。咽喉与胃相连,故胃咽生理相关。

(3)病理相连。胃食管反流常导致反流性咽炎,临床上有很多脾胃病患者常伴有咽部不适、咽似物梗、胸骨后梗阻感、声音嘶哑等症状,胃咽合病的病机为肝气郁结,脾胃受损,痰气交结,搏结于咽部,咽部梗阻感是标,脾胃受损、气机不利是本。

(二)具体应用

治疗梅核气应标本兼治,不宜单纯用半夏厚朴汤加减,可于辨证论治基础上加用桔梗、木蝴蝶,或夏枯草、射干,或马勃、牛蒡子,或山豆根、麦穗癀(爵床),或一枝黄花、鸭跖草等治咽、利咽的药物,临床症状可明显改善。此乃"咽利则胃气之道通畅",有"提壶揭盖"之妙。

十、治胃要治腰——腰不健则胃不舒

长期临床中发现,很多脾胃病患者常伴有腰背肌肉酸痛的症状,亦有其生理病理的基础。

(一)生理病理基础

1. 五行相同
腰脊与脾胃五行均属土。《素问·太阴阳明论篇》曰:"脾者,土也……"张介宾曰:"脊居体中,故应土也。"

2. 俞穴相通
脾俞胃俞的穴位都在腰背。脾胃生病之后,邪气从俞穴入侵,易客于腰脊而发病。《素问·金匮真言论篇》言:"中央为土,病在土,俞在脊。"

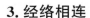

3. 经络相连

脾胃与腰有经络筋膜相连。《灵枢·经筋第十三》言："足阳明之筋……属脊""足太阴之筋……其内者，著于脊。""手阳明之筋骨……其支者，绕肩甲，挟脊。"

4. 部位相邻

胃与腰在解剖位置上前后相关。正常腰椎呈生理性前凸，第 3 腰椎成为腰椎活动的中心枢纽，且第 3 腰椎横突在 5 个腰椎横突中最长，并且向后外侧突较明显。因此，第 3 腰椎横突所承受的牵拉应力及杠杆作用较大，这也是该部容易损伤与劳损的重要原因。若第 3 腰椎横突周围的组织受到损伤，则受累组织很多，如横突间韧带、多裂肌、回旋肌、腰大肌、腰方肌、腰背筋膜等。其中，特别是横突尖部的腰背筋膜深层与浅层相合处受损机会最多，而腹内斜肌、腹横肌的起始部与腰背有关。腰背筋膜前叶受刺激时，后腹膜也会受到影响，所以会出现腹胀、腹痛、胃胀、胃痛，有时甚至会出现腹泻、恶心、便秘等自主神经功能紊乱的症状。

综上所述，脾胃和腰脊关系密切，在生理和病理上相互影响。因此，在治疗腹痛、腹胀、胃胀、胃痛效果不好时，可以考虑从治腰入手，治腰可起到辅助治胃的功效。

（二）具体应用

对于合并有腰背酸痛症状的脾胃病患者，在辨证论治的基础上可加用既能治胃病，又能壮腰活络、通痹止痛的药物，常加用清风藤（鸡矢藤）、穿山龙，或威灵仙、一条根。

清风藤，又名鸡矢藤，性味甘、涩、平，归肝、脾经；功能为除湿、解毒、消食、化积、止咳、止痛、通经络、利小便；主治风湿痹痛、黄疸性肝炎、脘腹痛、食少、泻痢、肠痈、浮肿、咳嗽、跌损。

穿山龙，性味甘、苦、温，归肝、肺经；能活血舒筋、消食祛痰；主治风湿痹症、消化不良、胸痹心痛、慢性气管炎、劳损扭伤、疟疾、痈肿。

威灵仙，性味辛、咸、温，归肺、肾、膀胱经，兼入肠、胃等经；功能为祛风湿、通络止痛、消痰涎、散癖积；除了治疗顽痹、腰膝疼痛、诸骨鲠咽外，还可用于治胃痛、噎塞膈气、癥积、大肠冷积、肠风病等。有研究报道，威灵仙具有镇痛、抗炎的作用，治疗第三腰椎横突综合征有显著疗效。

一条根又名千斤拔，性味甘、辛、温；具有祛风湿、强腰膝、消瘀解毒的功效；可治风湿痹痛、慢性肾炎、痈肿、乳蛾、跌打损伤。笔者常取其消瘀止痛之功,用于治疗慢性萎缩性胃炎兼腰痛患者。

生杜仲30～60 g治腰痛有奇效。

第二节 从脾胃治疗疑难杂症

《脾胃论》曰:"善治病者,唯在调理脾胃。"根据中医整体观的理论,运用脾胃学说的理论治疗内科疑难杂症,常可取得良好的疗效。

一、从脾胃治胸痹

胸痹病虽有虚、实、寒、热之分,在气在血之异,但胸中阳气虚衰,邪气乘虚入侵,痹阻气机,瘀血阻滞是其共同的发病机制,气虚、血少、湿蕴、痰阻、血瘀、寒凝是胸痹的主要病因。脾胃为后天之本、水谷之海、气血化生之源、气机升降之枢纽,胸痹的发生、发展、转归、预后均与脾胃的功能状态密切相关。若膏粱厚味,饥饱不调,情志过极,劳逸过度,致脾胃损伤,气虚无以上奉,则宗气匮乏,久则心气虚衰。脾虚运化无权,水谷精微不能化生气血,血虚则心失所养、脉络不通。脾虚不能运湿,湿浊中阻,上蕴胸中,则胸阳不展。脾虚生痰,痰浊上逆,阻滞血脉,痰瘀互结,则痹塞不通。中阳虚则寒内生,与外寒合邪,上犯心胸,则胸阳痹阻,心脉不通而胸痹。

调脾胃以治胸痹的辨证要点:有胸痹症状兼有脾胃症状。具体可分为以下几个证型。

(一)气虚胸痹

症状:胸痛隐隐,心悸气短,神疲乏力,声低懒言,动则汗出,纳少便溏,脘腹胀闷,夜寐不安;舌质淡晦,边有齿痕,舌苔薄白,脉细无力。

治法:健脾、益气、活血。

处方:香砂六君子汤或补中益气汤合丹参饮加活血化瘀药。

(1)香砂六君子汤合丹参饮加活血化瘀药:

木香10 g*(后下)*	砂仁5 g*(后下)*	党参20 g	炒白术10 g
茯苓15 g	陈皮10 g	赤芍15 g	姜半夏10 g
丹参15 g	檀香5 g*(后下)*	藕节30 g	枇杷叶15 g
郁金15 g	甘草5 g		

(2)补中益气汤合丹参饮加活血化瘀药：

党参 20 g	黄芪 30 g	炒白术 10 g	当归 10 g
陈皮 10 g	柴胡 10 g	赤芍药 15 g	丹参 15 g
砂仁 5 g^(后下)	檀香 5 g^(后下)	枇杷叶 15 g	藕节 30 g
郁金 15 g	甘草 5 g		

(二)血虚失养

症状:胸部隐痛,心悸怔忡,胸闷气短,头晕倦怠,夜寐多梦,面色苍白,唇甲色淡,食欲不振,大便干结;舌淡晦暗,舌苔薄白,脉细弱或结代。

治法:健脾、养血、活血。

处方:归脾汤或圣愈散加活血化瘀药。

(1)归脾汤加活血化瘀药：

党参 20 g	炒白术 10 g	炙黄芪 15 g	当归 10 g
茯神 15 g	酸枣仁 15 g	制远志 10 g	木香 10 g^(后下)
赤芍 15 g	紫丹参 15 g	缩砂仁 5 g^(后下)	檀香 5 g^(后下)
藕节 30 g	枇杷叶 15 g	炙甘草 10 g	郁金 15 g

(2)圣愈散加活血化瘀药：

党参 20 g	炙黄芪 30 g	当归 10 g	酒川芎 10 g
熟地黄 15 g	赤芍药 15 g	丹参 15 g	缩砂仁 5 g^(后下)
檀香 5 g^(后下)	广郁金 15 g	藕节 30 g	枇杷叶 15 g
甘草 5 g			

(三)湿遏胸阳

症状:胸部闷痛,雨天加重,胃脘胀闷,纳食减少,恶心欲呕,头昏如蒙,肢体困重,关节酸痛,便溏不爽,小便混浊;舌质淡胖,边有齿痕,舌苔白腻,脉象濡缓。

治法:健脾、化湿、祛浊、化瘀。

处方:平胃散合三仁汤加活血化瘀药。

苍术 12 g	川厚朴 15 g	陈皮 10 g	白豆蔻 10 g
杏仁 10 g	薏苡仁 30 g	滑石 18 g^(包煎)	姜半夏 10 g
通草 6 g	淡竹叶 10 g	丹参 15 g	生蒲黄 10 g^(包煎)
赤芍 15 g	益母草 15 g	甘草 3 g	

（四）痰浊阻滞

症状：胸窒闷痛，胸痛彻背，胸满咳喘，心悸气促，痰黏不爽，恶心欲呕，食欲不振，大便溏薄，形体肥胖；舌质淡晦，舌苔白腻，脉象弦滑。

治法：健脾、化痰、化瘀。

处方：温胆汤合升降散加活血化瘀药。

茯苓 15 g	法半夏 10 g	炒枳实 10 g	陈皮 10 g
竹茹 10 g	酒大黄 15 g	白僵蚕 10 g	蝉蜕 5 g
姜黄 10 g	紫丹参 15 g	缩砂仁 5 g^(后下)	檀香 5 g^(后下)
地龙 10 g	赤芍药 15 g	甘草 10 g	

（五）中焦虚寒

症状：胸部猝痛，感寒而发，其痛如绞，心悸气短，形寒怕冷，四肢不温，脘腹冷痛，大便溏薄，小便清长；舌质淡晦，舌苔薄白，脉象沉迟。

治法：温阳、理中、化瘀。

处方：附子理中汤加活血化瘀药。

制附子 10 g^(先煎)	人参 10 g^(另煎)	炒白术 12 g	干姜 10 g
紫丹参 15 g	檀香 5 g^(后下)	缩砂仁 5 g^(后下)	细辛 5 g
益母草 15 g	桂枝 10 g	赤芍药 15 g	甘草 10 g

二、从脾胃治肝病

《金匮要略·脏腑经络先后病脉证并治第一》云："见肝之病，知肝传脾，当先实脾，四季脾旺不受邪……中工不晓相传，见肝之病，不解实脾，惟治肝也……故实脾，则肝自愈，此治肝补脾之要妙也。"因此，在治疗急性黄疸性肝炎时，不能单纯使用清利肝胆湿热之药，而应在此基础上加黄芪、茯苓，或白术、淮山，或白扁豆、薏苡仁等以实脾。治疗慢性肝病，更应注重调补脾胃，可以重用黄芪、茯苓、白术，或闽南补脾胃的民间验方"四神汤"，或补中益气汤为基础，再加用治肝之药。如此治疗急性或慢性肝病均可获良效。宗此古训，结合临床，笔者自拟"肝炎方"，处方如下所示。

生黄芪 30 g	云茯苓 15 g	炒白术 12 g	北柴胡 10 g
广郁金 15 g	炒栀子 10 g	白毛藤 30 g	仙鹤草 30 g
生白芍 15 g	女贞子 15 g	五味子 10 g	田基黄 30 g
蓬莪术 15 g	马鞭草 20 g	生甘草 10 g	

本肝炎方是遵《金匮要略》中"夫肝之病,补用酸,助用焦苦,益用甘味之药调之"而创立。方中用女贞子、五味子、白芍酸以入肝补肝,且现代药理研究表明,女贞子、五味子这两味药有保肝和降转氨酶的作用;以炒白术、炒栀子助用焦苦;以黄芪、甘草甘味之药调之;以田基黄、马鞭草、白毛藤清利肝胆湿热;以柴胡、郁金、莪术疏肝行气,活血化瘀。方中黄芪、茯苓、炒白术实脾,"故实脾,则肝自愈,此治肝补脾之要妙也。"用此方治疗急性和慢性肝脏疾病,可谓理法方药切中病情,故能获得良好的疗效(典型病例见本书第四章第二十节"肝着")。

三、从脾胃治肾病

脾为后天之本,肾为先天之本,先天和后天相互资助、相互为用,"后天之精"有赖于"先天之精"的活力资助,即有赖于肾气及肾阴肾阳对脾气及脾阴脾阳的推动和资助,才能不断化生以营养全身。"先天之精"也须依赖"后天之精"的不断充养,才能日渐充盛,以充分发挥其生理效应。明代李中梓明确提出了"肾安则脾愈安,脾安则肾愈安",称二者有"相赞之功能"。因此,在治疗肾系疾病时必须注重健脾。

(一)治疗急性肾盂肾炎、尿道炎

治疗急性肾盂肾炎、尿道炎时不能单纯地清热利湿通淋,宜在八正散中加入茯苓、苍术,或薏苡仁、赤小豆等以健脾。脾健则湿运,有利于驱逐湿热之邪。具体处方如下所示。

萹蓄 10 g	木通 6 g	生栀子 10 g	车前子 20 g (包煎)
蒲黄 10 g (包煎)	乌药 6 g	猫须草 30 g	白茅根 30 g
茯苓 15 g	苍术 10 g	薏苡仁 30 g	赤小豆 30 g

(二)治疗肾病急慢性水肿

治疗肾病急性或慢性水肿时可用健脾利湿、温阳化气的五苓散为基础方,酌情加减用药,可助肾利水消肿。具体处方如下所示。

云茯苓 30 g	猪苓 10 g	炒白术 15 g	桂枝 10 g
建泽泻 15 g	蒲黄 10 g (包煎)	车前子 20 g (包煎)	龙葵 30 g
薏苡仁 30 g	叶下珠 30 g	赤小豆 30 g	益母草 15 g

（三）治疗慢性肾病、尿毒症

治疗慢性肾病、尿毒症时可采用脾肾双补的济生肾气丸加大量黄芪、炒白术以健脾益气，再加用黄连解毒汤或白花蛇舌草、猫须草、积雪草等以清热解毒。具体处方如下所示。

茯苓 30 g	淮山药 15 g	牡丹皮 10 g	建泽泻 15 g
熟地黄 15 g	山茱萸 15 g	车前子 20 g^(包煎)	制附子 15 g^(先煎)
肉桂 6 g	川黄连 10 g	枯黄芩 10 g	生栀子 10 g
黄柏 10 g	猫须草 30 g	积雪草 30 g	白花蛇舌草 30 g

四、从脾胃治咳喘病

根据"五脏六腑皆令人咳，非独肺也""脾为生痰之源""肺为贮痰之器""肺与大肠相表里"的传统中医理论，治疗咳喘不仅在于治肺，还可以从治脾胃、治肠入手而获效。

我们曾经根据中医整体观和脾胃学说的理论，采用中西医结合的方法，即在西药常规治疗的同时，分别加用通腑泄热、宣肺祛痰、益气养阴清热、通腑宣肺祛痰的中药煎剂保留灌肠来治疗慢性肺源性心脏病合并急性呼吸道感染患者。按诊断及分型标准，将观察对象随机分为治疗组 92 例和对照组 40 例，两组患者在性别、年龄、病程、病情、证型等方面无显著性差异（$P > 0.05$），具有可比性，观察其临床上咳、喘两大主症及其他症状和体征的改善情况①。

（一）辨证分型

（1）痰热郁肺：症见咳嗽、气喘、胸闷、心悸、痰多色黄、发热、口渴、纳少、神疲、尿赤、便秘、足肿；舌暗红，苔黄腻，脉滑数。

（2）气阴两虚，痰热郁肺：症见咳嗽声怯、气喘气促、动则喘甚、胸闷心悸、痰少难咯、身热口干、倦怠乏力、食欲不振、尿赤便秘；舌质暗红，舌苔黄腻，或苔剥脱，脉细弦数。

---

① 吴耀南.运用脾胃学说治疗肺心病并急性呼吸道感染 92 例[J].福建中医药，2001(06)：13-15.

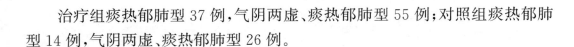

治疗组痰热郁肺型 37 例,气阴两虚、痰热郁肺型 55 例;对照组痰热郁肺型 14 例,气阴两虚、痰热郁肺型 26 例。

(二)治疗方法

(1)治疗组:除吸氧、抗感染、止咳平喘等西医常规治疗外,还按中医辨证将其分为以下两个证型,分别加用中药煎剂保留灌肠。

①痰热郁肺型:治以通腑泻热宣肺祛痰。处方:大黄 6 g,芒硝 3 g(冲)、栀子 10 g、黄芩 10 g、连翘 10 g、苇茎 30 g、鱼腥草 30 g、葶苈子 10 g(包煎)、栝楼 15 g、桑白皮 10 g、地龙 10 g。

②气阴两虚,痰热郁肺型:治以益气养阴清热、通腑宣肺祛痰。处方:太子参 30 g、麦冬 10 g、五味子 6 g、山药 30 g、玄参 10 g、生地黄 15 g、大黄 3 g、玄明粉 3 g(冲)、鱼腥草 30 g、川贝母 6 g、桑白皮 10 g、地龙 10 g。

用法:每日 1 剂,煎取汁约 150 mL,过滤冷却至 36～38 ℃,保留灌肠,每日 1 次,嘱患者尽可能将药汁保留 1 h 以上。

(2)对照组按常规中西医结合治疗,如吸氧、抗感染、止咳平喘等西药治疗,以及口服辨证施治的中药汤剂。

两组的疗程均为 3 d,治疗结果见表 1-1～表 1-3。

表 1-1　两组总疗效比较

组别	例数/人	显效/人	好转/人	无效/人	总有效/人
治疗组	92	31(33.70%)	51(55.43%)	10(10.87%)	82(89.13%)
对照组	40	6(15.00%)	23(57.50%)	11(27.50%)	29(72.50%)

从表 1-1 可见,治疗组的总有效率显著高于对照组($P < 0.05$)。

表 1-2　两组咳嗽、气喘单项症状疗效比较

组别	症状	例数/人	显效/人	好转/人	无效/人	总有效/人
治疗组	咳嗽	86	28(32.56%)	49(56.98%)	9(10.47%)	77(89.53%)
	气喘	92	31(33.70%)	51(55.43%)	10(10.87%)	82(89.13%)
对照组	咳嗽	36	5(13.89%)	22(61.11%)	9(25.00%)	27(75.00%)
	气喘	40	7(17.50%)	22(55.00%)	11(27.50%)	29(72.50%)

从表 1-2 可见,治疗组中咳嗽、气喘单项症状疗效均显著高于对照组($P < 0.05$)。

表 1-3　治疗组 2 个证型疗效比较

辨证分型	例数/人	显效/人	好转/人	无效/人	总有效/人
痰热郁肺	37	13(35.14%)	22(59.46%)	2(5.41%)	35(94.60%)
气阴两虚、痰热郁肺	55	16(29.09%)	31(56.36%)	8(14.55%)	47(85.45%)

从表 1-3 可见,治疗组中两个证型疗效比较无显著性差异($P>0.05$)。

观察结果表明,运用中西医结合治疗本病时,中药肠道给药法明显优于中药口服法。

中药保留灌肠即中药导引法,在张仲景《伤寒论》的第二百三十三条就有"蜜煎导"和"土瓜根及猪胆汁皆可为导"的记载,说明在古代,中医治疗急重症就曾采用肠道给药法。"肺主气,司呼吸",咳喘为肺气郁结、宣降失司所致,大肠为"传导之官",主司传糟粕以排体外,属于脾胃系统,且与肺相表里,互有经脉络属。肺热可下移大肠,若阳明腑实,燥屎内结,腑气不通,则肺气不降,故泻肠中邪热可逐肺中痰热,通腑气而降肺气,进而止咳平喘,此即中医"解表安里"之法。

现代医学研究认为,人肠道吸收药物的速度较口服快,肠道黏膜吸收在用药之后就立即开始。直肠给药有两个吸收途径:一是通过直肠静脉经门静脉进入肝脏,再由肝脏进入体循环;二是通过中直肠和下直肠静脉进入下腔静脉,绕过肝脏直接进入体循环。药物注入结肠时,其吸收途径是上直肠静脉和结肠静脉。因此,中药灌入直肠和结肠可避免上消化道的酸碱度和酶对药物的影响,且部分药物不通过肝脏而直接进入体循环,可减少药物在肝脏中发生化学变化,能较好地保证药效的完整性,以发挥更大的疗效。

对于咳喘缓解期患者,则以健脾为主,宜用香砂六君子汤或补中益气汤之类,健脾以强肺,扶正以固本,防止疾病复发,此即"培土生金"之法。

五、从脾胃治肿瘤病

肿瘤病的病程长、病情重,不论是术后还是放疗、化疗后的患者,或者是不适合手术、放疗和化疗的患者,大都身体羸弱、正气虚衰,对此治疗应从后天之本入手,因为脾胃是气血化生之源,有胃气则正气生。

(1)对放化疗后恶心呕吐、食欲不振的患者,可用香砂六君子汤为主方,加焦三仙和抗肿瘤的中草药。

潞党参 30 g	云茯苓 30 g	炒白术 15 g	姜半夏 10 g
盐陈皮 10 g	广木香 10 g^(后下)	缩砂仁 10 g^(后下)	鬼箭羽 15 g
焦山楂 15 g	焦神曲 15 g	焦麦芽 15 g	白花蛇舌草 30 g

（2）对正气虚衰者，可用补中益气汤为主方，重用黄芪加红景天、绞股蓝、黄精等，以及抗肿瘤的中草药。

党参 30 g	炙黄芪 30 g	炒白术 10 g	全当归 10 g
升麻 10 g	盐陈皮 10 g	北柴胡 10 g	红景天 15 g
黄精 15 g	绞股蓝 15 g	藤梨根 15 g	鬼箭羽 15 g
菝葜 15 g	白花蛇舌草 30 g	凌霄花 15 g	

（3）对气血亏虚者，可以归脾汤为主方，重用黄芪加红景天、绞股蓝、枸杞，以及抗肿瘤的中草药。

党参 30 g	炒白术 10 g	炙黄芪 30 g	当归 10 g
茯神 15 g	酸枣仁 15 g	制远志 10 g	木香 10 g^(后下)
枸杞 15 g	红景天 15 g	鬼箭羽 15 g	莪术 15 g
卷柏 15 g	半枝莲 30 g	炙甘草 10 g	

常用的抗肿瘤中草药有预知子、藤梨根、鬼箭羽、卷柏、白花蛇舌草、半枝莲、龙葵、凌霄花、莪术、菝葜、石见穿、猫爪草等。

第三节　三脏九证五方治久泄

从治肝、治脾、治肾这三脏入手，分为九个证型辨治，但实际上治疗时只以痛泻要方、葛根芩连汤、四神汤、四神丸、乌梅丸五个基本方为主，酌情合并或加减而用，结合闽南民间中草药验方，打破"久泻不可利小便"的传统禁忌，提出"久泻不可过利小便"的观点，且临床辨治屡获良效。

泄泻是以排便次数增多，粪质稀溏或完谷不化，甚至泻出如水样粪便为主症的病证。古代将大便溏薄而势缓者称为"泄"，而将大便清稀如水而势急者称为"泻"，现在临床上一般统称为"泄泻"。病程较长、反复发作者，称为"久泻"，严重者可夹有黏液或脓血便。

久泻可见于多种疾病，凡属消化器官发生功能性或器质性病变导致的腹泻，如慢性肠炎、炎症性肠病、肠易激综合征、吸收不良综合征、溃疡性结肠炎、克罗恩病、肠道肿瘤、肠结核等，或其他脏器病变影响消化和吸收功能，以泄泻为主症且病程较长、反复发作者，均可参照本节进行辨证论治。

一、历史沿革

（一）病名

病名首载于《黄帝内经》，《素问·气交变大论篇》中有"鹜溏""飧泄""注下"等病名；《金匮要略》将泄泻与痢疾统称为"下利"；《诸病源候论》开始明确将泄泻与痢疾分述之；宋代以后才统称为"泄泻"。

（二）病因病机

《素问·举痛论》曰："寒气客于小肠，小肠不得成聚，故后泄腹痛矣。"《素问·至真要大论篇》曰："暴注下迫，皆属于热。"《素问·阴阳应象大论篇》曰："湿盛则濡泄""春伤于风，夏生飧泄"，指出风寒湿热皆可致泻，并有长夏多发的特点。《三因极一病证方论·泄泻叙论》曰："喜则散，怒则激，忧则聚，惊则动，脏气隔绝，精神夺散，以致溏泄。"认为不仅外邪可导致泄泻，情志失调亦可引起泄泻。

（三）病位

《素问·宣明五气篇》曰："大肠小肠为泄。"《素问·藏气法时论篇》曰："脾病者……虚则腹满肠鸣，飧泄食不化。"《素问·脉要精微藏篇》曰："胃脉实则胀，虚则泄。"《难经·五十七难》曰："泄凡有五，其名有胃泄，有脾泄，有大肠泻，有小肠泻，有大瘕泄，名曰'后重'。胃泄者，饮食不化，色黄；脾泄者，腹胀满，泄注，食即吐逆；大肠泄者，食已窘迫，大便色白，肠鸣切痛；小肠泄者，溲而便脓血，小腹痛；大瘕泄者，里急后重，数至圊而不能便，茎中痛。此五泄之要法也。"这些论述为后人认识本病奠定了基础。

（四）治法

《景岳全书·泄泻》曰："凡泄泻之病，多由水谷不分，故以利水为上策。""治泻不利小便，非其治也。"提出分利之法治疗泄泻的原则。《医宗必读》提出了著名的治泻九法，即"淡渗、升提、清凉、疏利、甘缓、酸收、燥脾、温肾、固涩"，全面系统地论述了泄泻的治法，是泄泻治疗学上的里程碑。清代医家对泄泻的论著颇多,认识日趋完善,病因强调湿邪致泻的主导性,病机重视肝、脾、肾的重要作用。受此启发,笔者对久泄主要从肝、脾、肾三脏分九证进行论治。

二、辨证施治

(一)治肝

情志失调,烦恼郁怒,肝气不舒,横逆乘脾,脾失健运,升降失常调,传导失司,则大便溏泄。《景岳全书·泄泻》曰:"凡遇怒气便作泄泻者,必先于怒时夹食,致伤脾胃。"治以疏肝为主,酌情健脾、清热、化湿。

1. 肝气乘脾

证候:泄泻肠鸣、情志诱发、腹痛攻窜、泻后痛减、心烦郁怒、胸胁胀闷、嗳气叹息;舌质淡红,舌苔薄白,脉弦或滑。

治法:抑肝扶脾。

处方:痛泻要方加味。

炒白芍 15 g	炒白术 15 g	防风 15 g	陈皮 15 g
北柴胡 10 g	炒枳壳 15 g	炮姜 10 g	甘草 6 g
鬼针草 30 g	野麻草 30 g	神曲 15 g	

2. 肝郁脾虚

证候:泄泻肠鸣、矢气频作、腹痛攻窜、泻后痛减、心烦郁怒、胸胁胀闷、嗳气叹息、食欲不振、神疲乏力;舌质色淡,舌苔薄白,脉象细弦。

治法:疏肝健脾。

处方:痛泻要方合四神汤加减。

炒白芍 15 g	炒白术 10 g	防风 10 g	陈皮 10 g
云茯苓 15 g	淮山药 15 g	芡实 15 g	莲子 15 g
北柴胡 10 g	炒枳实 10 g	荷叶 10 g	甘草 6 g

3. 肝郁湿热

证候:泄泻肠鸣、矢气频作、腹痛攻窜、泻后痛减、心烦郁怒、胸胁胀闷、嗳气叹息、纳食减少、烦热口渴、肛门灼热;舌质淡红,舌苔黄腻,脉弦滑数。

治法:抑肝扶脾、清化湿热。

处方:痛泻要方合葛根芩连汤加减。

炒白芍 15 g	炒白术 10 g	防风 10 g	盐陈皮 15 g

| 北柴胡 10 g | 炒枳实 15 g | 葛根 30 g | 枯黄芩 10 g |
| 铁苋菜 30 g | 鬼针草 30 g | 黄连 6 g | 生甘草 6 g |

（二）治脾

长期饮食不节，饥饱失调，中伤脾胃，或劳倦内伤，或久病体虚，或禀赋不足，素体脾虚，不能受纳水谷，运化无权，聚水为湿，积谷为滞，湿滞内生，清浊不分，混杂而下，而发生泄泻。《脉因证治·内伤泄泻》曰："脾虚泻之因，脾气素虚，或大病后，过用寒凉，或饮食不节，劳伤脾胃，皆成脾虚泄泻之症。"治以健脾益气为主，酌情辅以化湿、清热。

1. 脾胃虚弱

证候：便溏或泻，迁延反复，食欲不振，食后脘闷，饮食不慎，则便溏泻，面色不华，神疲倦怠；舌淡苔白，脉象细弱。

治法：健脾、益气、止泻。

处方：八君子汤（四神汤合四君子汤）加味。

云茯苓 15 g	淮山药 15 g	芡实 15 g	莲子 15 g
潞党参 15 g	炒白术 10 g	炮姜 10 g	陈皮 10 g
仙鹤草 30 g	焦神曲 15 g	桔梗 10 g	甘草 10 g

2. 脾虚湿阻型

证候：腹痛便溏，迁延反复，稍进油腻，或食寒凉，则便溏泻，纳食减少，脘闷不舒，面色萎黄，神疲倦怠；舌质淡胖，边有齿痕，舌苔白腻，脉滑或濡。

治法：健脾益气、化湿止泻。

处方：平胃四神汤加减。

苍术 10 g	厚朴 15 g	陈皮 10 g	云茯苓 15 g
淮山 15 g	芡实 15 g	莲子 15 g	薏苡仁 30 g
炮姜 10 g	桔梗 10 g	藿香 10 g	仙鹤草 30 g

3. 脾虚湿热

证候：泄泻腹痛，泻下急迫，泻而不爽，粪色黄褐，气味臭秽，肛门灼热，烦热口渴，小便短黄；舌质红，苔黄腻，脉滑数或濡数。

治法：健脾益气、清化湿热。

处方：四神汤合葛根芩连汤加减。

云茯苓 15 g	淮山药 15 g	莲子肉 15 g	芡实 15 g
野葛根 30 g	枯黄芩 10 g	铁苋菜 30 g	车前子 15 g（包煎）
鬼针草 30 g	黄连 6 g	生甘草 6 g	

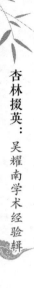

4. 脾虚气陷

证候：久泻不止,滑脱失禁,阴挺脱肛,脏器下垂,神疲乏力,声低懒言;舌淡苔白,脉象细弱。

治法：益气健脾、升阳固涩。

处方：参芪四神汤加味。

生黄芪 20 g	潞党参 15 g	茯苓 15 g	淮山 15 g
莲子肉 15 g	炒白术 10 g	芡实 15 g	桔梗 10 g
仙鹤草 30 g	鸡冠花 15 g	诃子 10 g	炮姜 10 g
生甘草 10 g			

（三）治肾

久病肾阳受损,或房事无度,肾气亏损;或年老体弱,命门火衰;或先天肾气不足,致脾失温煦,运化失职,水谷不化,均可发为泄泻。《景岳全书·泄泻》曰："有命门火衰作泻者。"治以温补肾阳为主,酌情辅以健脾、清热、化湿。

1. 脾肾阳虚

证候：五更泄泻,完谷不化,肠鸣腹痛,泻后则安,形寒肢冷,腹部喜暖,腰膝酸软,食欲不振;舌淡苔白,脉象沉细。

治法：温补脾肾、固涩止泻。

处方：八神汤（四神丸合四神汤）加味。

补骨脂 10 g	肉豆蔻 10 g	吴茱萸 5 g	炮姜 10 g
五味子 10 g	焦神曲 15 g	云茯苓 15 g	芡实 15 g
淮山药 15 g	莲子肉 15 g	仙鹤草 30 g	桔梗 10 g

2. 寒热错杂

证候：腹痛肠鸣,五更泄泻,完谷不化,便夹黏液,形寒怕冷,脘腹喜暖,口干口苦,心烦嘈杂;舌淡或红,舌苔黄腻,脉象细数。

治法：寒热并行、攻补兼施。

处方：乌梅丸加减。

乌梅 10 g	炮姜炭 10 g	桂枝 10 g	制附子 10 g $^{(先煎)}$
黄柏 10 g	川黄连 10 g	生黄芪 20 g	建曲 15 g
桔梗 10 g	铁苋菜 30 g	仙鹤草 30 g	甘草 10 g

三、体会

(一)选方体会

笔者虽将久泻分为三脏九个证型辨治,但实际上在临床上只以痛泻要方、葛根芩连汤、四神汤、四神丸、乌梅丸五个基本方为主,酌情合并或加减而用。

1. 痛泻要方

笔者团队曾做过中医治疗肠易激综合征的综述,发现大多数学者对本病都有一个共识:病位主要在肝脾;肝失疏泄,脾虚失运,肝脾不和为其主要病机,其余证型多由肝气乘脾、肝脾不和、肝郁脾虚、肝郁湿热演变而成;在治疗上多以抑肝扶脾为基本方法,大多采用痛泻要方,随症加入和胃、清热、化浊、利湿、温中、养阴、理气、活血等药。即使专方、验方,也多以痛泻要方为基础化裁,或方中寓有痛泻要方。

由此可见,痛泻要方为治疗肠易激综合征的基础方。

笔者团队曾经统计了全国各地 37 位医师治疗 2246 例肠易激综合征的案例,使用中药共 89 味,使用率最高的前 12 味中药为白术(1686 例,75.07%)、白芍(1384 例,61.62%)、防风(984 例,43.81%)、党参(976 例,43.46%)、炙甘草(808 例,35.98%)、茯苓(800 例,35.62%)、陈皮(800 例,35.62%)、干姜(673 例,29.96%)、淮山(666 例,29.65%)、补骨脂(594 例,26.54%)、柴胡(554 例,24.64%)、肉豆蔻(494 例,21.99%)。

上述的白术等 12 味中药可以组成:痛泻要方(白术、白芍、防风、陈皮);异功散(党参、白术、茯苓、陈皮、甘草);理中汤(党参、白术、干姜、甘草);等等。

统计结果表明,痛泻要方合异功散或柴芍异功散,酌加温脾之干姜或温肾之补骨脂、肉豆蔻是治疗肠易激综合征的有效方药。

2. 八君子汤

"四君子汤"出自宋代的《太平惠民和剂局方》,为健脾名方,但药味略少,效力稍弱,故将"四君子汤"合并闽南民间普遍流行的清代顾世澄所著《疡医大全》中的"四神汤"(茯苓、淮山、芡实、莲子)组成"八君子汤",其健脾益气、利湿止泻之功倍增。

3. 八神汤

"四神丸"出自南宋名医许叔微的《普济本事方》,由补骨脂、肉豆蔻、吴茱黄、五味子组成，用于治疗脾肾阳虚的久泻。久泻通常由脾、肝、肾三脏功能失调所致，而尤以脾肾功能失调为主。现代人生活节奏快，工作压力大，易出现精神紧张、劳倦过度、饮食不调的症状。病初多为肝木克土，肝郁脾虚，加之劳倦过度、饮食不调，更伤脾胃；脾胃虚弱，运化失职，小肠失泌别清浊，大肠失传导变化，清浊不分，混杂而下，遂成泄泻。久泻不止常伤及肾阳，故脾肾阳虚是腹泻型肠易激综合征的重要病机所在。正如《素问·阴阳应象大论篇》云："清气在下，则生飧泄。"《素问·至真要大论篇》云："诸病水液，澄澈清冷，皆属于寒。"

但是，"四神丸"温肾尚可，健脾不足，故将"四神丸"合并"四神汤"组成"八神汤"：补骨脂、肉豆蔻、吴茱萸、五味子、茯苓、淮山、芡实、莲子，可增强健脾益气、利湿止泻的功效，用于治疗脾肾阳虚的久泻，每获佳效。

笔者团队曾系统地观察了105例使用八神汤治疗脾肾阳虚型腹泻型肠易激综合征案例的临床疗效[①]，西医诊断标准参照国际公认的罗马Ⅲ肠易激综合征诊断标准，脾肾阳虚型中医诊断标准参照中华中医药学会脾胃病分会制定的肠易激综合征中医诊疗专家共识意见，患者随机分为治疗组53例和对照组52例。

对照组：匹维溴铵片（北京万生药业有限责任公司生产，产品批号14202155620），每次50 mg，每日3次，口服。

治疗组：八神汤加味（补骨脂10 g、吴茱萸10 g、肉豆蔻10 g、五味子10 g、茯苓15 g、淮山药20 g、芡实10 g、莲子15 g、炮姜10 g、焦神曲15 g），由厦门市中医院药剂科制备，每日1剂，煎2次，150毫升/次，口服。

两组疗程均为4周，治疗期间停用其他影响疗效评价的药物。结果：治疗组的总有效率为86.54%，显著优于对照组的66.00%，差异有统计学意义（$P<0.05$）。

"八神汤"方中补骨脂辛苦大温、温肾暖脾，火旺土强，《本草纲目》谓其可"治肾泄"；肉豆蔻温脾暖胃、涩肠止泻；五味子收敛固涩、温肾健脾；吴茱萸温肾散寒，大补下焦元阳；茯苓、芡实益气、健脾、除湿；莲子、山药补脾益气，补肾固精。诸药合用共奏温肾健脾、利湿止泻之功，故可使泻止而病愈。药理研究表明，四神丸能降低蓖麻油、大黄引起的小鼠腹泻次数，通过抗胆碱作用

---

① 梁惠卿，陈少东，吴耀南，等.八神汤治疗腹泻型肠易激综合征的临床观察[J].中医药通报，2015，14（3）：60-63.

和直接作用于胃肠道平滑肌而起到涩肠止泻作用。莲子的主要成分莲子多糖具有增强免疫、抗氧化的作用；山药具有调节胃肠功能、增强免疫、抗氧化的作用；芡实提取物能降低小鼠胃黏膜中黏膜地址素细胞黏附分子（mucosal addressin cell adhesion molecule-1，MAdCAM-1）的含量，增加超氧化物歧化酶（superoxide dismutase，SOD）的活性，提高前列腺素 E2（prostaglandin E2，PGE2）的含量，从而达到对胃黏膜的保护作用。芡实提取物具有较强的抗氧化功能和清除氧自由基能力，能够抑制氧化损伤，从而保护结肠黏膜，预防结肠炎。肠易激综合征患者机体的抗氧化能力低下，自由基代谢产物蓄积。上述药物均可以提高肠易激综合征患者机体的抗氧化能力，减少自由基代谢产物蓄积及其对组织细胞的损伤。

综上所述，使用八神汤治疗脾肾阳虚型肠易激综合征能显著改善患者的症状，提高生活质量，且无不良反应，值得进一步验证和推广。

4. 乌梅丸

《伤寒论》曰："伤寒脉微而厥，至七八日肤冷，其人躁无暂安时者，此为脏厥，非蛔厥也。蛔厥者，其人当吐蛔。今病者静，而复时烦者，此为脏寒，蛔上入其膈，故烦，须臾复止，得食则呕，又烦者，蛔闻食臭出，其人常自吐蛔。蛔厥者，乌梅丸主之。又主久利。"

方中醋渍乌梅，增其酸性，为安蛔止痛之主药；苦寒之黄连、黄柏可清上热；辛热之细辛、干姜、附子、蜀椒、桂枝，取其气辛以伏蛔，温以祛下寒；人参、当归益气养血；米饭、蜂蜜和胃缓急。总之，乌梅丸酸苦辛甘并投、寒温攻补兼用，为清上温下、安蛔止痛之药方，亦可治寒热错杂、虚实互见之"久利"。

【典型病例】

初诊：2014 年 6 月 14 日。

患者：沈某，女，44 岁。

主诉：反复泄泻 20 多年，再发 2 月。

症状：大便溏泄，夹有黏液，少许鲜血，日 20 余次，便前腹痛，怕冷肢凉，喜热饮食，口干口苦，泄后痛减，形体消瘦，神疲乏力；舌质淡晦，边有齿痕，舌苔黄腻，脉沉细数。

检查：曾在漳州××医院查肠镜示"溃疡性结肠炎"。

诊断：久痢。

辨证：寒热错杂、虚实夹杂。

治法：寒温并用、攻补兼施。

处方：乌梅丸加减。

乌梅 12 g	细辛 5 g	炮姜 15 g	制附子 10 g (先煎)
黄柏 10 g	川黄连 5 g	当归 6 g	党参 15 g
黄芪 20 g	仙鹤草 30 g	大血藤 15 g	蒲黄 10 g (包煎)
鬼针草 30 g	野麻草 30 g	甘草 10 g	

7 剂

煎服法：每日 1 剂，水煎，日分两次，饭后温服。

二诊（2014 年 6 月 21 日）：患者诉服上药后，症状显著改善，才服 3 剂，大便次数明显减少，每日仅泄泻 2 次；服药一周后，腹痛消失，每日大便 1 次或 2 次，虽仍便溏，但已较成形，黏液鲜血已除，纳可寐安，体重增加 2 斤（从 87 斤增加到 89 斤），精力好转；舌质淡晦，边有齿痕，舌苔薄黄，脉象沉细。原方去大血藤加土茯苓 30 g，再进 21 剂，诸症均除。

（二）治泻用药心得

（1）健脾药：淮山、扁豆、茯苓、炒白术、莲子、大枣、黄芪、党参、甘草等。

健脾药可补气扶正，调整免疫功能。现代研究表明：黄芪、甘草可调节免疫功能，加强机体代谢，有抗炎、抗溃疡、抗变态反应等作用。黄芪尚有固表托毒祛腐生新作用，能促进溃疡愈合，甘草尚有肾上腺皮质激素样作用具有解毒作用和抗癌作用，二者乃治疗溃疡性结肠炎之良药。

（2）消导药：焦神曲、焦山楂、炒麦芽、炒谷芽等。

（3）利尿药：车前子、白茅根、淡竹叶、马齿苋等。

《景岳全书·泄泻》："泄泻之病，多见小水不利，水谷分则泻自止，故曰：治泻不利小便，非其治也。"利小便虽可实大便，但须中病即止，因久泻多为脾虚失运或脏腑虚损，虽有水湿，若过利小便则伤正气。故打破"久泻不可利小便"的传统禁忌，提出"久泻不可过利小便"的观点。

（4）升清药：荷叶、升麻、桔梗、葛根等。

（5）消胀药：陈皮、青皮、乌药、枳壳、鸡矢藤、穿山龙等。

（6）止痛药：炒白芍、甘草、延胡索、两面针、徐长卿、预知子、乳香、没药等。

（7）止血药：仙鹤草、铁苋菜、蒲黄炭、白及、旱莲草、三七粉、椿皮、鸡冠花等。

（8）治大便黏液药：白头翁、秦皮、败酱草、土茯苓等。

（9）抗溃疡药：生蒲黄、海螵蛸、凤凰衣、五倍子、白及、乳香、没药等。

（10）收涩药：乌梅、石榴皮、煨诃子、五倍子、赤石脂、肉豆蔻等。

（11）仙桔汤：仙鹤草、桔梗。

仙鹤草性味苦、涩，平；归心、肝经。功效：收敛止血，止痢，补虚。

本品涩敛之性，能涩肠止泻止痢，兼能止血，又能补虚，故对于久病泻痢尤为适合。《岭南采药录》单用本品煎服，治疗赤白痢有良效。

桔梗性味苦、辛，平；归肺经。本品性散上行，可升清止泻。

仙鹤草与桔梗同用，有很好的升清收敛止泻止痢功效。

（12）野麻草与鬼针草：野麻草系大戟科植物铁苋菜，性苦涩凉，归心、肺经。功效清热利湿，止痢止血，主治肠炎、痢疾、便血等，是一种本省民间常用的止泻止痢草药。

鬼针草别名盲肠草，性味苦微寒，入肺、脾、胃、大肠经。功效清热解毒，活血散瘀，清肠止泻，本省民间常用单品煎服用治阑尾炎和急慢性肠胃炎。

野麻草与鬼针草合用，有很好的清热利湿解毒，活血散瘀止泻功效。

（13）炮姜：炮姜苦、涩、温，归脾、肝经。功效：温中止痛，温中止泻，温经止血。《备急千金要方》以本品研末饮服，治中寒水泻；《世医得效方》以之与厚朴、附子同用，治脾虚冷泻不止。临床实践表明炮姜应用于虚寒性腹痛腹泻，止泻效果奇佳。

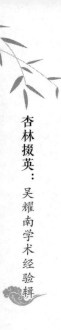
第二章

临床经验

第一节　治脾胃以平喘

笔者运用中医脾胃学说的理论治疗呼吸系统疾病取得良好的疗效，现将治脾胃以平喘的经验归纳整理为七法，以飨同道。

一、治脾胃以平喘七法

（一）清胃热平喘

1. 主证

喘多汗出，闷瞀不适，高热心烦，面赤口渴，小便短赤，或背微恶寒；舌红苔黄，脉洪数或洪大而芤。

2. 处方

生石膏 30 g（先煎）	知母 15 g	薏苡仁 30 g	鱼腥草 30 g
桑白皮 12 g	荷叶 12 g	枯黄芩 10 g	苦杏仁 10 g
滑石粉 18 g（包煎）	甘草 10 g		

3. 分析

此证为暑热伤气、燔炽阳明主候。阳明经热，内壅于肺，则肺失宣降、气机不利而喘，其标在肺，其本在胃。此即《素问·生气通天论篇》所载"因于暑、汗、烦、则喘喝"之论。综观脉证，总属热盛阳明气分，充斥内外，火迫于肺所致，故以本方清胃泄热、透邪外达、宣肺平喘。尤其是石膏，其辛寒，擅清阳明气分之热，釜底抽薪，则胃热除而肺热降；辅以鱼腥草、黄芩清肺热，桑白皮、杏仁宣肺气,热邪清除,气道通畅,肺能宣肃,则喘促自平。

(二)降胃气平喘

1. 主证

胸脘胀满,喘促气逆,情志抑郁,咽中不适,呕恶呃逆;舌晦苔黄,脉象弦滑。

2. 处方

姜半夏 12 g	厚朴 15 g	茯苓 15 g	苏子 10 g^(包煎)
盐陈皮 10 g	枳实 12 g	槟榔 12 g	沉香 5 g^(后下)
生甘草 10 g			

3. 分析

中土为升降之枢,胃气以通降为顺,与肺之肃降关系密切。若胃气逆满,中枢不利,肺之呼吸出纳道路不畅,则气上而喘。《仁斋直指方·咳嗽方论》云:"又有胃络不和,喘出于阳明之气逆。"即指此而言,故治宜降胃气,可通肺气而畅呼吸。方中厚朴下气宽中;半夏化痰和胃降呕。其治胃之旨,一目了然,以半夏、厚朴为下气平喘之要药,稍佐沉香降气,乃画龙点睛之品。

(三)泄腑实平喘

1. 主证

喘促胸闷,大便秘结,痰黄黏稠,发热口干,纳少神疲;舌质晦红,舌苔黄厚,脉象滑数。

2. 处方

生大黄 6 g^(后下)	栀子 10 g	枯黄芩 10 g	玄明粉 6 g^(冲服)
全栝楼 18 g	鱼腥草 30 g	连翘 12 g	葶苈子 10 g^(包煎)
炒枳实 15 g	生甘草 10 g		

3. 分析

大肠之经脉络肺,与肺相表里,且大肠为"传导之官",主司传食物糟粕以排体外,亦属于脾胃系统。阳明腑实,燥屎内结,腑气不通,则肺气不降,且腑热又循络上移于肺,灼津成痰,痰热阻肺,致肺气壅塞,发为喘证,故泻腑实可以降肺气而平喘。方中大黄、玄明粉为泻腑实之主药;全栝楼、葶苈子既能宣肺化痰,又可增强通便逐邪之功,使肺之痰热借大肠而出;肺气宣降,则喘促自除,此即所谓的"泻表安里"法。

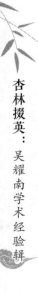
(四)健脾化痰平喘

1. 主证

喘咳痰多,咯出不爽,胸脘窒闷,纳呆恶心,神疲乏力;舌质淡白,舌苔白腻,脉象弦滑。

2. 处方

云茯苓 30 g	半夏 12 g	陈皮 10 g	川厚朴 15 g
炒白术 10 g	苍术 10 g	白芥子 6 g^(包煎)	苏子 10 g^(包煎)
莱菔子 12 g	浙贝母 10 g	地龙 12 g	生甘草 10 g

3. 分析

"脾为生痰之源,肺为储痰之器"。脾失健运则聚湿生痰,痰浊上壅于肺,气道被阻,肺气失降,则气逆而喘。《仁斋直指方·咳嗽方论》指出:"惟夫邪气伏藏,痰涎浮涌,呼不得呼,吸不得吸,于是上气促急。"本证为痰浊之喘,故治以健脾化痰入手。方中以茯苓、苍术、白术健脾化痰;白芥子、苏子、莱菔子豁痰下气。痰浊清除,气道通畅,则喘促自缓。

(五)温脾化饮平喘

1. 主证

喘咳胸满,不能平卧,痰多白沫,脘腹胀满,喜温喜按,饮入易吐,呕吐痰涎,大便溏薄,喘咳日久,面目浮肿;舌质淡胖,舌苔白腻,脉弦细而滑。

2. 处方

云茯苓 30 g	桂枝 10 g	苍术 10 g	葶苈子 10 g^(包煎)
炒白术 10 g	大枣 12 g	半夏 10 g	五味子 6 g
炙地龙 12 g	干姜 10 g	细辛 3 g	生甘草 6 g

3. 分析

脾阳虚衰,水湿失运,则蓄积而成为饮证。《素问·至真要大论篇》所谓"太阴之胜……独胜则湿气内郁,饮发于中"即指此类情况。饮邪上犯胸肺,气道受阻,肺气失降而上逆,则喘咳胸满,不能平卧,痰多如白沫,故治以温脾化饮为要。《金匮要略·痰饮咳嗽病》云:"病痰饮者,当以温药和之。"又云:"夫短气有饮,当从小便去之,苓桂术甘汤主之。"方中加地龙既可化痰通络、解痉平喘,又可利尿,使邪有出路,实为化饮平喘之良药。

(六)健脾益气平喘

1. 主证

喘促无力,咳声低弱,气短声怯,面目㿠白,神疲倦怠,自汗畏风,食欲不振,大便溏薄;舌淡苔白,脉象虚弱。

2. 处方

党参 30 g	黄芪 15 g	炒白术 10 g	姜半夏 10 g
当归 6 g	陈皮 10 g	北柴胡 6 g	紫苏子 10 g(包煎)
防风 10 g	升麻 6 g	五味子 10 g	生甘草 6 g

3. 分析

根据五行原理,脾为肺之母,久病喘证则致肺气虚衰,肺虚则耗夺母气以自养,则肺病及脾。脾为后天之本,气血生化之源,功主运化,输布水谷精微。若脾气虚弱,不能散精,上归于肺,则肺气愈亏,喘促愈甚,如《脾胃论》所云:"脾胃一虚,则肺气先绝。"故治以健脾补益中气为大法。方中党参、黄芪、白术为主药,调理后天之本,使脾气健旺,肺得谷气滋养,主气有权,则喘促可轻或愈,此即所谓的"培土生金"法。

(七)养胃滋阴平喘

1. 主证

喘促短气,咳吐浊唾涎沫,其质黏稠,或干咳,口干咽燥,潮热盗汗,形体消瘦,皮毛干枯,溲赤便秘;舌红而干,苔少或无,脉象细数。

2. 处方

北沙参 15 g	麦冬 15 g	生地黄 12 g	玉竹 15 g
五味子 10 g	半夏 10 g	川贝母 10 g	百合 15 g
制首乌 20 g	乌梅 10 g	炙甘草 10 g	

3. 分析

肺阴不足,虚火内炽,肺失清肃,宣降失司,则气逆咳喘。但肺阴不足仅为其标,胃阴亏虚乃为其本。因肺属金,胃属土,土为金之母,且"胃为水谷之海",胃阴亏虚,胃津不能上输,无以润肺,则上焦生热,以致肺燥阴亏,肺失清肃而喘。《医门法律》云:"总由胃中津液不输于肺,肺失所养,转枯转燥,然后成之。"故以滋养胃阴、生津润肺平喘为主要治则。临证用药宜酸甘化阴,既能养胃阴,又可润肺燥。本方源于益胃汤,增入半夏、川贝、百合以化痰平喘;首乌养阴平喘;乌梅、五味子既可养阴生津,又可收敛耗散之肺气,实为一举

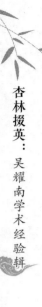

两得之良药。《医门法律》曰："大要缓而图之，生胃津，润肺燥，下逆气，升积痰……此辨证用药之大略也。"此亦所谓的"虚则补其母"。

二、体会

喘证以呼吸急促，甚则张口抬肩、鼻翼翕动为特征，是肺系的顽疾。其主要病因病机为正气虚弱和外邪侵袭，致肺气闭郁，宣肃失司，气逆而喘。肺居上焦，主气，司呼吸，为气机升降出入之所，故肺之病理表现主要是气机升降出入的失常引起的。脾胃位于中焦，脾主运化输布水谷精微，胃主受纳腐熟水谷，两者同为气血生化之源，共司升清降浊，故中土有"升降之枢"之称。《素问·经脉别论篇》曰："饮入于胃，游溢精气，上输于脾，脾气散精，上归于肺。"即肺必须依赖脾胃的滋养，若脾胃虚损，不能"散精，上归于肺"，必然导致肺脏虚弱，则肺主气、司呼吸的功能受损，且气机升降，必经中焦，莫不与脾胃相关联。若脾胃不和，纳运失常，痰饮阻滞，火盛腑实，致气机升降失司，则肺之呼吸出纳道路不畅，必然导致呼吸失常而气逆为喘。可见，肺与脾胃在生理和病理上息息相关，相互为用，相互影响。因此，在临床上治疗肺之喘证时，应重视调理"后天之本"，从"升降之枢"入手，补中土之虚，泻阳明之实，则可纲举目张，可获得良好的疗效，此亦符合中医辨证论治的整体观。

第二节　浅谈经方活用

根据笔者的体会，可采取4种方法活用仲景方。
（1）抓住主症，对症用方。
（2）抓住病机，不拘证候。
（3）根据部位，结合病机。
（4）根据功效，异病同治。
石寿棠云："汉张太守著《伤寒》一书，立一百一十三方，三百九十七法，随病之变迁用之，千变万化，灵妙无穷，万病皆当仿之为法，不可仅作伤寒书读也。"启发医者学用《伤寒论》方，不能生搬硬套，或按图索骥，而应穷其理致，探其精微，触类旁通，灵活应用，方能取效于临床。现将笔者学用《伤寒论》方的粗浅体会探讨于下。

一、抓住主症,对症用方

《伤寒论》中明示:"伤寒中风,有柴胡证,但见一证便是,不必悉俱。"(第一百零一条,宋版《伤寒论》)。所谓一证,当指少阳主证之一而言,如往来寒热、胸胁苦满、心烦喜呕等,可见少阳病只需见到一部分主证即可使用小柴胡汤,并不是主证悉具才能用之。再细览《伤寒论》,仲景先师在不同经的病中,只要出现相同的主症,则予异病同治。例如栀子豉汤证,在"太阳篇"曰:"发汗吐下后,虚烦不得眠,若剧者,必反复颠倒,心中懊憹,栀子豉汤主之。""发汗,若下之,而烦热,胸中窒者,栀子豉汤主之。"在"阳明篇"则云:"阳明病……若下之,则胃中空虚,客气动膈,心中懊憹,舌上苔者,栀子豉汤主之。""阳明病下之,其外有热,手足温,不结胸,心中懊憹,饥不能食,但头汗出者,栀子豉汤主之。"在"厥阴篇"则曰:"下利后,更烦,按之心下濡者,为虚烦也,宜栀子豉汤。"

比较以上数条,皆异中有同,病位异在三经,同为栀子豉汤所主,因见心烦懊憹之主症,便可据症用方,而非某方专治某经某病。受此启发,推而广之,治疗各经诸症,主要抓住主症便是,不必拘泥。所谓主症者,乃某证候中之主要症状,为该证候主要病机的表现,见其主症,便可据此选方用药,则于临床多验。略举笔者所遇医案为例。

> **【案例一:小柴胡汤加减治高热】**
>
> 患者黄某,男,45岁,以带状疱疹并肺部感染住我院中医外科,入院后持续5天高热不退,体温39.5~39.8℃,予大剂清热解毒中药和西药多种抗生素、退热剂及激素,均未能改善症状而邀余会诊。
>
> 症见:高热、畏冷、往来寒热、咳嗽、少痰、呕吐、口干口苦、纳少、尿黄、便干、右胸胁带状疱疹灼痛;舌红,苔黄,脉弦数。
>
> 辨证论治:往来寒热乃邪在少阳之主症,忆起"呕而发热者,小柴胡汤主之",故予小柴胡汤为主方,随症加减。
>
> 处方:
>
> | | | | |
> |---|---|---|---|
> | 柴胡12 g | 半夏10 g | 太子参12 g | 黄芩12 g |
> | 大枣12 g | 生姜5片 | 鱼腥草30 g | 青蒿12 g^(后下) |
> | 白薇15 g | 甘草6 g | | |
>
> 3剂

煎服法：每日 1 剂，水煎，日分两次，饭后温服。

预后：患者服药当晚体温降为 38.3 ℃，服用 3 剂后体温降为正常而未再发热。

【案例二：桂枝汤加减治疗暑天感冒】

患者张某，男，38 岁，于夏季台风天受凉后出现发热咳嗽症状，曾求诊某院被诊为"上呼吸道感染"，辨为风热感冒，予银翘散加减治疗，3 天未见改善，故来求诊。

症见：咳嗽、痰白、胸闷、头痛、发热、汗出、恶风、鼻塞、流涕、恶心、纳少、便调、寐差；舌质淡红，舌苔薄白，脉浮略数。

辨证论治：根据《伤寒论》所载"太阳病，头痛，发热，汗出，恶风，桂枝汤主之"，患者主症符合，遂予桂枝汤加味。

处方：

桂枝 10 g	生白芍 10 g	大枣 10 g	生姜 5 片(后下)
炙甘草 6 g	羌活 10 g	黄芩 12 g	姜半夏 10 g
枇杷叶 12 g			

3 剂

煎服法：每日 1 剂，水煎，日分两次，饭后温服。

预后：患者服用 3 剂后病愈。

【按语】并非夏季外感即以风热论治，不能一见"上呼吸道感染"即予清热宣肺化痰，而应抓住主症。患者乃风邪袭表，卫外不固，营不内守，营卫不合，头痛、发热、汗出、恶风为太阳本证。肺合皮毛，肺气上通于鼻，外邪犯表，肺气不利，则咳嗽、鼻塞、流涕，故投予解肌祛风、调和营卫之桂枝汤，效如桴鼓。

柯韵伯说："此条(指第十三条)是桂枝本证，辨证为主，合此证即用此汤，不必问其为伤寒、中风、杂病也。今人凿分风寒，不知辨证，故仲景佳方置之疑窟。"

二、抓住病机，不拘证候

谨守病机，不拘证候，常能扩大经方的使用范围。因证候为标象，病机为本质，若标象迥异而本质相同，则可异病同治。

【案例三：桂枝汤加减治疗自汗】

患者王某，男，53 岁，自汗 4 个多月，每于午后汗出如洗，内衣尽湿，汗出时项背微恶风，天天如此，余无不适，曾多方求医，服当归六黄汤、玉屏风散、补中益气汤等药，均无效。

辨证论治：思仲景先师所言，"病常自汗出者，此为荣气和，荣气和者，外不谐，以卫气不共荣气谐和故尔。以荣行脉中，卫行脉外，复发其汗，荣卫和则愈，宜桂枝汤"。

处方：

桂枝 10 g	白芍 10 g	大枣 10 g	生姜 5 片(后下)
黄芪 15 g	白术 10 g	防风 10 g	甘草 6 g
			7 剂

煎服法：每日 1 剂，水煎，日分两次，饭后温服。

预后：患者服药一周，病症消失。

【案例四：桂枝汤加减治疗产后高热】

患者刘某，女，27 岁，产后两个半月，起居不慎而突发高热 2 天，体温 39.9～40.2 ℃。

症见：恶寒、身痛、头痛、汗出、恶风、神倦、乏力、纳少、恶心、欲吐；舌淡红，苔薄白，脉浮缓，重按无力。

辨证论治：分析其病机为产后气血骤虚，复因起居不慎，贼风乘虚侵入，两虚相得，乃客其形，致营卫不和，故见高热、汗出、脉浮缓而弱，诚如《伤寒论》所言："太阳病，发热、汗出者，此为荣弱卫强，故使汗出，欲救邪风者，宜桂枝汤。"

处方：

桂枝 10 g	白芍 10 g	大枣 30 g	生姜 5 片(后下)
甘草 6 g	当归 10 g	玉竹 15 g	白薇 15 g
青蒿 10 g(后下)	羌活 10 g	防风 10 g	
			3 剂

煎服法：每日 1 剂，水煎，日分两次，饭后温服。

预后：患者服药 3 剂，体温降至正常，诸症悉除。

【按语】以上两例，一例为长期自汗，另一例为产后高热，证候迥异，但究其病机，均由卫不固护于外，致营不内守，营卫不相协调所致，故异病同治，均以调和营卫之桂枝汤为主方。自汗者因病逾 4 个月，卫表亦虚，故予桂枝汤中加玉屏风散以益气固表；产后高热者，气血骤亏，则于桂枝汤中重用大枣补气,再加养阴血之当归、玉竹。理法方药,丝丝入扣,故疗效显著。

三、根据部位,结合病机

人体表部位的症状每与相应脏腑功能失调有关,因此,须结合病机,辨其虚实寒热,才能根据具体部位扩大经方的使用范围。

【案例五:小陷胸汤加味治顽固性胃痛】

患者任某,男,41岁,平素嗜烟酒,以"反复胃脘胀痛5年,加剧3周"为主诉于2009年8月9日求诊。胃镜示"慢性萎缩性胃炎",病理检查示"胃窦慢性萎缩性胃炎(中度),伴肠上皮化生,幽门螺杆菌(+)",予以莫沙必利、果胶铋、奥美拉唑等西药,以及疏肝理气、和胃止痛等中药治疗,胃痛仍无改善。

症见:胃脘胀痛,按之痛甚,纳食减少,食后嗳气,口干口苦,小便短赤,大便干结,三日一行,心烦急躁,夜寐不安;舌质晦红,舌苔黄腻,脉象弦滑。

辨证论治:该患者痛在心下胃脘部,按之痛甚,与小结胸类似,但此为胃脘痛而非典型之小结胸病,分析其病因病机,平素嗜烟酒,湿热内蕴,酿生痰热,痰热互结,阻滞中焦,气机不利,不通则痛,与痰热结胸部位相同,病机相似,故予小陷胸汤加味治之。《伤寒论》曰:"小结胸病,正在心下,按之则痛,脉浮滑者,小陷胸汤主之。"

处方:

全栝楼30 g	姜半夏12 g	黄连6 g	枳实15 g
炒白术15 g	紫丹参15 g	砂仁6 g^(后下)	蒲黄10 g^(包煎)
九节茶30 g	醋延胡索15 g	甘草6 g	

5剂

煎服法:每日1剂,水煎,日分两次,饭后温服。

预后:患者服用5剂后胃痛消失,后经中药辨治5个多月,诸症悉除,体重增加12斤;复查胃镜及病理,均示"慢性浅表性胃炎(轻度)"。

【案例六:白头翁汤加味治尿浊】

患者吕某,男,44岁,平素嗜酒,小便浑浊如米泔水2周,无尿频、尿急、尿痛或腰酸耳鸣,亦无其他症状;舌质晦红,苔黄厚腻,脉象滑数。患者曾服八正散、萆薢分清饮、三金片等中药,症状无改善。

辨证论治:观其脉证,当属下焦湿热之尿浊。《伤寒论》云:"热利下重者,白头翁汤主之。"阐述了厥阴热利的证治,"热利下重"四字,言简意赅。

"热"指出了下利的性质;"利"说明了病证;"下重"描述了证候。"热利"是指热性下利而言,"下重"即里急后重,此由肝热下迫大肠、湿热内蕴、气滞壅塞、秽浊郁滞所致。由于湿热之邪郁滞不解,损伤肠道脉络,化腐成脓,故便中常夹有红白黏液或脓血,予白头翁汤清热燥湿、凉肝止利。方中白头翁性味苦寒,善清肠热、疏肝凉血;秦皮苦寒,能清肝胆及大肠湿热,二药相伍,清热解毒,凉肝止痢;佐以黄连、黄柏清热燥湿,坚阴厚肠。四药相合,共奏清热燥湿、凉肝止痢之功。白头翁汤所治乃下焦湿热、传导失司之下利,此为下焦湿热之尿浊。两者部位相同、病机相似,故投予白头翁汤加味。

处方:

白头翁 15 g	川黄连 6 g	黄柏 12 g	秦皮 12 g
蛇床子 10 g^(包煎)	白花蛇舌草 30 g	蚕沙 15 g^(包煎)	乌药 10 g
土茯苓 30 g	生甘草 6 g		

7 剂

煎服法:每日 1 剂,水煎,日分两次,饭后温服。

预后:服药 1 周后小便恢复正常。

【案例七:大黄牡丹汤加味治疗顽固性腹痛(肠粘连)】

患者陈某,女,28 岁,2012 年 7 月 16 日初诊。患者 1 年前曾行右侧卵巢手术,半年前开始出现少腹部闷痛,反复发作,逐渐呈少腹部刺痛,疼痛越来越剧烈,痛如刀割,发作时疼痛难以忍受,两次于我市某医院住院,诊断为"肠粘连",经西药治疗后无明显改善,欲行再次手术治疗以松解肠粘连,患者拒绝而出院,转寻中医治疗近月,仍未见效,遂来我院求诊。

症见:少腹疼痛,反复发作,痛处固定,痛如刀割,入夜痛甚,疼痛拒按,神疲乏力,纳可寐差,月经色黑,夹有血块,大便秘结;舌质暗红,边有瘀痕,舌苔薄黄,脉细弦数。

辨证论治:观其脉证,当属术后血瘀,气机失调,瘀久化热,瘀热互结,阻于少腹,经脉不通,故见少腹疼痛拒按、痛如刀割、久痛不已、大便秘结等症。患者为术后血瘀,气机失调,瘀久化热,瘀热互结,阻于少腹,病症与肠痈病位相同,病机相似,故用大黄牡丹汤加味治之。

处方:

酒大黄 10 g	牡丹皮 10 g	桃仁 10 g	玄明粉 5 g^(冲服)
五灵脂 10 g	延胡索 15 g	川楝子 10 g	生蒲黄 10 g^(包煎)
武靴藤 15 g	炒白芍 30 g	黄芪 15 g	大血藤 30 g
炙甘草 10 g			

7 剂

煎服法：每日 1 剂，水煎，日分两次，饭后温服。

预后：患者服药 1 周后，症状明显好转，腹痛大减，大便通畅，余症均有改善；上方随症酌情稍有加减，继续再治疗 2 周后，症消病愈；一年后患者因感冒来医院求诊，欣喜地说腹痛未再复发。

【按语】案例五中，小结胸病多为伤寒表邪入里，或表邪误下，邪热内陷，与痰互结而成。小结胸病的范围正在心下，提示痞硬胀满仅在心下胃脘部，按之则痛，不按不痛，临证也有不按也痛者。小结胸病是痰热互结于心下，治宜清热、涤痰、开结，方用小陷胸汤。小陷胸汤由黄连、半夏、栝楼三味药组成。方中黄连苦寒，清泄心下之热结；半夏辛温，化痰涤饮，消痞散结；栝楼甘寒滑润，既能助黄连清热泻火，又能助半夏化痰开结，同时还有润便导下的作用。三药合用，具有辛开苦降、清热涤痰开结的功效。案例七中大黄泄热通腑、逐瘀破结；牡丹皮、桃仁凉血化瘀；因无脓痈，故去冬瓜仁；芍药、甘草行气活血，缓急止痛；大血藤清热活血；黄芪补气以使攻瘀不伤正。诸药合用，共奏泄热通腑、行气化瘀、缓急止痛之功。《金匮要略·疮痈肠痈浸淫病脉证并治第十八》云："肠痈者，少腹肿痞，按之即痛如淋，小便自调，时时发热，自汗出，复恶寒。其脉迟紧者，脓未成，可下之，当有血。脉洪数者，脓已成，不可下也。大黄牡丹汤主之。"论述了急性肠痈未成脓的辨证与治法。肠痈多发于右下腹，源于热毒内聚，营血瘀滞，肠腑气机失调，经脉不通，故少腹肿痞，拘急拒按。脉迟紧者，为迟滞有力之象，乃热伏血瘀、气血瘀滞所致。

四、根据功效，异病同治

《金匮要略·疮痈肠痈浸淫病脉证并治第十八》云："肠痈之为病，其身甲错，腹皮急，按之濡，如肿状，腹无积聚，身无热，脉数，此为肠内有痈脓，薏苡附子败酱散主之。"论述了肠痈脓已形成的辨证与治疗。肠痈患者，血滞于里，营燥于外，肌肤缺乏气血营养，故其身如鳞甲交错之粗糙。痈脓内结于肠，气血郁结于腹，故腹皮拘紧，但不属腹内积聚，故按之濡软。由于邪毒化脓，且在局部，故全身无热。热毒内结，耗伤气血，正不胜邪，故脉数无力。薏苡附子败酱散中，薏苡仁排脓消肿、开壅利肠；轻用附子振奋阳气、辛热散结；

佐以败酱草解毒排脓。诸药合用,共奏排脓解毒、散结消肿之效。

【案例八:薏苡附子败酱散加味治肝痈】

患者黄某,男性,54 岁,因工作紧张,连月加班,劳累过度,复因下工地淋雨,遂发高热寒战,体温数日持续达 39.5～40 ℃,右胁疼痛,被市某医院诊断为"肝脓疡"(12 cm×3.5 cm),经西药系统治疗 1 周,但高热持续不退,肝脓疡未见缩小,故请全市中西医主任大会诊,余作为中医代表参加会诊。

症见:高热寒战、面红目赤、口干口苦、右胁疼痛、食欲不振、小便短黄、大便秘结;舌质暗红,苔黄厚腻,脉弦滑数。

诊断:肝痈。

辨证:热毒内结、气滞血瘀。

治法:清热解毒、排脓散结。

处方:薏苡附子败酱散加味。

薏苡仁 50 g　败酱草 30 g　白花蛇舌草 30 g　制附子 5 g (先煎)

白毛藤 30 g　绵茵陈 20 g　紫地丁 15 g　北柴胡 10 g

广郁金 15 g　金重楼 10 g　生黄芪 20 g　土茯苓 30 g

生甘草 10 g

7 剂

煎服法:每日 1 剂,水煎,日分两次,饭后温服。

预后:患者服药 1 周后,体温逐渐降为正常,以原方为基础,酌情对症加减,连续治疗近 1 个月,复查腹部 CT 示肝脓疡已吸收,病愈出院。

【案例九:薏苡附子败酱散加味治肺痈】

杨某,男性,58 岁,2012 年 5 月 23 日初诊。患者以"反复气促一年,加剧伴发热"为主诉于 4 月 24 日被市某医院收住入院,诊断为"肺炎、肺脓肿(局部包裹粘连)、肺气肿"。经西药系统治疗近 1 个月,发热、咳喘等症状有所改善,但肺脓肿没有明显缩小,家属邀余前往会诊。

症状:咳嗽气喘、动则气促、咳痰黄黏、纳少寐差、神疲乏力、便干尿赤、肌肤甲错、形体消瘦;舌质晦红,舌苔黄腻,舌下青筋,脉细弦滑。

诊断:肺痈。

辨证:肺脾气虚、痰瘀内结。

治法:补益肺脾、化瘀排脓。

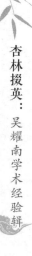

处方：薏苡附子败酱散加味。

薏苡仁 50 g	败酱草 30 g	鲜芦根 30 g	制附子 5 g^(先煎)
冬瓜仁 20 g	桃仁 12 g	鱼腥草 30 g	紫地丁 30 g
生黄芪 30 g	桔梗 10 g	大红枣 15 g	葶苈子 20 g^(包煎)
生甘草 15 g			

制附子 5 g（先煎）

葶苈子 20 g（包煎）

7剂

煎服法：每日1剂，水煎，日分两次，饭后温服。

预后：以上方为主随症加减治疗20天，6月15日复查胸部CT示"右下肺脓疡较前明显缩小好转，双下肺炎症较前吸收"；患者于6月21日出院，后以补中益气汤加减进行善后调理。

【按语】《金匮要略·肺痿肺痈咳嗽上气病脉证并治第七》曰："肺痈，喘不得卧，葶苈大枣泻肺汤主之。""《千金》苇茎汤，治咳有微热，烦满，胸中甲错，是为肺痈。""咳而胸满，振寒脉数，咽干不渴，时出浊唾腥臭，久久吐脓如米粥者，为肺痈，桔梗汤主之。"

（一）治疗瘾疹

1. 诊断

瘾疹是一种皮肤出现红色或苍白色的、时隐时现的风团的瘙痒性、过敏性皮肤病，发无定处，骤起骤退，反复发作。

2. 病因病机

主要病因：风邪。

(1)体虚卫外不固，风邪、风寒、风热侵袭所致，客于肌表，致使营卫失调而发。

(2)饮食不节，过食辛辣肥腻，或肠道寄生虫使肠胃积热，复感风邪，内不得疏泄，外不得透达，郁于皮肤腠理之间而发。

(3)情志内伤，冲任不调，肝肾不足，血虚而生风生燥，阻于肌肤也可发生。

3. 辨证论治

治疗以祛风为大法。

(1)风寒束表证：

①治法：疏风、散寒、止痒。

②方药：桂枝麻黄各半汤加减。

(2)风热犯表证：

①治法：疏风、清热、止痒。

②方药:消风散加减。

(3)胃肠湿热证:

①治法:疏风解表、通腑泄热。

②方药:防风通圣散加减。

(4)血虚风燥证:

①治法:养血祛风、润燥止痒。

②方药:当归饮子加减。

【案例十:桃红四物汤加味治疗瘾疹(荨麻疹)】

患者黄某某,女,21岁,初诊日期2011年10月17日。

症状:皮肤瘙痒,出现斑块,红色风团,时隐时现,反复发作,心悸心烦,口干咽干,手足心热,纳食尚可,夜寐不安,大便较干;舌红少津,舌苔薄白,脉象细数。

诊断:瘾疹(荨麻疹)。

辨证:血虚血热、风燥内生。

治法:养血祛风、润燥止痒。

处方:桃红四物汤加味。

桃仁10 g	红花10 g	当归10 g	川芎10 g
熟地黄15 g	白芍15 g	荆芥10 g	防风10 g
蝉蜕5 g	白鲜皮15 g	蛇床子15 g^(包煎)	甘草10 g
			7剂

煎服法:每日1剂,水煎,日分两次,饭后温服。

预后:服药2天瘙痒明显缓解,服药1周,诸症均除;后以原方随症加减,继续治疗3周以巩固疗效,治后2年未见再发。

【按语】"四物汤"出自《仙授理伤续断秘方》,是从《金匮要略·妇人妊娠病脉证并治第二十》中的"芎归胶艾汤"减去阿胶、艾叶、甘草而成,功能为补血调血,主治营血虚滞证,常用于头晕目眩、心悸失眠、面色无华,以及妇人月经不调,量少或闭经,脐腹作痛,口唇苍白,爪甲色淡等症。"桃红四物汤"出自《医垒元戎》,原名"加味四物汤",即四物汤加桃仁、红花而成,功能为养血活血,主治血虚兼血瘀证,常用于妇女经期超前、月经后期、闭经,或血多有块,色紫黏稠,腹痛,甚或瘕块硬结,或跌打损伤等见有血虚者。李中梓在《医宗必读卷十·痹》中阐明"治风先治血,血行风自灭"的治疗原则,既然瘾疹(荨麻疹)的主要病因是风邪,病机是风邪郁阻皮肤腠理之间而发,则治疗以疏风祛风为主,根据"治风先治血,血行风自灭"的治疗原则,可采用具有养血

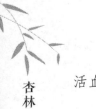
活血功效的桃红四物汤加味来治疗瘾疹(荨麻疹)。

(二)治疗溃疡性结肠炎

《伤寒论》曰："伤寒脉微而厥,至七八日肤冷,其人躁无暂安时者,此为脏厥,非蛔厥也。蛔厥者,其人当吐蛔。今病者静,而复时烦者,此为脏寒,蛔上入其膈,故烦,须臾复止,得食则呕,又烦者,蛔闻食臭出,其人常自吐蛔。蛔厥者,乌梅丸主之,又主久利。"

"从蛔厥者"至"乌梅丸主之",论述了蛔厥的证候及其治疗。蛔厥证由蛔虫内扰所致,其烦躁有时作时止的特点,且常有吐出蛔虫的病史,故曰"今病者静,而复时烦""其人当吐蛔"。因患者脾虚肠寒,蛔虫不安其位,内扰上窜,故产生剧烈疼痛,患者躁烦不宁。若蛔虫内伏不扰,则疼痛、躁烦消失,故称"须臾复止"。患者进食可引起蛔虫扰动,不仅疼痛,又生烦躁,且可致胃失和降而发生呕吐,蛔虫有可能随之吐出。蛔厥的治疗当用清上温下、安蛔止痛的乌梅丸。方中重用乌梅,并用醋渍,增其酸性,为安蛔止痛之主药;苦寒之黄连、黄柏清上热;辛热之细辛、干姜、附子、蜀椒、桂枝取其气辛以伏蛔,温以祛下寒;人参、当归益气养血;米饭、蜂蜜和胃缓急。全方正合古人"蛔得酸则静,得苦则下,得辛则伏"之旨。总之,乌梅丸酸苦辛甘并投、寒温攻补兼用,为清上温下、安蛔止痛之药方,亦可治寒热错杂、虚实互见之"久利"。

【案例十一:乌梅丸加减治疗溃疡性结肠炎】

患者:沈某,女,44岁,2014年6月14日初诊。

主诉:反复泄泻20多年,再发2月。

症状:大便溏泄,夹有黏液,少许鲜血,日20余次,便前腹痛,泄后痛减,怕冷肢凉,喜热饮食,口干口苦,形体消瘦,神疲乏力;舌质淡晦,边有齿痕,舌苔黄腻,脉沉细数。

检查:曾在漳州××医院查肠镜示"溃疡性结肠炎"。

诊断:久痢。

辨证:寒热错杂、虚实夹杂。

治法:寒温并用、攻补兼施。

处方:乌梅丸加减。

乌梅12 g	细辛5 g	炮姜15 g	制附子10 g(先煎)
黄柏10 g	川黄连5 g	当归6 g	党参15 g
黄芪20 g	仙鹤草30 g	大血藤15 g	蒲黄10 g(包煎)
			7剂

煎服法：每日 1 剂，水煎，日分两次，饭后温服。

二诊（2014 年 6 月 21 日）：患者诉服上药后，症状明显改善，才服 3 剂，大便次数明显减少，每日仅泄泻 3～5 次；服药 1 周后，腹痛消失，每日大便 1 次或 2 次，虽仍便溏，但已较成形，黏液鲜血已除；纳可寐安，体重增加 2 斤（从 87 斤增加到 89 斤），精神体力好转；舌质淡晦，边有齿痕，舌苔薄黄，脉象沉细。原方去大血藤加土茯苓 30 g，再进 21 剂，诸症均除。

（三）治疗粉刺痤疮

1. 诊断

粉刺是一种以颜面、胸、背等处生丘疹如刺，可挤出白色碎米样粉汁为主要临床表现的皮肤病，是毛囊、皮脂腺的慢性炎症，相当于西医的痤疮，多发于青春期，常在饮食不节、月经前后加重。

2. 病因病机

（1）素体阳热偏胜，肺经蕴热，复受风邪，熏蒸面部而发。

（2）过食辛辣肥甘厚味，助湿化热，湿热互结，上蒸颜面而致。

（3）脾气不足，运化失常，湿浊内停，郁久化热，热灼津液，煎炼成痰，湿热瘀痰凝滞于肌肤而发。

3. 辨证论治

（1）肺经风热证：

①治法：疏风清肺。

②方药：枇杷清肺饮加减。

（2）肠胃湿热证：

①治法：清热除湿解毒。

②方药：茵陈蒿汤加减。

（3）痰湿瘀滞证：

①治法：除湿化痰、活血散结。

②方药：二陈汤合桃红四物汤加减。

【案例十二：仙方活命饮治疗粉刺痤疮】

患者：罗某，女，21 岁，2010 年 7 月 22 日初诊。

主诉：反复面部痤疮 3 年多，加剧 1 月。

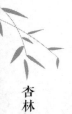

> 症状：颜面额头满布皮疹，颜色紫红，脓疱痒痛，结节瘢痕，经久难愈；口干口苦，溲黄便干；舌质晦红，舌苔黄腻，脉弦滑数。
>
> 诊断：粉刺。
>
> 辨证：热毒内蕴、瘀血阻络。
>
> 治法：清热解毒、化痰祛瘀。
>
> 处方：仙方活命饮加减。
>
> | | | | |
> |---|---|---|---|
> | 金银花 15 g | 香白芷 10 g | 当归尾 10 g | 陈皮 10 g |
> | 赤芍药 10 g | 浙贝母 10 g | 天花粉 15 g | 醋乳香 5 g |
> | 醋没药 5 g | 皂角刺 10 g | 紫地丁 30 g | 土茯苓 30 g |
> | 生甘草 10 g | | | |
>
> 7 剂
>
> 煎服法：每日 1 剂，水煎，日分两次，饭后温服。
>
> 预后：以上方为基础，酌情加减治疗 2 个多月，患者额面皮疹、脓疱、结节、瘢痕全部消退。

【按语】"仙方活命饮"出自《校注妇人良方》，由白芷、贝母、防风、赤芍药、当归尾、皂角刺、天花粉、乳香、没药、金银花、陈皮、甘草组成。功能为清热解毒、消肿溃坚、活血止痛，主治阳证痈疡肿毒初起，红肿热痛，或身热凛寒，苔黄或白，脉数有力。方中金银花性味甘寒，最善清热解毒疗疮，前人称之为"疮疡圣药"，故重用为君。当归尾、赤芍药、乳香、没药、陈皮行气活血通络，消肿止痛，共为臣药。辛散的白芷、防风相配，通滞而散其结；贝母、天花粉化痰散结；皂刺通行经络、透脓溃坚，均为佐药。甘草清热解毒，调和诸药；加酒煎药，助药力直达病所，共为使药。本方以清热解毒、活血化瘀、通经溃坚诸法为主，佐以透表、行气、化痰、散结，其药物配伍较全面地体现了外科阳证疮疡内治消法的配伍特点。

第三节　经方治疗脾胃病

一、玉女煎加减治疗口糜（口腔溃疡）

玉女煎出自《景岳全书》，由石膏、熟地黄、麦冬、知母、牛膝组成，具有清胃热、滋肾阴的功效,主治胃热阴虚证,症见头痛、牙痛、齿松、烦热干渴。近代运用本方治疗牙龈炎、急性口腔溃疡、舌炎、糖尿病等属胃热阴虚者。

"口糜"为口腔溃疡的中医病名,是以口腔肌膜糜烂成片、口气臭秽等为主要表现的疮疡类疾病,是人们罹患较多的口腔黏膜疾病,同时又具有周期性反复发作的特点。

(一)病因病机

《杂病源流犀烛·卷二十三》云:"阴亏火泛,则为口糜。"笔者在临症治疗时体会到,肾水亏虚,肾阴虚,肾水不济心火,心火旺,而火生土,又加脾胃伏热,火起于妄,变化莫测,煎熬真阴,阴虚胃热,虚火上炎熏蒸口腔肌膜常可致口糜。阴津不足,龈口失养,虚火灼损,故伴口舌干燥、饥不欲食、大便干结、小便短少;病属正虚不足,故患处无疼痛或轻微疼痛;舌质红、苔黄而干、脉浮洪为阴虚胃热之征。

(二)经验治疗

吴耀南教授常用玉女煎加减治疗口糜证属阴虚胃热、虚火上炎者。

1. 玉女煎处方

生石膏 20 g(先煎)　　熟地黄 15 g　　知母 12 g　　麦冬 10 g

淮牛膝 10 g　　五倍子 10 g　　黄柏 10 g　　生蒲黄 10 g(包煎)

炙黄芪 20 g　　炒白术 10 g　　白及 15 g　　凤凰衣 10 g

2. 玉女煎出处

玉女煎一方出自《景岳全书·卷五十一德集新方八阵》:"治水亏火盛,六脉浮洪滑大,少阴不足,阳明有余,烦热干渴,头痛牙疼,失血等证。若大便溏泄者,乃非所宜。"《医效秘传》云:"若斑出热不解者,胃津亡也,主以甘寒,重则如玉女煎,轻则如梨皮蔗浆之类。或其人肾水素亏,虽未及下焦,先自彷徨矣,必验之于舌。"

3. 玉女煎的方解

《寒温条辨》云:"熟地黄、牛膝补肾水之不足;石膏、知母泻脾土之有余;而金则土之子,水之母也,麦冬甘以补肺,寒以清肺,所谓虚则补其母,实则泻其子也。"方中生石膏辛甘大寒,清阳明有余之热,性味甘寒清热而不伤阴;熟地黄补少阴不足之水,二药合用,滋阴泻火,壮水之主,以制阳光,共为君药。麦冬甘凉滋阴生津,知母苦寒质润,助石膏以泻火,无苦燥伤津之虑。黄柏苦寒,入肾经,其治阴亏火旺之证,是取其以泻为补之意,使火去不复伤阴,可配伍知母退肾阴虚所致胃火；五倍子酸、涩、寒，归肺经、大肠经、肾经，可敛疮降火；生蒲黄甘、平，归脾经，可止血化瘀，止口疮之出血，消脾胃之伏火；炙黄芪甘、温，归肺经、脾经，敛疮生肌止痛；凤凰衣性平，味甘、淡，归肺经、脾经、胃经，养阴润肺，止咳开音，敛疮生肌；白术甘、温，益气健脾，配合黄芪，以防泻脾胃伏火太过而中气不足，起顾护脾胃之功。五药共为佐药，配合君药和臣药以生肌敛疮。牛膝导热引血下行，以降炎上之火，而止上溢之血为使。甘草调和诸药。全方共奏滋阴清热、益气生肌之功。虚实兼治，使胃热得清，肾水得补，腐肌得愈，祛邪而不伤正，滋阴而无留邪，则诸症可愈。

4. 临床加减

若胃热炽盛，则加栀子、地骨皮之属 10～15 g；若多汗多渴，则加五味子 10 g；若小便不利，或火不能降，则加泽泻 15 g 或茯苓 15 g；若金水俱亏、阴精损气，则加人参 10 g 更好；若久溃不愈，则加白及。

二、半夏厚朴汤加减治疗梅核气

(一)梅核气病机

本方主治由情志不畅、痰气互结咽喉所致的梅核气。情志不畅，肝气郁结，致肺胃宣降失常，聚津为痰，气郁痰阻，互结于咽喉，故咽中如有物阻，咯吐不出，吞咽不下，胸胁满闷；痰气上逆，肺胃失和，则或咳或呕；舌苔白润或滑腻、脉滑或弦均为痰阻气滞之征。气不行则郁难开，痰不化则结难散。

(二)梅核气治疗

治宜化痰、行气兼顾，使气行则郁开，痰化则结散，选用半夏厚朴汤。

1. 出处

半夏厚朴汤出自《金匮要略》，由姜半夏、厚朴、茯苓、紫苏叶、生姜组成，具有行气散结、降逆化痰的功效，主治梅核气，是治疗咽喉部有异物感的专方。《金匮要略·妇人杂病脉证并治第二十二》指出："妇人咽中如有炙脔，半夏厚朴汤主之。"所谓"炙脔"，是中医常用以比喻堵塞咽喉中的痰涎，吐之不出，吞之不下，古人称之为"梅核气"，女性尤其多见。梅核气表现为咽喉异物感，吞吐不得，情志不畅，胸闷，舌苔白腻，脉弦滑。此证相当于现代医学的咽神经官能症、慢性咽炎。

2. 处方

姜半夏 10 g	厚朴 12 g	茯苓 15 g	紫苏叶 10 g
北柴胡 10 g	郁金 12 g	射干 10 g	夏枯草 10 g
威灵仙 15 g	甘草 6 g		

方中半夏化痰开结、降逆和胃,重在降逆,《名医别录》指出该药"消心腹胸膈痰热满结,咳嗽上气,心下急痛,坚痞,时气呕逆";厚朴下气除满,以散胸中滞气,重在行气,《名医别录》指出该药"消痰下气",二者相伍,一化痰结,一行气滞,痰气并治,使痰降则气行,郁开则痰降,共为君药。茯苓渗湿健脾,助半夏祛湿化痰,《世补斋医书》认为"茯苓一味,为治痰主药,痰之本,水也,茯苓可以行水。痰之动,湿也,茯苓又可行湿";紫苏芳香宣肺、顺气宽胸,宣通胸中之郁结之气,助厚朴顺气宽胸,《本草纲目》云该药"行气宽中,消痰利肺",与半夏共为臣药。该方辛以开结、苦能降逆、温以化痰,共奏行气散结、降逆化痰之功。

方中加入柴胡疏肝解郁、畅情志,加强厚朴行气之功,《神农本草经》云该药"主心腹肠胃间结气,饮食积聚,寒热邪气,推陈致新"。郁金行气解郁,同柴胡、厚朴、紫苏梗共奏疏肝解郁、行气宽胸之功,《本草备要》云该药"行气、解郁、泄血、破瘀,凉心热,解肝郁,治妇人经脉逆行"。射干消痰利咽,为治疗咽喉肿痛之常用药,《神农本草经》云该药"治咳逆上气、喉痹咽痛不得息者"。夏枯草清肝火、散郁结,可治疗咽喉部痰凝气滞,《神农本草经》云该药能"破癥,散瘿结气"。威灵仙消骨鲠,具有软坚散结之功,可消散喉中之痰结,《开宝本草》云该药"主诸风,宣通五脏,去腹内冷气,心膈痰水久积,癥瘕痃癖气块"。甘草祛痰止咳,不仅能消散喉中之痰,还能调和诸药。

三、半夏泻心汤加减治疗嘈杂(反流性食管炎)

半夏泻心汤出自《伤寒论》,由半夏、黄芩、黄连、干姜、人参、大枣、甘草组成,具有寒热平调、消痞散结的功效,主治寒热错杂之痞证,为治疗中气虚弱、寒热错杂、升降失常所致胃肠不和的常用方。

中医无反流性食管炎病名,但根据其临床表现可归入"痞满""吐酸""翻胃""噫醋"等范畴。脾为阴脏,胃为阳腑,脾主运化,胃主受纳,两者相互协调,共同完成饮食水谷精微的消化和吸收。脾病多见虚证,有"阴道虚""虚则太阴"之论,脾气虚衰,虚则易寒;胃病多见实证,有"阳道实""实则阳明"之说,胃气壅实,实则易热。脾胃同病,易表现为寒热症状交互错杂的复杂局面,即寒热错杂证。因此,在治疗上须寒热并用,如《医偏》所言:"寒热并用者,因其人有寒热之邪夹杂于内,不得不用寒热夹杂之剂。"《温病条辨》又云:"治中焦如衡,非平不安。"应寒热并调,以平为期。寒热并用是阴阳互根原理在中药配伍中的具体运用。

笔者用清风藤合半夏泻心汤、左金丸、乌贝散加减组成"清风降逆汤",用于治疗寒热错杂型反流性食管炎,常能取得显著疗效。具体处方如下所示。

清风藤 15 g	半夏 10 g	川黄连 5 g	黄芩 10 g
吴茱萸 3 g	干姜 10 g	生黄芪 15 g	浙贝母 10 g
海螵蛸 15 g	莪术 10 g	甘草 10 g	生蒲黄 10 g(包煎)
肿节风 30 g			

方中清风藤(鸡矢藤)清热祛湿、消滞、止痛、清热解毒,为君药;半夏,味辛苦,性燥,散结除痞,降逆和胃,亦为君药。干姜,味辛,性热,温中散寒除痞,此为辛开;黄连、黄芩,味苦,性寒,清降泄热开痞,此为苦降,三药寒热平调、辛开苦降,合用为臣。黄芪温中健脾、益气补虚,亦为臣药。吴茱萸与黄连配伍,即左金丸,功善清泄肝火、降逆止呕,吴茱萸既可助黄连和胃降逆,又可制约黄连之苦寒,泻火而不凉遏,温通而不助热。久病入络,瘀血内生,以生蒲黄、莪术活血化瘀,《本草汇言》指出"蒲黄,行止之药也……血之滞者可行,血之行者可止,凡生用则性凉,行血而兼消";莪术性温,既能破血行气,又能消积止痛,且《本草图经》认为莪术"治积聚诸气,为最要之药"。因此,生蒲黄与莪术,性味一凉一温,共奏活血行气止痛之功。草珊瑚(九节茶)性平,功善清热解毒、抗菌消炎,亦能活血止痛;海螵蛸制酸和胃,且与浙贝母合用,即乌贝散,既能制酸和胃,又能化痰散结。以上几味共为佐药,而甘草调和众药为使。诸药配合,为寒温并用、标本兼治之法,既能清热化痰,又能去瘀补虚,从而达到调理气机、制酸止呕、益气化瘀的目的。

笔者团队采取随机对照的方法,共纳入本病患者 69 例,将其随机分为治疗组 35 例与对照组 34 例[①]。治疗组予以中药"清风降逆汤"治疗,对照组予以西药雷贝拉唑钠肠溶片 10 mg(每天 2 次)和莫沙必利 5 mg(每天 3 次),两组疗程均为 8 周,治疗前后各观察和记录临床症状一次,复查电子胃镜作为评价疗效的标准。结果:治疗组有效率为 80.00%,优于对照组的 73.52%($P<0.05$);治疗前后的症状疗效对比,治疗组有效率为 85.71%,优于对照

---

① 吴耀南,洪玉双.清风降逆汤治疗寒热错杂型反流性食管炎临床疗效研究[J].中医药通报,2016,15(2):40-42.基金项目:福建省中医药科研一般课题,课题编号wzy0914。

组的 76.47%（$P<0.05$）；治疗组在改善临床症状积分方面也显著优于对照组（$P<0.01$）。

四、四君子汤合泻心汤加减治疗便血（消化性溃疡出血）

四君子汤出自《太平惠民和剂局方》，由党参、白术、茯苓、甘草组成，具有益气健脾的功效，临床上常用来治疗脾胃气虚证的慢性胃炎、胃溃疡、十二指肠溃疡、肠炎等，是治疗脾胃气虚的基础方。

泻心汤亦出自《金匮要略》，由大黄、黄连、黄芩三味组成，具有泻火消痞的功效，主治邪热壅滞心下，气机痞塞证，症见心下痞满，按之柔软，心烦口渴，小便短赤，大便不爽或秘结，或吐血便血，舌红，苔黄，脉数。方中以大黄为君药，既可泻火消痞，又可泻血分实热以止血。用大黄导热下行，尚具有"以泻代清"之意，且能使血止而不留瘀。

笔者曾经用四君子汤合泻心汤加减治疗脾虚湿热瘀血型便血（消化性溃疡出血），取得了良好的疗效。具体处方如下所示。

潞党参 15 g	炒白术 10 g	茯苓 15 g	生黄芪 20 g
酒大黄 6 g	川黄连 6 g	黄芩 10 g	三七粉 6 g (包煎)
仙鹤草 30 g	蒲黄炭 10 g (包煎)	甘草 6 g	

笔者团队选择 2007 年 12 月—2009 年 1 月厦门市中医院消化内科的住院患者 62 例，均被确诊为出血程度属中度的消化性溃疡出血，中医辨证属脾虚湿热血瘀证，随机分为治疗组 32 例与对照组 30 例[①]。治疗组予以健脾利湿、清热活血综合疗法：黄芪建中汤合泻心汤加减，每日 1 剂，水煎分服；云南白药（云南白药集团股份有限公司生产）0.5 g 口服，每日 3 次。对照组予奥美拉唑（武汉普生制药有限公司生产）40 mg 静推，每日 2 次；氨甲苯酸注射液（常州兰陵制药有限公司生产）0.3 g 加入 5% 葡萄糖注射液或 0.9% 氯化钠注射液 250 mL 静滴，每日 1 次。两组患者均根据病情需要给予禁食、输液、输血、补充血容量等基础治疗。7 天为 1 个疗程，两组均治疗 1 个疗程。结果：治疗组有效率 93.75%，优于对照组的 83.33%（$P<0.05$）；治疗组大便隐血转阴时间为 3.44±0.98 天，显著短于对照组的 4.50±1.53 天（$P<0.01$）。

消化性溃疡出血属中医学"吐血""便血"范畴，为内科常见急重症。笔者

---

① 吴耀南,李超群. 健脾利湿、清热活血法治疗消化性溃疡出血疗效观察[J]. 中国中医急症,2010,19(2):217-218.

根据多年的临床经验认为，本病绝大多数病例表现为"本虚标实"的特点，目前临床上以脾虚湿热血瘀证为多。究其原因，其一为当今生活水平提高，多食肥甘厚腻，饮食停滞，易酿生湿热，日久损伤脾胃，因此，脾虚湿热是该病的主要特点；其二为现代人生活节奏加快，生活饮食无规律，思虑劳倦，易损伤脾胃，脾虚不能运化水湿，则湿浊内生，蕴久化热，湿热内生，热邪迫血妄行，且脾虚统摄无权，血液不循常道，溢于脉外，则见呕血、便血，而离经之血则为瘀，故血证必兼有瘀。总之，消化性溃疡其本为脾胃虚弱，其标为湿、热、瘀，故"虚、湿、热、瘀"为其主要病机。治疗本病宜攻补兼施、标本兼治，以健脾利湿、清热活血为大法。本病仅用中药汤剂治疗则杯水车薪，联合应用中药汤剂、成药方能取得良好的疗效。方中黄芪益气健脾、摄血止血，以复统摄之权，大黄清热泻火、凉血止血，又能引火下泄，二者共为君药，使脾健而能摄血，火降而血自止；炒白术、茯苓健脾利湿，党参益气健脾，助君药黄芪健脾而统摄血液，故为臣药；黄连、黄芩清热燥湿，助君药大黄泻火，使血热清，寓止血于清热泻火中，亦为臣药；三七粉、蒲黄炭、仙鹤草活血止血，增强本方止血之功，并促进离经之血的消散，又能使血止而不留瘀，共为佐药；甘草调和诸药为使。诸药合用，共奏健脾利湿、清热活血之效，配合云南白药活血止血，攻补兼施，标本同治，故临床收效快速而显著。

五、当归芍药散加味治疗孕妇胃痛

当归 10 g	白芍 30 g	茯苓 15 g	炒白术 15 g
泽泻 10 g	川芎 6 g	砂仁 10 g (后下)	紫苏梗 10 g
黄芩 10 g	蒲公英 15 g	甘草 6 g	

若神疲乏力，则加太子参 15 g；若呕吐，则加生姜 10 g、姜半夏 10 g；若胀甚，则加枳壳 10 g、陈皮 10 g；若腰酸，则加杜仲 20 g、桑寄生 15 g。

《金匮要略·妇人妊娠病脉证并治第二十》云："妇人怀娠，腹中㽲痛，当归芍药散主之。"论述了妊娠肝脾失调腹痛的证治。肝藏血，主疏泄，脾主运化水湿，妊娠时血聚胞宫养胎，肝血相对不足，则肝失调畅而气郁血滞，木不疏土，脾虚失运则生湿，故用当归芍药散养血调肝、健脾渗湿。方中重用芍药，敛养肝血，缓急止痛，当归助芍药补养肝血，川芎行血中之气滞，三药共以调肝；泽泻渗利湿浊，白术、茯苓健脾除湿，三药合以治脾。方中炒白术、砂仁、紫苏梗、黄芩均为安胎之要药。

第四节 脂肪肝的中西医结合防治

一、概念

脂肪肝是一种发病机理至今尚未完全明确的脂肪代谢障碍性疾病。正常人在合理饮食的情况下,其肝脏的脂肪含量占肝重的 $4\%\sim7\%$,但若长期大量进食高脂肪、高糖食物或长期饮酒,则肝细胞会发生脂肪变性,造成脂肪代谢异常,使甘油三酯在肝内堆积。如果肝内脂肪堆积过多,超过肝重的 10%甚至是 15%,就称为脂肪肝,可导致肝细胞坏死,进一步演变为肝纤维化、肝硬化。

二、流行病学

随着物质文明的发展,人类饮食结构和生活方式发生巨大的变化,脂肪肝已成为继高血压、心脑血管疾病、糖尿病之后的又一"富裕型疾病"。近年来,由于我国生活水平不断提高,饮食结构改变,特别是乙醇的消耗量增加,而预防保健措施相对滞后,脂肪肝的患病率逐年升高,甚至出现许多低龄患者,已经成为日常体检中最常发现的病种之一。多项流行病学调查显示,我国脂肪肝的发病率为 $10.2\%\sim17.3\%$。该病起病隐袭,$80\%\sim100\%$的患者无明显症状,常在健康体检时发现。国外研究显示,非酒精性脂肪性肝炎确诊时有 $5\%\sim15\%$已并发纤维化,这些患者 10 年后有 30%会发展为肝硬化,3%并发急性肝衰,极个别会发生肝细胞肝癌。

三、西医病因及发病机制

脂肪肝的肝内脂类主要是甘油三酯。从病理学角度来看,脂肪肝是由甘油三酯的合成和分解不平衡所造成的。脂肪肝不是一个独立的疾病,而是多种因素(或疾病)造成的一种病理现象。在脂肪肝的发生、发展过程中,有两种患病因素:一种是机体免疫状态、营养因素、遗传背景、生活方式、年龄、性别等,被认为是脂肪肝患病的条件因素;另一种是在一定条件下能够引起肝细胞脂肪变性的特定性因素。因此,脂肪肝的患病因素包括内因和外因,而外因是通过内因起作用的。

(一)乙醇

乙醇可以引起多种肝病,而以酒精性脂肪肝最为常见。95％乙醇在肝内降解,大量饮酒可造成肝细胞代谢紊乱,使肝内多余的甘油三酯难以被及时清除,脂肪在肝内堆积,导致酒精性脂肪肝形成。据统计,每天通过饮酒摄入的乙醇量＞40 g,即相当于 50 度白酒 100 mL 或啤酒 1500 mL,连续饮用 5 年,则脂肪肝发生率可高达 57.7％,其中 20％～30％可发展为肝硬化,2％～3％最终可发展为肝癌。此外,健康成人持续 10～12 天每天摄入乙醇 100～200 g 也可诱发脂肪肝。

(二)肥胖

肥胖是非酒精性脂肪肝最常见和较为确定的危险因素,75％重度肥胖者有非酒精性脂肪肝。当体内脂肪组织增加时,游离脂肪酸的释放量亦增加,此时,脂肪作为机体主要的能量供应物。当机体脂肪大量增加时,体内游离脂肪酸释放的绝对量增加,为肝提供大量脂肪酸,使脂肪在肝内积聚,进而导致脂肪肝的发生。有研究表明,运用运动、低能量饮食、饥饿疗法等方法使肥胖者的体质量减轻后,其脂肪肝的症状可随之改善,且肝功能恢复至正常。

(三)糖尿病

据统计,2 型糖尿病患者约有 40％合并脂肪肝,而且大多数为中度或重度;而 1 型糖尿病患者仅有 4.5％合并脂肪肝,糖尿病患者合并脂肪肝与脂肪代谢紊乱有关。

(四)高脂血症

血液胆固醇和三酰甘油含量升高也是脂肪肝的危险因素。大多数脂肪肝内沉积的主要为三酰甘油。有资料显示,与非脂肪肝者相比,脂肪肝患者血清中甘油三酯及胆固醇浓度均升高。进一步进行相关分析,发现高甘油三酯血症与脂肪肝发生率呈正相关。随着甘油三酯浓度升高,脂肪肝的发生率也相应升高。

（五）药物

某些药物在体内发挥药理作用时会影响脂肪代谢，也可能诱发脂肪肝，如雌激素、糖皮质激素、少数抗心律失常药等。

（六）营养性

营养不良、静脉营养、慢性溃疡性结肠炎、克罗恩病、消化性溃疡、慢性肝炎等疾病也可造成不同程度的脂肪代谢紊乱，从而导致脂肪肝的发生。

（七）其他

脂肪肝除与饮酒、肥胖、糖尿病等有关外，还与劳动强度、工作压力、饮食习惯、睡眠和精神状态、体育锻炼等因素密切相关。流行病学调查发现，飞行员的脂肪肝患病率约为 3.7%，已引起航空医学界的高度重视。许多对飞行员的调查也表明，长期饮酒，长期摄入高能量饮食、脂肪及能量消耗过少、体育锻炼较少等都是引发脂肪肝的重要因素。

综上所述，脂肪肝发生的流行病学因素是多方面的。

四、中医病因病机

脂肪肝在中医学中无相对应的病名，其表现散在于多种病证中，可归属于"积聚"范畴，现代谓之"肝癖（痞）"。

《难经·五十六难》云："肝之积曰肥气。"其发病多由酒食不节、情志内伤所致，日久可形成瘀、痰、脂、食、气五种病理积滞。饮食为营养之源，恣食膏粱厚味，毫无节制，往往导致脾胃运化功能失常，从而聚湿、生痰、化热或变生他病。

《医方论》指出："人非脾胃无以养生，饮食不节病即随之，多食辛辣则火生，多食生冷则寒生，多食浓厚则痰湿俱生，于是为积累、为胀满、为泻痢，种种俱见。"随着生活节奏的加快，现代人的饮食结构有了较大的变化，饮食中脂肪的含量越来越高，熬夜及吃夜宵的情况也越来越普遍。饮食无节制或偏嗜均可引起气、脂、食、痰、瘀等积滞。

同时，饮酒也是一个不容忽视的问题。《医方类聚》认为："酒有大热，大毒。"清代王燕昌谓："好酒者多上热、下湿、痰积。"

《素问·阴阳应象大论篇》说："人有五脏化五气，以生喜怒悲忧恐。"人的情志活动与内脏之间有着密切的生理、病理联系。情志导致的内伤发病往往同个体的生活环境、性格、机体的气血脏腑机能状态有关。随着社会竞争的加剧，由情志异常导致的疾病日益增多。七情致病既可直接伤及内脏，致使脏腑功能紊乱，也可导致气机升降失调，影响水液代谢、血液运行，而变生痰、瘀。

五、症状和体征

（一）症状

脂肪肝并非临床上的一种独立性疾病，而是各种原因引起的脂肪蓄积过多的一种病理状态，相当一部分脂肪肝患者无自觉症状，可不伴有临床表现，多为隐匿性起病。有些患者可有乏力、肝区不适、压迫感、疼痛、食欲减退、恶心、呕吐、腹胀、体重减轻或肥胖、鼻出血、阳痿、闭经等症状，临床症状并无特异性，有些患者的临床表现可类似非溃疡性消化不良。

（二）体征

一部分患者在常规体检中偶然发现有肝肿大，或血清谷丙转氨酶及碱性磷酸酶轻度或中度增高；另一部分患者因其他疾病行 B 超或 CT 检查时发现。

有症状的患者其临床表现的严重程度与肝脏脂肪浸润的程度呈正相关。

（1）最常见为单纯性肝肿大，如肝包膜伸胀、肝韧带被牵引、脂肪囊肿破裂或发炎，则可有肝区通及压痛，伴反跳痛、发热、白细胞增多。

（2）可见食欲减退、恶心、呕吐、腹胀等消化道症状。

（3）可见内分泌失调，如蜘蛛痣、乳房发育、月经过多、闭经、睾丸萎缩、阳痿等。

（4）可致维生素缺乏，出现周围神经炎、舌炎、口角炎、皮肤瘀斑、角质过度等。

（5）重症脂肪肝患者可有低钾血症和低钠血症，出现腹水和下肢浮肿；舌苔一般为腻苔，其中大多数为白腻苔，少数为黄腻苔；舌质多为淡胖舌，部分为淡红舌，少数可伴有紫黯色；脉象多呈弦脉，或为弦细，或为弦滑。

六、辅助检查

(1)血浆蛋白总量改变和白球蛋白比例倒置。

(2)约 30％的患者血清总胆红素超过 17.1 μmol/L，少数患者出现直接胆红素增高和尿胆红素阳性。

(3)血脂明显增高。

(4)B超、CT 和同位素扫描有助于本病的诊断。

(5)肝活组织检查可确诊本病。

七、治疗

脂肪肝一般由不良的生活方式引起，因此，其治疗原则一般以纠正不良的生活方式为主，使脂肪肝逐步得到逆转。对于症状较重者，必要时辅以保肝药物、降脂药物及抗纤维化药物进行治疗。

（一）病因治疗

脂肪肝的主要病因是饮酒、2 型糖尿病和高脂血症。此外，某些药物及毒物、急剧减肥、全胃肠道外营养、慢性肝炎等也可导致脂肪肝。轻度或中度脂肪肝在去除病因和治疗原发病后，其组织学改变可好转或完全恢复。

（二）营养治疗

饮食与脂肪肝关系密切。科学饮食是脂肪肝治疗的重要环节，严格控制饮食实为治愈脂肪肝的理想良方。

1. 营养治疗目标

抑制胆固醇的吸收，促进其分解排泄，从而降低血清胆固醇、甘油三酯水平，减少脂肪在体内积存。人们的经济条件改善后，饮食结构也发生了明显的变化，粮食消耗量呈下降趋势，动物性食物成倍增长，导致人体摄入能量的组成发生了变化：来自糖类的能量下降，而来自脂肪的能量明显上升。研究发现，高脂类食物与脂肪肝的发生密切相关，而主食中糖类的含量则与脂肪肝发生无关。因此，必须调整居民的饮食结构，应坚持以植物性食物为主、以动物性食物为辅、能量来源以粮食为主的传统食谱，防止形成"高能量、高脂

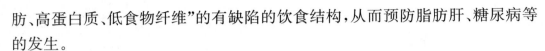

肪、高蛋白质、低食物纤维"的有缺陷的饮食结构,从而预防脂肪肝、糖尿病等的发生。

2. 养成良好的饮食习惯

(1)饮食要规律。许多研究结果表明,饮食无规律、过量吃零食、频繁吃夜宵等不健康的饮食方式可扰乱体内的代谢动态,为肥胖症和脂肪肝的患病提供条件。例如,即使一天摄取的总能量相同,但是,大部分食物集中在晚间进食比均衡地分为 3 次进食更容易引起发胖。同时,临睡前加餐及喜吃零食也是脂肪肝的危险因素。

(2)戒酒。酗酒可引起并加重肝内脂肪沉积。脂肪肝的形成与经常饮酒有关,脂肪肝的主要危险因素是日均饮酒量大、年均醉酒次数多、酒龄长。戒酒为酒精性脂肪肝最重要的治疗手段,单纯性酒精性脂肪肝在戒酒数周至数月内可完全恢复。酒精性肝炎、酒精性肝硬化戒酒后可延缓疾病进展,延长生存期。

(3)限制能量。肥胖性脂肪肝患者可采用长期坚持的减食疗法,但应慎用低能量和超低能量食疗,并注意初期阶段的减肥程度。许多研究表明,初期减肥速度越快,体质量反弹以及心脑血管硬化和肝纤维化发生的概率越大,维持理想体质量也越困难。

3. 营养治疗原则

(1)控制能量摄入。脂肪肝患者的能量摄入不宜过高。

(2)减少糖和甜食的摄入。糖类应严格控制,以占总能量约 60% 为宜。每天供给量为 $100\sim200$ g,但不宜低于 50 g;糖类过少也可引起脂肪分解不充分,进而使酮体产生过多,导致酸中毒。糖类主要通过谷类、甜点、水果摄取,避免食用含糖量高的食品。

(3)控制脂肪和胆固醇的摄入。脂肪肝患者的全日食物和烹调油所供给脂肪总量不应超过 40 g,每天供给量可参考 $0.6\sim0.9$ g/kg,以不超过总能量的 30% 为宜。应减少食用胆固醇含量高的食物,如蛋黄、动物内脏、黄油等;不宜进食含饱和脂肪酸高的肥肉、重油糕点等;烹调应以植物油为主。

(4)适当增加蛋白质的摄入量。通常每天摄入蛋白质 $1.0\sim1.5$ g/kg,重体力劳动者加至每天 $1.5\sim2.0$ g/kg,以占总能量的 $15\%\sim20\%$ 为宜。高蛋白质食物包括瘦肉、鱼、虾、脱脂奶、大豆制品等。进高蛋白质饮食可以减少体内蛋白质的损耗,有利于肝细胞的修复与再生,防止肝细胞进一步受损。

(5)补充维生素、矿物质和膳食纤维。维生素 E、维生素 C、维生素 B_{12}、叶酸、胆碱、锌、镁等,均可以维持和促进机体的正常代谢,纠正和防止营养缺乏。特别是肉碱,对预防和治疗脂肪肝有明显效果,能促进脂肪分解,降低血中三酰甘油和胆固醇的水平。脂肪肝患者的饮食不宜过分精细,主食应粗细粮搭配,多食蔬菜、水果和藻类,以保证膳食纤维的摄入。充足的维生素和矿物质能保证机体处于最佳状态。

(6)多摄入有降脂作用的食品,如燕麦、玉米、海带、大蒜、苹果、牛奶、洋葱、红薯、胡萝卜、芹菜、花菜、菇类、山楂、柠檬等。

(7)肥胖性脂肪肝患者的特殊营养治疗。该类患者还应坚持低盐饮食,减少水在体内的潴留,减轻体质量。减重期间以每天摄入 1～2 g 食盐为宜,待体质量降至正常范围内,可维持在 3～5 g/d。

(三)运动治疗

是否经常参加体育锻炼与脂肪肝的发生密切相关。对肥胖者而言,运动比节食更重要。因为运动减肥去除的主要是腹部内脏的脂肪,而腹部内脏脂肪型肥胖更易合并糖尿病、高脂血症、高血压、脂肪肝等疾病。长期坚持参加中等运动量的锻炼非常有利于健康。运动处方要个体化,以全身耐力锻炼为基础,循序渐进,保持安全界限和有效界限。

1. 运动种类

应选择有氧运动,即以锻炼全身体力和耐力为目标的全身性、低强度运动,其中以步行为最佳(中速步行 115～125 步/分)。此外,慢跑、骑自行车、上下楼梯、爬坡、打羽毛球、跳舞、广播体操、游泳等可使交感神经兴奋,血浆胰岛素水平下降,儿茶酚胺、胰高血糖素和生长激素分泌增加,促进脂肪分解。

2. 运动强度

应根据运动后劳累程度和心率(脉搏)选择适量的运动,以运动时脉搏 100～130 次/分(180－实际年龄)、持续 20～30 min、运动后疲劳感于 10～20 min 内消失为宜。

3. 运动持续时间

运动时间以 20～60 min 为宜,运动 20 min 以上才开始由脂肪供能。

4. 运动时间带

饭后 1～2 h 为控制血糖最有效的运动时间带,研究表明,下午和晚上运动比上午运动多消耗 20% 的能量,晚饭后 45 min 是减肥的最佳时间。运动以每周 3～5 天为宜,若运动后次日无疲劳感,也可每日运动。

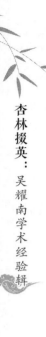

5. 减肥目标

减肥目标以 6～8 个月减少原体重的 5％～10％，即每月 1～2 kg 为宜。

6. 加快生活节奏和保持一定的工作量

研究发现，保持一定强度的劳动和工作压力是肝的保护因素，可以消耗掉多余的能量，防止其转化为脂肪在体内堆积。

(四)血脂净化

血脂净化是近年新开展的疗法，对血脂高的脂肪肝患者疗效特别明显。此疗法安全有效，无须住院。

(五)氧疗

氧疗是目前临床上常用的一种治疗方法，对改善高血脂、肝功能异常有较好的效果。

(六)西药治疗

降血脂药：包括烟酸、亚油酸、熊去氧胆酸、他汀类、贝特类等。降脂药虽能调节血液中血脂的水平，但对排出肝脏内脂肪效果不佳，有的甚至会对肝功能产生损伤，不良反应较大。

保肝药：包括肝得健、凯西来、谷胱甘肽、牛磺酸、维生素、卵磷脂等。保肝药物具有保护肝细胞、促进肝功能恢复的作用，有助于纠正肝脏脂代谢、降低血脂。但是，目前临床上尚无治疗脂肪肝的特效药物。血脂不高的脂肪肝患者一般无须使用降脂药，肝功能无明显异常的脂肪肝患者也不必服用保肝物。

(七)中医药治疗

脂肪肝的病理实质是"食、痰、脂、气、瘀"五积的特点，根据"气顺则痰清，气行则血行"等原则，治疗以祛实为先，主要采用健脾消食、化痰祛脂、行气化瘀等法，在该病晚期出现邪盛正衰时可攻补兼施；同时，应注意情志、饮食的调摄。

1. 脾虚食滞

症状：体胖虚浮、神疲短气、饮食不节、胃纳不佳、嗳腐吞酸、大便溏泄、晨起痰多；舌质淡胖，舌苔白腻，脉象细弱。

治法:健脾消食化痰。

处方:

党参 15 g	生黄芪 15 g	炒白术 12 g	陈皮 10 g
泽泻 15 g	生山楂 15 g	焦神曲 15 g	莪术 12 g
茯苓 15 g	白豆蔻 10 g	姜半夏 12 g	陈皮 10 g

2. 湿热中阻

症状:嗜酒过度、过食油腻、形体肥胖、尿黄而浊、大便溏薄;舌质偏红,舌苔黄腻,脉象滑数。

治法:健脾清热利湿。

处方:

炒白术 15 g	白茯苓 15 g	生山楂 15 g	白豆蔻 10 g
绵茵陈 30 g	生栀子 10 g	酒大黄 5 g	大血藤 15 g
藤梨根 15 g	田基黄 30 g	马鞭草 15 g	生蒲黄 10 g^(包煎)

3. 气滞血瘀

症状:右胁隐痛、心烦抑郁、胸前蛛痣、腹胀便干、口唇紫暗;舌质黯红,舌苔薄白,脉象弦涩。

治法:行气活血化瘀。

处方:

柴胡 10 g	郁金 15 g	白芍 15 g	鬼箭羽 15 g
赤芍 15 g	三棱 12 g	莪术 12 g	生蒲黄 10 g^(包煎)
枳实 15 g	山楂 15 g	蟅虫 5 g	酒大黄 5 g
黄芪 20 g			

4. 痰瘀交阻

症状:形体肥胖、面色黧黑、右胁隐痛、胁下痞块、晨起咳痰;舌质黯淡,舌苔白腻,脉象弦滑。

治法:健脾祛痰化瘀。

处方:

黄芪 15 g	炒白芍 15 g	炒枳实 15 g	茯苓 15 g
陈皮 10 g	法半夏 12 g	胆南星 12 g	僵蚕 10 g
山楂 15 g	石见穿 15 g	藤梨根 15 g	三棱 12 g
莪术 12 g	鬼箭羽 15 g	薏苡仁 30 g	

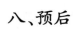

八、预后

(一)与肝硬化的关系

脂肪肝在发展为肝硬化之前是一个可逆性病变,只要去除病因,肝内脂肪堆积可完全消失,预后良好。脂肪肝之所以发展成肝硬化,主要是因为大量的肝细胞内脂肪长期堆积,使其血液供应、氧气供应及自身的代谢受到影响,造成肝细胞大量肿胀、炎症浸润及变性坏死,最终导致肝脏纤维增生及假小叶形成。近60%慢性嗜酒者会发生脂肪肝,20%～30%最终将发展为肝硬化。非酒精性脂肪肝发生肝纤维化的发病率为25%,发生肝硬化的概率较低,发展进程相对较慢,1.5%～8.0%的患者可进展为肝硬化。

(二)与肝癌的关系

脂肪肝是各种肝毒性损伤的早期表现,脂肪肝疾患本身与原发性肝癌的发生无直接关系,脂肪肝不是肝癌的危险因素。但是,脂肪肝的某些病因,如饮酒、营养不良、药物及毒物损害等,既是脂肪肝的发病因素,也是肝癌的发病因素,故脂肪肝对肝癌的发生来说是一个助动因素,可增加癌变的概率。

(三)与酒精的关系

在肝炎病毒感染低发国家,长期嗜酒引起的肝硬化是肝癌的重要因素,2%～3%的慢性嗜酒者因酒精性肝硬化而罹患肝癌。在我国,酒精性肝硬化合并肝癌者几乎都伴有乙肝病毒和(或)丙肝病毒的感染,而嗜酒和慢性病毒性肝炎并存者肝癌的发生率高,发病年龄提前,预期寿命短。非酒精性脂肪肝由于肝硬化发病率低,出现较晚,因此极少发生肝癌。所以说,远离酒精就是远离脂肪肝,就是远离肝癌。

九、预防

《医学心悟》云:"凡人起居有常,饮食有节,和平恬淡,气血周流,谷神充畅,病安从来?"

(1)合理的饮食是预防和治疗脂肪肝的关键。应控制高脂肪,高糖饮食,戒酒或少饮酒,少吃油炸食物、动物内脏、蛋黄等,多吃新鲜蔬菜、豆腐、瘦肉、鱼、虾等,适量摄入水果。

（2）控制体重,多进行体力活动和体育运动。

（3）定期查体。要有良好的自我保健意识,定期进行体检,以早期发现脂肪肝,并及早地进行治疗。

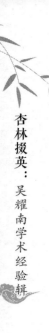
第三章

临证用药

第一节　单味中药

古人原以单味药立方,谓之单方,历史悠久,是中医最原始的治病方式。后来的医家体会出药物配合运用可使单味药的疗效增强,故后世才有七方之分类,充分体现出药物配伍的功效。

单味药应用在某些疾病的治疗中有其独特疗效,《神农本草经》里称单味中药的治疗为"单行"。在病情比较单纯的情况下,选用一味针对性较强的药物可直接发挥治疗效果。

以下为笔者多年来临证用药的心得体会。

一、单味中药的优势

（一）针对性强,直达病所

单味中药的药性明确,药效清楚,针对性强,往往能直达病所,起效迅速,如单用大黄治疗热结便秘等。

（二）简便廉验,便于推广

单味中药价格低廉,简单易行,便于临床应用且确有效验,符合"简、便、廉、验"的特点,俗称土法、单方、偏方、验方等。

（三）效专力宏，可起重症

单方效专力宏，不受他药牵制，关键时能起沉疴，如"独参汤"，用人参一味补气固脱，治疗休克；"独行散"，以一味五灵脂破血逐瘀，治疗产后血晕等，疗效专一，起效迅速。

（四）单剂应用，量大效彰

中药在组方用量原则上主药用量宜大，单味药物应用往往更需加大剂量，药量过小，恐难收佳效。例如，独参汤中人参常需使用 30 g（古之一两）以上；单味柿蒂治呃逆用量也常达 30 g 以上；单味金钱草治结石常用至 60 g 以上。

二、单味中药的应用

（一）党参

党参性平，味甘，归肺、脾经，具有补中益气、生津和胃的功效，主治脾胃虚弱、食欲不振、大便稀溏、四肢无力、心悸气短等症。

党参含有多种多糖、氨基酸以及多种生命活动中必不可少的元素，是党参作为补益药的物质基础。铁、铜、钴等微量元素对血细胞的形成有重要影响；钾、钠、钙、镁等电解质对保持人体内环境的稳定十分重要。

由脾胃气虚所致的食欲不振、消瘦无力患者，可取党参 30 g、大枣 20 g，两味共水煎 1 小时后，取汤温服，每日一剂。

对于各种病因引起的衰弱症，尤其是胃肠虚弱、消化及吸收功能不良者，可用党参 20 g 加上山药、莲子、白茯苓各 6 g，再加上瘦肉一块或鸡腿两只，以清炖方式服用，可取得良好的效果。

党参配小米制成党参粟米茶，具有补中益气、养血健脾之功效。

（二）大黄

《本草经》云："大黄性味苦寒，主下瘀血，血闭寒热，破癥瘕积聚，留饮宿食，荡涤肠胃，推陈致新，通利水谷，调中化食，安和五脏。"大黄归脾、胃、大肠、肝、心包经，具有急下安正、攻坚破积、通腑行气、清热解毒、活血止血、健胃消痞等功效。近年来，笔者采用单味大黄治疗消化道疾病，尤其是急重症，如急性上消化道出血、重症肝炎、急性胰腺炎、急性胆囊炎、急性出血坏死性肠炎、急性肠梗阻等，均获得显著的疗效。

（三）鸡内金

鸡内金性平，味甘，归脾、胃、小肠、膀胱经，具有健胃消食、涩精止遗、通淋化石的功效。鸡内金可在胃内直接作用于胃结石，其中的抗鞣酸树胶和果胶的黏滞性改变了胃内环境，使结石软化、消散并被排出体外。

【案例一：单味鸡内金治疗巨大胃石症】

患者女，26岁，间断性上腹部疼痛5年，突发晕厥伴反酸，多于进食半小时后发作，时有黑便。入院前5个月上腹部疼痛加剧，黑便次数增多，曾按"胃炎"口服药物治疗（具体不详）。平素喜食硬柿子、白薯、黑枣等食物。

查体：形体消瘦，脐下可扪及6 cm×7 cm×6 cm包块，质硬，表面光滑，边缘清楚，移动性大，有轻度触痛。门诊胃镜检查示"胃内有一巨大充盈缺损区，推之可移动"。

诊断：胃石症。

治法：鸡内金微炒，研末，每次服10 g，每日3次，用温开水送服。

预后：15天后患者自觉症状消失，内窥镜复查正常，停止服药；随访1年无复发。

（四）神曲

神曲性温，味甘、辛，归脾、胃经，具有消食和胃的功效。传统发酵神曲含有大量杂菌，酵母菌为其主要有益菌。研究表明，不同发酵神曲具有对脾虚小鼠肠道菌群的调整作用，可使肠道菌群失调恢复正常，并可促进损伤肠组织的恢复，使脾虚小鼠肠壁肌层厚度增加、杯状细胞数量增多、肠黏膜微绒毛排列紊乱和线粒体肿胀恢复正常。

（五）葛粉

葛粉性凉，味甘、微辛，其气清香，归脾、胃经，具有清热泻火、开胃下食、利尿解酒的功效。葛粉内含有人体需要的十多种氨基酸和十多种微量元素，其中钙、锌、磷的含量最高。

可单用葛粉治腹泻,其临床表现为大便次数增多、腹痛、粪质稀薄或解稀水样便、舌红、苔黄等。用法:取一汤匙葛粉倒入杯中,加入一汤匙蜂蜜,再加适量的温开水或冷开水,搅拌均匀即可服下,取其升举阳气、清热解毒之用。

(六)肿节风

肿节风别名草珊瑚、九节茶、接骨木等,性平,味辛、苦,归肝、大肠经,具有清热解毒、消肿散节、抗菌、抗病毒、抗肿瘤的功效;还可缓解胃黏膜炎症,减少炎性细胞浸润,增加黏膜厚度和腺体的数量,逆转不典型增生和肠上皮化生,保护、修复胃黏膜及抑制溃疡;对金黄色葡萄球菌、痢疾杆菌、大肠杆菌、绿脓杆菌、伤寒、副伤寒杆菌等引起的感染也有一定的疗效。

(七)土大黄

土大黄别名吐血草、救命王、金不换、止血草等,性凉,味苦、辛,归心、肺、脾、大肠经,具有凉血止血、通便、杀虫的功效。药理研究结果显示,其煎剂可使小鼠凝血时间显著缩短(毛细管法),应用肝素使凝血时间延长后再用煎剂仍可使其缩短,实验证实其能使毛细血管收缩、通透性降低(造血系统出血性疾病除外)。因此,单味中药土大黄可治疗常见出血症,如咯血、吐血、便血、鼻出血、齿龈出血、功能性子宫出血等。

> **【案例二:土大黄治疗功能性子宫出血】**
> 患者女性,38 岁,自 2006 年 12 月起出现月经紊乱,经期延长,每次 8~15 天,停两天来三天,量多,色暗红;腰酸痛、头晕、心悸、疲乏、无力、面色无华;血红蛋白 60 g/L,症状持续 3 个月。某市医院妇科诊断为"功能性子宫出血",经口服安络血维生素 C、注射维生素 K、刮宫等治疗,不见好转;给予口服土大黄茎叶煎剂 2 剂后,出血症状缓解,连服 7 天后,出血症状消失,体力恢复;随访半年未复发。

有报道观察 75 例门诊患者,其中咯血 8 人(肺结核)、齿龈出血 15 人、鼻出血 18 人、功能性子宫出血 34 人,年龄在 5~62 岁,其中男性 33 人、女性 42 人,病理长短不一,长的达半年之久,短的半月左右。用法:单味土大黄根茎叶 150 g 加水 500 mL,煮沸后 15 min 再加水 500 mL,再煮沸 15 min,降温后即可服用,每次 150~200 mL,每日 3 次口服。一般出血,如鼻出血、齿龈出血,通常服用 2 次就见效,最多服 7 天。

治愈：口服此煎剂后（最长 7 天）临床出血症状消失，体力恢复，经半年跟踪调查无复发，共 54 例，治愈率 72%。

好转：出血次数减少，出血时间缩短，出血量减少，贫血症状缓解，共 18 例，有效率 24%。

无效：出血症状未见缓解及其他症状未见改善，共 3 例，占总数的 4%。

总疗效：治愈率 72%，好转率 24%，无效 4%，总有效率 96%。

（八）炮姜

炮姜性温，味苦、涩，归脾、肝经，具有温中止痛、温中止泻、温经止血的功效。《千金方》以本品研末饮服治中寒水泻；《世医得效方》将其与厚朴、附子同用，治脾虚冷泻不止。临床实践表明，单味炮姜应用于虚寒性腹痛、腹泻的疗效奇佳。

（九）海螵蛸

海螵蛸别名乌贼骨，性温，味咸、涩，入脾、肝、肾经，具有收敛止血、收湿敛疮、固经止带、制酸止痛的功效。

【案例三：单味中药海螵蛸治疗久痢】

患者，女，68 岁，就诊前 2 个月患痢疾，腹痛，里急后重，下痢赤白脓血；至今已服药数十剂，然收效太过伤阳，日久转为寒湿痢，曾予胃苓汤以温化寒湿，但效果不佳，故加海螵蛸、炮姜两味，海螵蛸祛寒湿、止痛且收敛固涩，炮姜温中散寒而止痛，立见良效。

【案例四：单味中药海螵蛸收敛止血救刀伤】

患者，男，70 岁，退休工人，用刀不慎割伤了左食指，伤口长 2 cm，血流不止；将伤口略微擦洗后用刀刮取海螵蛸粉撒于伤口上，以纱布包扎，其后未再做任何处理；一周后打开纱布，刀口愈合。海螵蛸性温而涩，功专止血，对内、外伤出血均具有止血作用，特别是小的外伤出血，具有迅速的止血作用，且结痂后能保护创面，防止感染，加速愈合。

【案例五：单味中药海螵蛸收敛口腔溃疡】

患者，男，21 岁，工人，患口腔溃疡 1 周余，舌尖部有 2 cm×3 cm 溃疡一处，下唇内侧有 3 cm×5 cm 溃疡一处，疼痛较剧烈，影响饮食、睡眠，曾用核黄素、维生素 C 等无明显疗效；口干、烦躁、舌质红、脉微弦。嘱其将适量海螵蛸粉直接撒在病灶上，每日 3 次，10 min 后漱口，用药后 1 天痛减,能安然入睡,3天病愈。本病为心肝火积、心火上炎所致,海螵蛸具有收湿敛疮、生肌止痛之功,故对溃疡症的疗效较好;可单独应用,也可配伍使用,口腔溃疡者可配合人中白使用,体表溃疡者可配伍青黛,疗效更佳。

海螵蛸是一味临床常用药,药源充足,价格低廉,使用方便,应用广泛,且疗效可靠,其内含磷酸钙、碳酸钙及少量氯化钠、胶质等成分。现代药理学研究证实,其为一味良好的制酸药,对溃疡病、急慢性胃炎均功效卓著。但需要注意的是,海螵蛸为收涩药,不宜长期或大量使用,以防引起便秘;若长期服用,应适当配伍。

(十)阿胶

阿胶性平,味甘,归肺、肝、肾经,具有养血止血、固冲安胎、养阴润肺之功效,适用于虚劳咳嗽、久咳咯血、吐血、鼻衄、便血、崩漏、妊娠出血、阴血亏虚。

本品补血作用较佳,能提高红细胞数和血红蛋白含量,促进造血功能,为治血虚的要药,并有显著的止血作用,常单用于治疗出血兼阴血亏虚者。

(十一)藿香

藿香性温,味辛,归脾、胃、肺经,具有芳香化浊、和中止呕、发表解暑的功效,在临床上常用于治疗湿浊中阻导致的脘腹胀满、呕吐、泄泻等症,类似西医的胃肠型感冒。

藿香富含挥发油成分,实验研究证实,藿香无论是水提液还是挥发油成分均对胃肠道平滑肌呈双向调节作用,可以促进肠道的消化吸收,常用来组方配伍治疗肠易激综合征(irritable bowel syndrome,IBS),IBS是临床上常见的一种胃肠道功能紊乱性疾患,是一类具有特殊病理、心理基础的心身疾病,以腹痛、腹胀、大便习惯改变为主要特征,并伴有大便性状异常,持续存在或间歇发作,而又缺乏形态学和生物化学的异常改变。IBS属中医的"泄泻""便秘""腹痛"等病症范畴,可以在辨证的基础上加用藿香治疗,常能取得良效。

(十二)蒲公英

蒲公英性寒,味苦、甘,归肝、胃、肺经,具有清热解毒、消肿散结、清利湿热的功效。本品煎剂或浸剂对金黄色葡萄球菌、溶血性链球菌及卡他球菌有较强的抑制作用;对肺炎双球菌、脑膜炎双球菌、白喉杆菌、绿脓杆菌、钩端螺

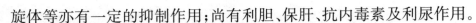

旋体等亦有一定的抑制作用;尚有利胆、保肝、抗内毒素及利尿作用。

(1)单味中药蒲公英治疗胃痛的用法如下所示。

①蒲公英干品 50 g(鲜品 200 g),水煎,早晚分服。

②用蒲公英干品研成细末(散剂),每次服 20～30 g,开水送服,每日 2 次,可连用 10 天为 1 个疗程,一般服用 3～5 天后胃痛、胃胀等不适症状会明显缓解或消失。

(2)单味蒲公英可治疗老年习惯性便秘:蒲公英干品或鲜品 60～90 g,加水煎至 100～200 mL,鲜品煮 20 min,干品煮 30 min,每日 1 剂,饮服,可加适量白糖或蜂蜜调味。

(十三)肉苁蓉

肉苁蓉性温,味甘、咸,归肾、大肠经,具有补肾阳、益精血、润肠通便的功效,主治肾虚的阳痿、遗精、早泄、宫寒不孕、腰膝冷痛、筋骨无力,肠燥便秘等。

单味肉苁蓉可治疗老年习惯性便秘,老年人肠蠕动功能减弱,肠液不足,患有习惯性便秘者在临床上非常多见。不少老年人常年依靠泻药来通便,十分痛苦。其便秘的病因主要是肠蠕动缓慢、情志因素、药物因素、体内缺水、饮食因素等。

用法:肉苁蓉 10～20 g,开水冲泡代茶饮,长期饮用可补肾阳、益精血、润肠通便。

(十四)黑芝麻

黑芝麻性平,味甘,归肝、肾、大肠经,具有滋补肝肾、养发护发、改善记忆、润肠通便的功效。

单味黑芝麻可治疗老年习惯性便秘,用法:黑芝麻炒熟,打碎,装瓶,用时取 2 匙,开水冲开,加适量蜂蜜,调匀后服用,每日 1 次,长期饮用可润肠通便。

(十五)车前子

车前子性温,味甘、咸,归肝、肾、肺、小肠经,具有清热通淋、渗湿止泻、止咳化痰、清肠通便的功效,主治各种水肿、尿频尿急、小便不利、咳嗽咳痰、便秘或泄泻等。

单味车前子可治疗老年习惯性便秘,用法:取车前子 30 g,加水煎煮成 150 mL,每日煮 3 次,饭前服用,1 周为 1 个疗程;一般治疗 1～4 个疗程即可痊愈;服药期间停服其他药物。

（十六）胖大海

胖大海性淡，味甘，归肝、肾、肺、小肠经，具有清热、润肺、利咽、解毒、止咳化痰、清肠通便的功效，主治干咳无痰、咽痛音哑、骨蒸内热、吐血便血、目赤牙痛、痔疮瘘管等。

单味胖大海可治疗老年习惯性便秘，用法：胖大海 5 枚，沸水 150 mL 冲泡 15 min，待其胀大后少量、分次频频饮服，并将胀大的胖大海（核仁勿吃）也慢慢吃下，一般饮服 1 天大便即可通畅。

（十七）杏仁

杏仁性微温，味苦，有小毒，归肝、肾、肺、小肠经，具有止咳平喘、清肠通便的功效，主治各种水肿、尿频尿急、小便不利、咳嗽咳痰、便秘等。

单味杏仁可治疗老年习惯性便秘，用法：将杏仁打碎入煎或生食，每日不超过 7 g。杏仁含有丰富的纤维素，可以润肺清火、通便排毒。

（十八）桑葚子

桑葚子性寒，味甘，归心、肝、肾、肠经，具有滋阴补血、明目乌发、生津润肠的功效，主治肝肾阴虚、阴血亏虚导致的腰膝酸软、目暗耳鸣、潮热遗精、肠燥便秘等。另外，桑葚子含有大量芦丁，有研究指出，芦丁可阻止结肠癌的形成。

单味桑葚子可治疗老年习惯性便秘，用法：取桑葚子 50 g，加水 500 mL，煎煮成 250 mL，加适量蜜糖，每日 1 次，5 天为 1 个疗程。

（十九）决明子

决明子性微寒，味甘、苦、咸，归肝、肾、大肠经，具有清肝明目、润肠通便的功效，主治肝火目赤、头痛眩晕、肠燥便秘等，常用于急性结膜炎、角膜溃疡、习惯性便秘、高血压、高胆固醇血症的治疗。

单味决明子可治疗老年习惯性便秘，用法：决明子 20 g，以开水冲浸 20 min，水渐呈淡黄色即可饮用；喝完后再加开水泡饮 1 次。

（二十）白术

白术性温，味苦、甘，归脾、胃经，具有健脾益气、燥湿利水、固表止汗、补气安胎的功效，主治脾胃虚弱、不思饮食、倦怠乏力、泄泻、痰饮水肿、头晕自

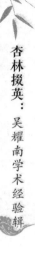
汗、小便不利、胎动不安等。

治病必求其源，便秘之源在脾胃，而脾胃之药首推生白术。《本草求真》曰："脾苦湿，急食苦以燥之，脾欲缓，急食甘以缓之，白术味苦而甘，既能燥湿实脾，又能缓脾生津，且其性微温，服之能健脾消谷，为补脾脏第一要药也。"脾胃得补，升清降浊，可促进排便，故用生白术治便秘可获佳效。生白术治便秘的剂量有别，少则 30～60 g，多则 120～150 g，以水煎服，每天 1 次。便干结者，可加生地黄 15 g 以滋之；便难下而不干或稀软且伴手足不温者，加肉桂、干姜各 3～6 g 以温通。

(二十一)何首乌

何首乌性微温，味苦、甘、涩，归肝、肾经，具有滋补肝肾、补益精血、乌发美容、强健筋骨、润肠通便的功效，可以用来治疗血虚萎黄、眩晕耳鸣、须发早白、腰膝酸软、肢体麻木、崩漏带下、肠燥便秘、风疹瘙痒、高脂血症等。

何首乌含有二苯乙烯苷类、蒽醌类、磷脂类、糖类，以及 20 余种氨基酸、多种维生素及微量元素。生品泻下作用强，具有润肠通便的作用，适用于年老体弱而大便秘结的人，故单味何首乌可用于治疗老年习惯性便秘。

注意：本品较滋腻，大便溏泻及痰湿较重者不宜服用。生品有肝损伤风险，服用期间应注意监测肝功能。

(二十二)仙鹤草

仙鹤草别名脱力草，性微温，味苦、涩，归肺、脾、肝经，具有收敛止血、消炎、止痢、解毒、杀虫、益气强心的功效。其为血分药，既能收敛止血，又有活血下气、散中满的功能。《本草纲目拾遗》记录，仙鹤草有"散中满，下气"之妙用，主治吐血、咯血、鼻血、便血、尿血、功能性子宫出血、痢疾、胃肠炎、劳伤无力、闪搓腰痛；外用可治痈肿、疔疮。

单味仙鹤草可用于治疗脘腹痞满。脘腹痞满多属脾胃疾病，中医以为其多与天赋不足、饮食劳倦、脾胃受损、情志不舒、气机失调有关。用法：仙鹤草 30～50 g，水煎，分别于早餐、午餐、晚餐前半小时服用，每日 1 剂，连服 30 日为 1 个疗程；停服 5～7 天后再服第二个疗程即可。

(二十三)莱菔子

莱菔子别名萝卜子，性平，味辛、甘，归肺、脾、胃经，具有消食除胀、降气化痰的功效,主治饮食停滞、脘腹胀痛、大便秘结、积滞泻痢、痰壅喘咳等证。

(1)单味莱菔子可用于治疗便秘。莱菔子治疗便秘应用较广泛,其降气除胀之功类似积实、厚朴,而其通便之力则胜之,又因其降气通便而不伤阴,故亦可用于肠燥津乏之虚秘腹胀。单味生莱菔子末佐小剂量白糖治便秘腹胀疗效显著,常用量30～50 g。

(2)单味莱菔子可用于治疗腹胀。

①术后腹胀:腹胀是术后患者的常见症状,莱菔子可用于治疗各种术后腹胀,疗效显著。炒莱菔子外用能消除术后腹胀,促进肠道功能尽早恢复,对预防腹腔内粘连的发生具有明显的作用。用法:炒莱菔子末200 g敷于腹部,辅助烤灯加温。

②中风后腹胀:中风后患者长期卧床,肠蠕动减慢,可引起肠胀气;另外,为了减轻脑水肿而使用脱水药,可导致尿量增多,易造成低钾、肠麻痹,从而引起腹胀。临床观察发现,中药莱菔子内服和外用对中风后腹胀有明显疗效。用法:将适量莱菔子文火炒黄,取30 g水煎服,每日1剂;另取10 g研为细末,以米酒调匀制饼,将药饼外贴于脐部,包扎固定,并时不时以热水袋热熨,每12小时换药1次。一般用药1～2天后腹胀即可减轻,肠鸣音增强,矢气,随之腹胀消失。

莱菔子生品和炒品在临床上都有应用,传统认为"生升熟降"。临床证实,炒莱菔子是用药的主体。大剂量生品研末冲服有致呕作用,故涌吐风痰时宜用生品;内服治疗消化道疾病、呼吸系统疾病,以及高血压、高血脂等,尤其是伴食积、消化道症状时宜用炒品。莱菔子不宜与地黄、何首乌同用。

(二十四)山药

山药性平,味甘、温,归脾、肺、肾经,具有健脾止泻、益胃生津、敛肺止咳、滋肾益肾的功效,主治脾虚腹泻、消化不良、慢性肠炎、肺虚咳嗽、糖尿病、尿频、遗精、妇女带下等。

单味山药粥可防治小儿秋季腹泻:小儿腹泻是一种常见的消化系统疾病,一年四季均可发生,尤其好发于秋季。因为小儿消化系统发育尚未完全成熟,脾气不足,抵抗力弱,且在炎热的夏季中小儿多数贪凉而过食冷饮,使本来就虚弱的脾胃进一步受损,所以小儿在秋季易发生腹泻。针对小儿秋季腹泻的原因,治疗重在健脾养胃,滋补小儿后天之本。山药既是蔬菜,又是滋补佳品,用山药治疗腹泻,既避免了药物的毒副作用,也比较容易被患儿接受。

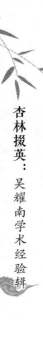

具体做法：将干山药磨成细粉，可单独用山药粉煮粥，也可与米粉按 1 比 2 的比例混合煮粥，最好调成咸味，可预防腹泻引起的脱水，一般 1 天食用 1 次或 2 次，1 周为 1 个疗程；平时也可用鲜山药加糯米煮粥，既滋补脾胃，又可治腹泻。

注意：本法只适用于小儿单纯性腹泻和消化不良性腹泻，若大便常规检查有致病菌，则应配合药物治疗。食用山药一般无明显的禁忌证，但因其有收敛作用，故感冒患者、大便燥结者及肠胃积滞者忌用。

(二十五)丹参

丹参性微寒，味苦，归心、脾、肝经，具有养神定志、活血化瘀、破结除瘕、消痈散肿、排脓止痛、生肌长肉的功效，主治血瘀所致的胸痹心痛、脘腹疼痛、冠心病、脑梗死、慢性肝炎、肝硬化、女性痛经、月经不调、疮疡肿痛等。

丹参可改善微循环障碍，改变血液流变状况，还具有抗凝、抗炎、耐缺氧、提高免疫功能等作用，适用于气滞血瘀兼有血热证的患者(主要表现为肝硬化、脾大兼有低热、烦躁、失眠、胁痛、痈肿疮毒等)。

单味中药丹参可用于治疗肝硬化，用法：丹参饮片 15～30 克/日，水煎服，持续饮用 3～6 个月；临床上常用的制剂还有丹参酮片、复方丹参片。

(二十六)桃仁

桃仁性微寒，味苦，归心、肝、肺、大肠经，具有活血化瘀、润肠通便，止咳平喘、抗炎镇痛的功效，主治血瘀所致的癥瘕积聚、跌打损伤、闭经痛经、肠燥便秘等。

桃仁的主要功能是破血行瘀，适用于血瘀征象明显，伴有肠燥便秘、舌质紫暗、面色黧黑、肝区刺痛、腹腔感染等的患者。现代药理研究表明，桃仁活血化瘀作用的主要成分是苦杏仁甙，其具有抗菌、抗过敏、消炎、镇痛等作用。

单味中药桃仁可用于治疗肝硬化，用法：桃仁 8～15g，煎汤，每日分 2 次或 3 次服，或入丸、散。

(二十七)汉防己

汉防己性寒，味苦、辛，归膀胱、肾、脾、肺经，具有利水消肿、祛风湿、止痛的功效，主治小便不利、水肿、腹水、风湿痹痛、脚气肿痛等。

汉防己的主要作用成分是汉防己甲素，是从中药汉防己根中提取的一种生物碱。现代药理研究发现,汉防己甲素具有镇痛、抗过敏、降压、抗菌、抗原虫和抗肿镇痛的作用,主要适用于属湿热壅盛证且出现胸腔积液、腹腔积液、肢肿的肝硬化患者。

单味中药汉防己可用于治疗肝硬化,用法:汉防己饮片 8～15g,每日水煎后内服,或入丸、散,一个疗程为 3～6 个月;或汉防己甲素片,每次 50 mg,每日 3 次,一个疗程为 18 个月。

(二十八)焦三仙

在中医的处方上常能看到"一味药"——焦三仙,即焦麦芽、焦山楂、焦神曲。这三味药均有良好的消积化滞功能,但又有各自的特点,三药合用,则能明显增强消化功能。

(1)焦麦芽:经大麦发芽而成,将麦芽置锅内微炒至黄色,喷洒清水,取出晒干,即焦麦芽。焦麦芽性平,味甘,归脾、胃经,具有健脾和胃、舒肝化滞的功效,可治疗食积不消、脘腹胀满、食欲不振、呕吐腹泻等症。现代研究认为,麦芽中富含淀粉分解酶、转化糖酶、脂化酶、维生素 B 等,有良好的助消化作用。

(2)焦山楂:山楂切片晒干,置锅内用武火炒至外面焦褐色、内部黄褐色为度,喷洒清水,取出晒干,即焦山楂。焦山楂性微温,味酸、甘,归脾、胃、肝经,具有消食健脾、行气散郁的功效,主治肉食积滞、胃肠胀满、泻痢腹痛、瘀血闭经、产后瘀阻、心腹刺痛、疝气疼痛、胸痹胸痛、高脂血症。口服山楂能增加消化酶的分泌,促进脂肪的分解和消化,对由吃肉类或油腻过多所致的脘腹胀满、嗳气、不思饮食、腹痛、腹泻者疗效尤佳。现代药物试验表明,山楂有缓慢而持久的降低血压的功效,还可降低胆固醇和甘油三酯,防止动脉粥样硬化,舒张冠状动脉,增强心肌收缩力,对抗心律失常,因此,山楂还可用于防治高血压、高血脂、动脉硬化及冠状动脉粥样硬化性心脏病。

(3)焦神曲:性温,味甘、辛,归脾、胃经,具有消食和胃的功效。神曲为全麦粉和其他药物混合后发酵而成的加工品。取神曲置锅内炒至外表呈焦黑色,内部呈焦黄色,取出,喷洒清水,放凉,即焦神曲。凡发酵之品都有健脾胃、助消化的作用,对食积腹泻可发挥消食和止泻的双重作用。

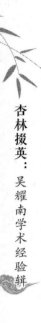

第二节　对药

一、对药的作用

对药也称药对，是指用相互依赖或相互制约且能增强疗效的两味药组方治病，其中，有起到协同作用者，有相互抵消不良反应而专取所长者，也有相互作用产生特殊效果者。

清代名医徐大椿提出："用药如用兵。"望闻问切，犹如侦探敌情；辨证施治，犹如战略部署；立法处方，犹如战术制定；药对应用，则可谓精准打击。对药的关系相当于七情中的相须、相使、相畏、相杀，在辨证施治的基础上酌加针对病症的对药可显著提高疗效。以下为笔者多年来在临床上使用对药的经验总结。

二、对药的应用

（一）川芎配山埔姜

作用：治疗头痛。

川芎性温，味辛，归心包、肝、胆经，具有祛风止痛、行气活血的功效，为治疗头痛的要药。川芎"上行头目，下行血海，能散肝经之风，治少阳厥阴经头痛，及血虚头痛之圣药也"。李东垣也认为："头痛需用川芎，如不愈，各加引经药。"

山埔姜性温，味微辛、苦，归肝、肺经，具有消风散气、解暑利尿的功效，闽南民间常用此药治疗妇人产后头风头痛。

两药合用可治疗各种头痛，疗效显著。

常用剂量：川芎 10～15 g、山埔姜 10～15 g。

（二）叶下珠配木贼

作用：治疗眼疾。

叶下珠性凉,味微苦、甘,归脾、肺经,具有清肝明目、清热利尿、解毒消肿的功效,主治眼结膜炎、肾炎水肿、泌尿系感染、结石、肠炎等。

木贼性平,味甘、苦,归肺、肝经,具有疏风散热、明目退翳、凉血止血的功效,主治风热目赤、迎风流泪、目生云翳、视物模糊、肠风下血,目前还被用于治疗尖锐湿疣、扁平疣、口腔黏膜溃疡。

两药合用,可治疗风热赤眼、迎风流泪,视物模糊、夜盲症。

常用剂量:叶下珠 10～15 g、木贼 6～10 g。

(三)磁石配石菖蒲

作用:治疗头晕目眩、耳鸣耳聋。

磁石性寒,味咸,归心、肾、肝。功能聪耳明目、镇惊安神、纳气平喘、平肝潜阳,主治耳鸣耳聋、头晕目眩、惊悸失眠、癫痫发作、肾虚气喘等。

石菖蒲性温,味辛、苦,归心、胃经。功能开窍豁痰、醒脑益智、化湿开胃,主治神昏惊厥、耳鸣耳聋、失眠健忘、脘痞不饥等。

两药合用,能醒脑开窍、镇惊安神、平肝潜阳,可治疗头晕目眩、耳鸣耳聋。

常用剂量:磁石 30～50 g、石菖蒲 6～10 g。

(四)苍耳子配辛夷

作用:治疗鼻炎。

苍耳子性温,味辛、苦,有小毒,归肺经,具有祛风湿、散风寒、通鼻窍的功效,主治风寒头痛、鼻塞流涕、鼻渊、鼻衄。

辛夷性温,味辛,归肺、胃经,具有散风寒、通鼻窍的功效,主治风寒头痛、鼻塞流涕等。

二药均能散风寒、通鼻窍,都可治风寒头痛、鼻塞流涕、鼻渊病,均为治疗慢性鼻炎的要药,两药合用,通鼻窍之力可倍增。

常用剂量:苍耳子 6～10 g、辛夷 6～10 g。

(五)鹅不食草配白芷

作用:治疗鼻炎。

鹅不食草性温,味辛、辣,归肺经,具有通鼻窍、散风寒、散瘀肿、止咳嗽的功效,主治风寒头痛、鼻窍不通、鼻渊流涕、咳嗽痰多等,尤其对鼻炎有显著的疗效。

白芷性温,味辛,归肺、脾、胃经,具有发散风寒、通窍止痛、燥湿止带、消

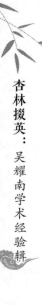

肿排脓的功效，主治表证夹湿、阳明头疼、眉棱骨痛、头痛鼻塞、鼻渊头痛、牙痛等。

两药合用治疗慢性鼻炎的效果更好，但有的人服用鹅不食草会出现胃痛；白芷入胃经而通窍止痛，可制约鹅不食草导致的胃痛；另外，煎药时加红枣3～5个同煎，可增强消除胃痛的功效。

常用剂量：鹅不食草6～10 g、白芷6～10 g。

(六)射干配夏枯草

作用：治疗咽痛、梅核气、瘿瘤、瘰疬、乳癖、肺部结节。

射干性寒，味苦，归肺经，具有清热解毒、祛痰利咽、消瘀散结、散血的功效，主治喉痹咽痛、痰火郁结、咳逆上气、痰涎壅盛、瘰疬结核、疟母癥瘕等。

夏枯草性寒，味辛、苦，归肝、胆经，具有清肝泻火、明目散结、解毒消肿的功效，主治目赤羞明、乳痈乳癖、瘿瘤、腮腺炎、颈淋巴结肿大、头痛眩晕、痈疖肿毒等。夏枯草常配伍射干，可清利咽喉，治疗咽部疼痛、治疗瘿瘤、瘰疬、乳癖等。

两药合用，治疗咽痛、梅核气、瘰疬、瘿瘤、乳癖、肺部结节效果良好。

常用剂量：射干10～15 g、夏枯草10～15 g。

(七)山豆根配山芝麻

作用：治疗咽痛、喉痹、乳蛾。

山豆根性寒，味苦，有小毒，归肺、胃、大肠经，具有清热泻火、消肿利咽、解毒杀虫的功效。本品善清肺胃火热，而有解毒、利咽、消肿之功，为治咽喉肿痛之要药，故凡肺胃火毒上攻所致咽喉肿痛、乳蛾喉痹、齿龈肿痛、口舌生疮等证均可用之。

山芝麻性微寒，味辛、苦，归肺、大肠经，辛能宣散解表，寒能清热，具有清热去火、解毒消肿的功效，主治感冒高热、咽喉疼痛、扁桃体炎、腮腺炎、皮肤湿疹等。

两药合用，清热利咽、消肿止痛之力更强，治疗热毒蕴结之咽喉肿痛、喉痹、乳蛾效果良好。

常用剂量：山豆根3～6 g、山芝麻10～15 g。

(八)鸭跖草配一枝黄花

作用：治疗咽痛、喉痹、乳蛾。

鸭跖草性寒,味甘、淡,归肺、胃、膀胱经,具有清热解毒、利水消肿、凉血止血的功效,主治风热感冒、咽喉肿痛、热病发热、痈肿疔毒、丹毒、水肿、尿血、便血等。

一枝黄花性凉,味辛、苦,归肺、肝经,具有疏风清热、解毒消肿、止咳化痰的功效,主治风热感冒、咽喉肿痛、喉痹、乳蛾、疮疖肿毒、毒蛇等。

两药合用,治疗急慢性扁桃体炎、咽痛、喉痹、乳蛾有很好的疗效。

常用剂量:鸭跖草 15～30 g、一枝黄花 15～30 g。

(九)五倍子配生蒲黄

作用:治疗口糜、胃黏膜糜烂、胃溃疡。

五倍子性寒,味酸、涩,归肺、肾、大肠经,具有敛肺降火、涩肠止泻、敛汗、敛疮、止血的功效,主治肺虚久咳、自汗盗汗、久泻久痢、遗精、皮肤湿烂、痈肿疮毒,便血痔血等。现代药理研究表明,五倍子含有鞣酸等成分,能收敛、止血、抗菌,有助于溃疡愈合。

生蒲黄性平,味甘,归肝、心经,具有收敛止血、活血祛瘀、利尿通淋、消肿止痛、祛腐生新、收敛生肌的功效,主治各种出血,如吐血、咯血、尿血、崩漏、外伤出血、闭经、痛经、胸腹刺痛、跌扑肿痛、血淋涩痛等。

两药合用,可加速口糜、溃疡的愈合,明显缩短病程。

常用剂量:五倍子 6～10 g、生蒲黄 10～20 g。

(十)海螵蛸配凤凰衣

作用:治疗口糜、胃黏膜糜烂、胃溃疡。

海螵蛸性温,味咸涩,入脾、肝、肾经,具有收敛止血、收湿敛疮、固经止带、制酸止痛的功效,故对溃疡症,如口腔溃疡、胃十二指肠溃疡、胃黏膜糜烂有较好的疗效。

凤凰衣性平,味甘、淡,归肺、脾、胃经,具有养阴润肺、止咳开音、敛疮生肌、接骨等功效,主治外咳气喘、咽痛失音、淋巴结核、溃疡不敛、头目眩晕、创伤骨折,常用于角膜溃疡、鼻黏膜溃疡、慢性咽炎、肺结核、骨折愈合迟缓。

两药合用,可加速口糜、溃疡的愈合,明显缩短病程。

常用剂量:海螵蛸 15～20 g、凤凰衣 10～15 g。

(十一)骨碎补配蜂房

作用:治疗牙痛。

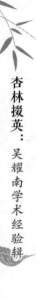

骨碎补性温，味苦，归肝、肾经，具有补肾活血、疗伤止痛、消风祛斑的功效，主治跌扑闪挫、筋骨折伤、肾虚腰痛、耳鸣耳聋、牙齿松动等。骨碎补为苦温补肾之品，缘于"肾主骨"，"齿为骨之余"，故可治牙痛，尤其对龋齿所致的牙痛效果比较明显。

蜂房性平，味甘，归胃经，具有攻毒杀虫、祛风止痛的功效，主治疮疡肿毒、皮肤顽癣、风疹瘙痒、牙痛等。

两药合用，对肾虚牙痛、龋齿牙痛的疗效较佳。

常用剂量：骨碎补 10～15 g、蜂房 3～6 g。

（十二）木香配佩兰

作用：治疗口臭。

木香性温，味辛、苦，归脾、胃、胆、三焦、大肠经，具有行气止痛、健脾消食的功效，主治胸胁或脘腹胀痛、黄疸、不思饮食、泻痢、里急后重、食积不消等；煨木香能实肠止泻。木香以其芳香之气，可除臭留香，也多用于口臭、腋臭等，可治疗口腔疾病、牙周疾病，还可作为化妆品之香料。

佩兰性平，味辛、微苦，其气芳香，归脾、胃、肺经，具有化湿、解暑的功效，主治口气腐臭、口中甜腻、口中多涎、外感暑湿、湿温初起。

两药合用，对口臭有很好的疗效。

常用剂量：木香 6～10 g、佩兰 6～10 g。

（十三）茯苓配黄连

作用：治疗心悸、心律失常。

茯苓性平，味甘、淡，归心、肺、脾、肾经，具有利水湿、健脾胃、宁心神的效果，主治小便不利、痰饮眩悸、脾虚食少、水肿便溏、心神不宁、惊悸失眠等。

黄连性寒，味苦，归心、脾、胃、肝、胆、大肠经，具有清热燥湿、泻火解毒的功效，主治湿热痞满、呕吐吞酸、心火亢盛、心悸不宁等。

两药合用，对心火亢盛、心悸不宁、心律失常有很好的疗效。

常用剂量：茯苓 50～100 g、黄连 10～15 g。

（十四）郁金配藕节

作用：治疗胸痹、胸痛。

郁金性寒，味辛、苦，归肺、肝、心经，具有活血止痛、行气解郁、清心凉血、利胆退黄的功效，主治胸腹胁肋的各种疼痛、心胸痹痛、乳房胀痛等。

藕节性平,味甘、涩,归肺、胃、肝经,具有收敛止血、化瘀的功效,可治各种出血,《本草纲目》说其"能止咯血、唾血、血淋、溺血、下血、血痢、崩漏"。

两药合用,对胸闷气憋、胸痹胸痛有良好的疗效。

常用剂量:郁金 10～15 g、藕节 15～30 g。

(十五)桃仁配杏仁

作用:止咳平喘、润肠通便。

桃仁性平,味苦、甘,归心、肝、大肠经,具有破血祛瘀、润肠通便的功效。桃仁擅入血分,散而不收,泻而无补,为治疗血瘀血闭之要药,常用于由瘀血内阻所致的癥瘕积聚、痛经、闭经、肺痈、肠痈,亦常用于肠燥便秘、咳嗽气喘。

杏仁性微温,味苦,归肺、大肠经,具有止咳平喘、润肠通便的功效,用于治疗肺气不宣之咳嗽气喘、肠燥便秘。

两药合用,能增强止咳平喘、润肠通便之功效。

常用剂量:桃仁 10～15 g,杏仁 10～15 g。

(十六)百合配百部

作用:治疗咳喘。

百合性微寒,味甘,入心、肺经,具有润肺止咳、滋阴清热、清心安神、补中益气、健脾和胃等功效,为治肺痨咳嗽的要药,还能用于一般咳嗽,尤以久咳、顿咳疗效最为显著,对肺阴亏虚所致的燥热咳嗽、肺痨久咳、痰中带血,以及虚烦惊悸、失眠多梦、精神恍惚也有良好的治疗作用。

百部性微寒,味甘、苦,归肺经,具有润肺止咳、灭虱杀虫的功效,主治一般咳嗽、久咳不已、百日咳、肺痨咳嗽等症,且新咳、久咳、寒咳、热咳均可应用。

两药合用,润肺止咳平喘效果尤佳。

常用剂量:百合 15～30 g,百部 6～10 g。

(十七)紫菀配款冬

作用:止咳化痰。

紫菀性微温,味苦、甘,入肺经,具有润肺下气、化痰止咳的功效,主治痰多喘咳、新发咳嗽、劳嗽咯血、久咳不愈、肺痿肺痈、咳吐脓血、小便不利、大便秘结等。

款冬花性温,味辛、微苦,入肺经,具有润肺、化痰、止咳、平喘的功效,主治喘咳痰多、新咳、久咳、寒热咳嗽、劳嗽咯血等。

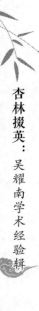

两药均性温而不热、质润而不燥。紫菀偏入血分,治久病热咳劳嗽;款冬花偏入气分,治久病寒咳气喘。紫菀重在祛痰,款冬花偏于止咳。

两药合用,可增强润肺化痰、止咳平喘的功效。

常用剂量:紫菀 6～10 g、款冬花 6～10 g。

(十八)蜈蚣配地龙

作用:解痉平喘、止咳、通经活络。

蜈蚣性温,味辛,有毒,归肝经,性善走窜,辛能发散,温能疗结,故功善搜风解痉、攻毒散结、通络止痛,其止痛作用强于其他虫类药。《中药大辞典》谓:"蜈蚣,辛,温,有毒,有祛风、定惊、攻毒、散结之功,治中风、惊痫、破伤风、癥积瘤块、疮疡肿毒等,亦能治下肢慢性溃疡。"

地龙性寒,味咸,归膀胱、脾、肝经,为化瘀通络之要药,《本草纲目》载其"性寒而下行,性寒故能解诸热疾,下行故能利小便、治足疾而通经络也"。临床上常取其化瘀通络、利尿平喘之功,将其用于治疗半身不遂、肢体不仁、关节痹痛、喘嗽顿咳、热结尿闭、石淋等症。因地龙性善走窜,故可祛风通络、通痹止痛,无论寒证热证还是疼痛剧烈者,皆可使用。地龙入肺经,亦常用于哮喘、咳喘等病症。

两药合用,解痉平喘、止咳、通经活络之效倍增。

常用剂量:蜈蚣 2 条、地龙 5～10 g。

(十九)黄芪配炒白术

作用:补气、利水、消肿。

黄芪性温,味甘,归肺、脾经,具有健脾益气、升阳固表、利水消肿的功效,主治气虚乏力、中气下陷、久泻脱肛、便血崩漏、表虚自汗、痈疽难愈、久溃不敛、血虚萎黄、内热消渴、慢性肾炎、蛋白尿、糖尿病等。

炒白术性温,味苦、甘,归脾、胃经,具有健脾燥湿、和中安胎、固表止汗的功效,主治脾胃虚弱、纳少、乏力、泄泻、痰饮、水肿、头晕、自汗、小便不利、胎动不安等。

两药虽同属补气药,然大剂合用,对中气虚弱所致的胃脘痞满、食少便滞、倦怠乏力、肢体浮肿有很好的甘温补中,利水消肿的作用。

常用剂量:黄芪 15～50 g、炒白术 10～30 g。

（二十）炒白术配茯苓

作用：健脾利湿。

炒白术性温，味苦、甘，归脾、胃经，具有健脾燥湿、和中安胎、固表止汗的功效，主治脾胃虚弱、不思饮食、倦怠乏力、泄泻、痰饮水肿、头晕自汗、小便不利、胎动不安等。

茯苓味甘、淡，归心、肺、脾、肾经，具有健脾补中、利水渗湿、宁心安神的功效，主治脾虚便溏、湿浊水肿、小便不利、痰饮眩晕、心神不宁、惊悸失眠等。

二药相伍，一健一渗，水湿则有出路，则脾可健、湿可除、肿可消、饮可化，可治脾虚不运，痰饮内停，水湿为患，症见头晕目眩、痞满吐泻、食欲不振、小便不利、水肿等。

常用剂量：炒白术 10～20 g、茯苓 15～30 g。

（二十一）太子参配薏苡仁

作用：益气养阴、健脾止泻、利湿消肿。

太子参性平，味甘，归脾、肺经，具有补气健脾、生津润肺的功效，主治气阴不足、脾虚体倦、食欲不振、病后体虚、自汗口渴、肺燥干咳等。

薏苡仁性凉，味甘、淡，归脾、胃、肺经，具有健脾止泻、利水渗湿、排脓散结的功效，主治脾虚泄泻、湿滞水肿、小便不利、尿频尿急、湿痹疼痛、肺痈肠痈等。

两药合用，对脾虚湿滞兼有阴虚的水肿、脘痞腹胀、气短乏力、大便泄泻有益气养阴，健脾止泻，利湿消肿的作用。

常用剂量：太子参 10～30 g、薏苡仁 30～50 g。

（二十二）神曲配炒鸡内金

作用：健脾消食。

神曲为发酵之物，性温，味甘、辛，归脾、胃经，善助中焦脾土，具有健脾和中、消食开胃的效果，《药性论》载其能"化水谷宿食、癥结积滞，健脾暖胃"，主治食积胃痞、腹痛吐泻等。

鸡内金性平，味甘，归脾、胃、小肠、膀胱经，具有消食健胃、涩精止遗的效果，其消食之力较著，主治消化不良、饮食积滞，凡积滞，不论肉积、乳积、谷积及其他积滞皆可治疗。《得配本草》调其能"健脾开胃，祛肠风，治泻痢，消水谷，除酒积"。

83

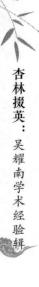

两药同入脾、胃二经，皆具消食之效，同气相求，相须为用，共奏健脾开胃、消食化滞之效。

常用剂量：神曲 10～15 g、炒鸡内金 10～15 g。

（二十三）白蔻配砂仁

作用：温中、化湿、止呕、止痛。

白蔻性温，味辛，归脾、胃经，具有温中止呕、行气燥湿、醒脾止呕的功效，主治寒湿内阻、腹胀冷痛、嗳气呕逆、不思饮食等。

砂仁性温，味辛，归脾、胃、肾经，具有化湿开胃、温脾止泻、理气安胎的功效，主治湿浊中阻、脘腹胀满、不思饮食、脾胃虚寒、恶心呕吐、腹痛泄泻、妊娠恶阻、胎动不安等。

两药合用，对寒湿阻滞所致的胃脘痞闷、恶心呕吐、肠鸣泄泻能增强温中化湿，止呕止痛的作用。

常用剂量：白蔻 6～10 g、砂仁 6～10 g。

（二十四）黄连配吴茱萸

作用：治疗泛酸、嘈杂、呕吐。

黄连性寒，味苦，归心、脾、胃、肝、胆、大肠经，具有清热燥湿、泻火解毒的功效，主治湿热痞满、呕吐吞酸、泄泻下痢、目黄身黄、高热神昏、心火亢盛、心烦不寐、心悸不宁、痈肿疔疮、目赤、牙痛、消渴等。

吴茱萸性热，味苦、辛，归脾、胃、肝、肾经，有小毒，具有散寒止痛、降逆止呕、助阳止泻的功效，主治厥阴头痛、呕吐吞酸、脘腹胀痛、寒疝疼痛、经行腹痛、寒湿脚气、五更泄泻等。

二者合用，称为"左金丸"，常用于呕吐吞酸之病。两药一热一寒，相得益彰，若将黄连拌姜炒，可制苦寒，效果更佳，对寒热错杂之胃脘疼痛、泛酸嘈杂、呕吐胆汁、泄泻下痢者有辛开苦降的作用。

常用剂量：黄连 6～10 g、吴茱萸 2～3 g。

（二十五）木香配黄连

作用：行气、止痛、止泻。

木香性温，味辛、苦，归脾、胃、大肠、肝、胆、三焦经，具有温中、行气、止痛、健脾、消食、消胀的功效，主治脘腹胀痛、胸胁疼痛、不思饮食、泄泻下痢、里急后重等。用木香调气行滞，即"行血则便脓自愈，调气则后重自除"之意。

黄连性寒,味苦、归心、脾、胃、肝、胆、大肠经,具有清热燥湿、泻火解毒的功效,主治湿热痞满、呕吐吞酸、泄泻下痢、目黄身黄、高热神昏、心火亢盛、心烦不寐、心悸不宁、痈肿疔疮、目赤、牙痛、消渴等。

二者合用称为"香连丸",两药一温散,一寒折,调升降,理寒热,共奏调气行滞、厚肠止泻、止痢之效,常用于治疗痢疾、泄泻。

常用剂量:木香 6～10 g、黄连 3～10 g。

(二十六)黄连配干姜

作用:除寒积、清郁热、止呕泻。

黄连性寒,味苦、归胃、大肠、心、肝经,具有清热燥湿、泻火解毒的功效,主治湿热痞满、呕吐吞酸、泄泻下痢、目黄身黄、高热神昏、心火亢盛、心烦不寐、心悸不宁、痈肿疔疮、目赤、牙痛、消渴等。

干姜性热,味辛、辣,归心、肺、脾、胃、肝、胆、肾经,具有回阳通脉、温中散寒、温肺化痰的功效,主治阳脱厥逆、虚寒泄泻、寒饮咳嗽等。

黄连苦寒降泄为要,干姜辛开温通为主,二药相合,辛开苦降,一温散,一寒折,可除寒积、清郁热、止呕逆、制泛酸、和胃泻痞、消胀开结。

常用剂量:黄连 6～10 g、干姜 6～15 g。

(二十七)桔梗配枳实

作用:治疗胃下垂。

桔梗性平,味苦、辛,归肺经,具有宣肺祛痰、利咽排脓的功效,主治胸闷不畅、咳嗽痰多、肺痈吐脓、喑哑咽痛等。桔梗还能载诸药之力上达胸中,使气机升浮。

枳实性微寒,味辛、苦、酸,归脾、胃经,具有破气消积、化痰散痞的功效,能够调节胃肠的运动,主治积滞内停、痞满胀痛、泻痢后重、大便不通、脏器下垂等。

两药合用,一升一降,使中枢气机条达,可用于治疗胃下垂。

常用剂量:桔梗 6～10 g、枳实 10～30 g。

(二十八)鸡矢藤配穿山龙

作用:治疗胃脘胀痛兼有腰腿酸痛。

鸡矢藤又名清风藤,性平,味甘、涩,归肝、脾经,具有除湿、解毒、消食、化积、止咳、止痒、止痛、通经络、利小便的功效,主治风湿痹痛、脘腹痛、黄疸性

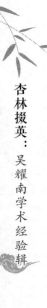

肝炎、食少、小儿疳积、失眠、多梦、泻痢、肠痈、浮肿、咳嗽、跌损。

穿山龙,性温,味甘、苦,归肝、肺经,具有活血舒筋、消食祛痰的功效,主治风湿痹症、消化不良、小儿疳积、胸痹心痛、慢性气管炎、急慢性肠炎、劳损扭伤、疟疾、痈肿。

两药合用,擅治胃脘胀痛兼有腰腿酸痛者以及饮食积滞兼有腰腿酸痛者。

常用剂量:清风藤 10～30 g、穿山龙 10～30 g。

(二十九)威灵仙配一条根

作用:治胃脘胀痛兼有腰腿酸痛。

威灵仙性温,味辛、咸,归肺、肾、膀胱经,兼入肠、胃等经,具有祛风湿、通络止痛、消痰涎、散癖积的功效。现代研究证实,威灵仙具有镇痛、抗炎等作用,主治顽痹、腰膝疼痛、诸骨鲠咽、胃痛、噎塞膈气、癖积、大肠冷积、肠风病等。

一条根又名千斤拔,性微温,味甘、平,归肺、肾、膀胱经,具有活血化瘀、止痛解毒、祛风湿、强腰膝的功效,主治风湿痹痛、消化不良、慢性肾炎、痈肿、乳蛾、跌打损伤等。

两药合用,擅治胃脘胀痛兼有腰腿酸痛者以及饮食积滞兼有腰腿酸痛者。

常用剂量:威灵仙 10～15 g、一条根 15～30 g。

(三十)延胡索配两面针

作用:行气止痛。

延胡索性温,味辛、苦,归心、脾、肝经,是止痛要药,既入血分,又入气分,兼具辛散、苦泻、温通之力,具有活血化瘀、理气止痛的功效,主治胸胁疼痛、脘腹疼痛、胸痹心痛、闭经、痛经、产后瘀阻、跌打肿痛,特别是胃脘作痛及气滞腹痛,疗效尤为显著。

两面针性平和,味苦、辛,有小毒,具有活血化瘀、行气止痛、祛风通络、解毒消肿的功效,主治跌扑损伤、牙痛、胃痛、咽喉肿痛、脘腹疼痛、疝气痛、风湿痹痛、毒蛇咬伤、烧烫伤等。

两药合用,止痛作用更强。

常用剂量:延胡索 10～20 g、两面针 10～15 g。

(三十一)生蒲黄配五灵脂

作用:散瘀止痛。

生蒲黄性凉,味甘,归肝、心、脾经,性凉而利,辛香行散,专入血分,功擅凉血止血、活血消瘀,主治各种出血、瘀血、痛证。

五灵脂性温,味甘、咸,归肝经,气味俱厚,专走血分,功专活血化瘀、行气止痛,是治疗瘀血阻滞疼痛之要药。注意:此药一般要包煎,不与人参同用。

二药相伍,通利血脉、活血散瘀、消肿止痛力增,主治气滞血瘀、心腹疼痛,对各种由瘀血所致的疼痛疗效尤佳。

常用剂量:蒲黄 10～20 g、五灵脂 10～15 g。

(三十二)乳香配没药

作用:止痛、敛疮、生肌、治溃疡。

乳香性温,味辛、苦,归心、肝、脾经,其气香窜,偏入气分而善于调气,具有活血定痛、消肿生肌的功效。其止痛力强,主治由气滞血瘀所致的各种疼痛以及疮疡溃后久不收口。

没药性平,味辛、苦,归肝、心、脾经,具有散瘀定痛、消肿生肌的功效。其气薄偏入血分,长于散瘀,破泄力大,主治胸痹心痛、胃脘疼痛、闭经、痛经、跌打损伤、风湿痹痛、癥瘕腹痛、痈肿疮疡。

二药合用,一入气,一行血,气血同治,相使为辅,协调为用,相得益彰,共奏行气活血、祛瘀止痛、敛疮生肌、修复溃疡之效。《医方集解》云:"乳香活血,能去风伸筋,没药能散瘀血,生新血,二药并能消肿止痛,故每相须而行。"

常用剂量:乳香 6～10 g、没药 6～10 g。

(三十三)栝楼配枳实

作用:宽胸散结、润燥通便。

栝楼性寒,味甘而滑利,归肺、胃、大肠经,既能上清肺胃之热、涤痰导滞,又能宽中下气、开胸散结,尚能下滑大肠、润肠以通便,主治肺热咳嗽、痰浊黄浊、胸痹胸痛、结胸痞满、乳痈肺痈、肠痈肿痛、大便秘结等。

枳实性微寒,味苦、辛、酸,归脾、胃经,擅长破气消积、化痰散痞,为中焦脾胃之要药,主治饮食积滞、脘腹胀痛、热结便秘、胸痹结胸、痰多咳嗽、风痰眩晕、脏器下垂等。

栝楼以守为主,枳实以散为要,两药相合,可互相制其短、展其长,共奏破气消积、宽胸散结、润燥通便之效。

常用剂量:栝楼 10～30 g、枳实 10～30 g。

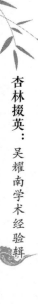

(三十四)生白术配炒莱菔子

作用:治疗脾虚便秘。

生白术性温,味甘、苦,归脾、胃经,具有升清降浊、健脾益气、助通大便、燥湿利水、固表止汗、补气安胎的功效,主治脾胃虚弱、不思饮食、倦怠乏力、泄泻、痰饮水肿、头晕自汗、小便不利、胎动不安等。

莱菔子性平和,味辛、甘,归脾、胃、肺经,具有消食除胀、降气化痰的功效,主治脘腹胀痛、饮食停滞、大便秘结、痰壅喘咳等。

二药同用,有健脾通便之效,可用于老年性便秘和气虚久秘。

常用剂量:炒莱菔子 20～50 g、生白术 20～50 g。

(三十五)车前子配虎杖

作用:治疗咳喘痰多兼有胃肠积热便秘。

车前子性微寒,味甘、咸,归肝、肾、肺、小肠经,具有清热通淋、渗湿止泻、止咳化痰、清肠通便的功效,主治各种水肿、尿频尿急、小便不利、咳嗽咳痰、便秘或泄泻等。

虎杖性微寒,味微苦,归肝、胆、肺经,具有泄热通便、利湿退黄、散瘀止痛、化痰止喘的功效,主治关节痹痛、湿热黄疸、闭经、痛经、癥瘕积聚、水火烫伤、跌扑损伤、大便秘结、痈肿疮毒、咳嗽痰多等,可用于治疗肝炎、肠炎、支气管炎等。

二药合用,具有化痰止咳平喘、泄热清肠通便的功效,用于治疗咳喘痰多兼有胃肠积热便秘,或大便先硬后溏、排之不畅。

常用剂量:车前子 20～30 g、虎杖 15～30 g。

(三十六)荷叶配升麻

作用:治疗胃下垂、子宫脱垂。

荷叶性平,味苦,归肝、脾、胃经,具有清热解暑、升发清阳、凉血止血的功效,主治暑热烦渴、暑湿泄泻、脾虚泄泻、血热尿血、便血崩漏等。

升麻性微寒,味甘,归肺、脾、胃、大肠经,具有发表透疹、清热解毒、升阳举陷的功效,主治外感表证、麻疹初起、透发不畅、齿痛口疮、咽喉肿痛、温毒发斑,还可治气虚下陷、脏器脱垂、崩漏下血、泄泻日久等。

两者合用,有很好的升阳化湿、升清止泻的功效,也可用于治疗胃下垂、子宫脱垂。

荷叶、升麻加上苍术为"清震汤"(出自《素问病机气宜保命集》),具有清热燥湿、清上止痛的功效,主治雷头风,症见头痛、耳响如闻雷、头面泛起疙瘩,在临床上常用于治疗血管性头痛等病,疗效颇佳。

常用剂量:荷叶 10～15 g,升麻 6～10 g。

(三十七)败酱草配白头翁

作用:治疗泄利、黏液血便。

败酱草性微寒,味苦,归胃、大肠、肝经,具有清热解毒、活血行瘀、消痈排脓的功效,主治肠痈、肺痈、痈肿疔疮、胸腹疼痛、肠炎、阑尾炎、痢疾、肝炎等。本品清降中有行散之性,擅长消除肠胃瘀滞和内痈,主治肠痈、肺痈、痈肿疔疮、痢疾、胸腹疼痛等。

白头翁性寒,味苦,归大肠、胃经,具有清热解毒、凉血止痢、燥湿杀虫的功效,善清除胃肠热毒,是治疗热毒下痢的要药,主治赤白痢疾、鼻衄、崩漏、血痔、带下阴痒、阿米巴痢疾等。

两者均可清热解毒、凉血止痢,且能去肠胃毒邪蕴结之积滞。两药合用治疗下痢带脓血、发热、里急后重有佳效。

常用剂量:败酱草 20～30 g、白头翁 15～30 g。

(三十八)败酱草配大血藤

作用:治疗肠痈、肺痈、乳痈,以及肠炎之腹痛腹泻、黏液血便。

败酱草性微寒,味苦,归胃、大肠、肝经,具有清热解毒、活血行瘀、消痈排脓的功效,主治肠痈、肺痈、痈肿疔疮、胸腹疼痛、肠炎、阑尾炎、痢疾、肝炎等。

大血藤性平,味苦、甘,归胃、大肠、肝、肾经,具有清热解毒、活血止痛、祛风除湿、杀虫的功效,主治肠痈腹痛、疮痈肿痛、瘀血闭经、筋骨酸痛、跌打损伤、虫积腹痛等。

两药合用,清热解毒、活血止痛、排脓之力倍增,可治疗肠痈、肺痈、乳痈和炎症性肠炎症见腹痛腹泻、黏液血便者。

常用剂量:败酱草 20～30 g,大血藤 15～30 g。

(三十九)鬼针草配大血藤

作用:治疗急慢性阑尾炎、急慢性肠炎、脓血便。

鬼针草性微寒,味微苦,具有清热解毒、散瘀消肿的功效,归肝、肺、大肠经。鬼针草在闽南俗称"盲肠草",主治盲肠炎(阑尾炎)、肠炎、痢疾、肝炎等。

大血藤性平,味苦、甘,归胃、大肠、肝、肾经,具有清热解毒、活血止痛、祛风除湿、杀虫的功效,主治肠痈腹痛、疮痈肿痛、瘀血闭经、筋骨酸痛、跌打损伤、虫积腹痛等。

两药合用,清热解毒、活血止痛、排脓之力倍增,可清热解毒治痢,用于治疗肠痈、肺痈、乳痈和炎症性肠炎症见腹痛腹泻、黏液血便,对急慢性阑尾炎、急慢性肠炎、脓血便疗效尤佳。

常用剂量:鬼针草 30～50 g、大血藤草 15～30 g。

(四十)仙鹤草配木棉花

作用:治疗泄泻、久痢、便血。

仙鹤草性平,味苦、涩,归心、肝经,具有止血、止痢、解毒、补虚的功效,主治各种出血、痢疾、肠炎、阴痒带下、脱力劳伤等病症,疗效显著。仙鹤草有解毒消肿之功,急性者用之,亦无闭门留寇之弊。研究发现,仙鹤草对以下疾病还有特殊功效:疲乏症、肾炎、糖尿病、耳鸣耳聋、咳嗽、各种汗证、眩晕、血小板减少症、肝硬化、前列腺炎、痔疮、脚气。

木棉花性凉,味甘、淡,归大肠经,具有清热、利湿、解毒、止血的功效,用于大肠湿热所致的泄泻、痢疾、血崩、痔疮出血、金疮出血、疮毒等。

两药合用,可清热凉血止痢,还能促进肠道吸收功能的恢复。

常用剂量:仙鹤草 15～30 g、木棉花 10～15 g。

(四十一)石榴皮配诃子

作用:治疗久泻、久痢、脱肛。

石榴皮性温,味酸、涩,入胃、大肠经,具有涩肠止泻、止血杀虫的功效,为治疗久泻久痢之常用药物,主治久泻、久痢、脱肛、便血、崩漏、疥癣、各种虫证腹痛等。

诃子性平,味苦、酸、涩,归大肠、肺经,具有涩肠止泻、敛肺利咽的功效,主治久泻久痢、便血脱肛、肺虚喘咳、久嗽失音等。

两药合用,除有收敛固涩之功外,尚有苦泄下气之效,不仅可治疗虚证腹泻,亦可治疗实证腹泻。二药配伍,对各种腹泻、久痢、脱肛均可起到良好的止泻效果。

常用剂量:石榴皮 10～15 g、诃子 6～10 g。

(四十二)三七配白及

作用:止血、生肌、愈溃疡。

三七性温,味甘、微苦,归肝、胃经,具有化瘀止血、消肿止痛的功效,走而不守,以散为主,主治各种出血、跌打肿痛。

白及性微寒,味苦、甘、涩,归肺、肝、胃经,守而不走,以收为要,被誉为"止咯血之要药",具有补肺、止血、生肌、敛疮的功效,主治各种出血、疮疡肿毒、皮肤皲裂等。

二药配伍,一走一守,一散一收,相互促进,相互制约,行瘀、止血、生肌之力增强,常用来治疗各种出血性疾病,如咯血、吐血、便血等,尤其对胃溃疡、十二指肠溃疡、糜烂性胃炎、溃疡性结肠炎、克罗恩病有佳效。

常用剂量:三七 6~10 g、白及 10~15 g。

(四十三)紫珠草配旱莲草

作用:治疗各种出血。

紫珠草性平,味苦、涩,归肝、肾经,具有止血、清热、解毒的功效,主治各种出血、肺炎、气管炎、扁桃体炎、阴道炎、疔痈肿毒等。

旱莲草性寒,味甘、酸,归肝、脾、肺经,具有养肝益肾、凉血止血的功效,主治阴虚血热导致的各种出血、肝肾阴虚导致的头晕目眩、牙齿松动、须发早白、耳鸣耳聋、视物昏花、潮热盗汗、五心烦热、口干口渴、腰膝酸软等。

两药合用,可增强清热、凉血、止血的功效。

常用剂量:紫珠草 10~30 g、旱莲草 10~30 g。

(四十四)白茅根配侧柏叶

作用:治尿血。

白茅根草性寒,味甘,归胃、肺、膀胱经,具有清热利尿、凉血止血的功效,主治热病烦渴、血热吐血、鼻衄出血、咯血、肺热咳喘、湿热黄疸、小便涩痛、淋漓不尽、尿血、崩漏等。

侧柏叶性寒,味苦、涩,归肝、肺、脾经,具有止咳化痰、凉血止血、生发乌发的功效,主治肺热咳嗽、崩漏下血、咯血、吐血、便血、血热脱发、须发早白等。

两药合用,可增强清热、凉血、止血的功效,对尿血疗效颇佳。

常用剂量:白茅根 15~30 g、侧柏叶 10~15 g。

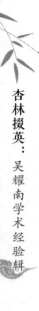

(四十五)女贞子配五味子

作用：治肝炎、降转氨酶。

女贞子性凉，味甘、苦，归肾、肝经，具有滋补肝肾、明目乌发的功效，主治肝肾阴虚、腰膝酸软、头晕目眩、须发早白、视物昏花、阴虚发热、内热消渴等。

五味子性温，味甘、酸，归肾、肝、心、肺经，具有收敛固涩、益气生津、补肾宁心的功效，主治肺虚喘咳、心悸失眠、遗尿尿频、梦遗滑精、津伤口渴、自汗盗汗、久泻久痢等。

现代药理研究表明，五味子和女贞子都有降低转氨酶的功效。两药合用，可增强保护肝细胞、降低转氨酶的功效，可用于治疗急性和慢性肝炎。

常用剂量：五味子 6～10 g、女贞子 15～20 g。

(四十六)垂盆草配藤梨根

作用：治肝炎、降转氨酶。

藤梨根性凉，味酸、涩，归胃、大肠、肺、肝经，具有清热解毒、祛风除湿、利湿退黄、消肿止血的功效，对各种消化系统肿瘤，如胃癌、食管癌、肝癌、胆管癌、大肠癌等，以及乳腺癌、宫颈癌、白血病、脑转移癌等也有一定的辅助治疗作用。现代药理研究表明，藤梨根能影响癌基因表达，防止正常细胞突变，诱导癌细胞凋亡，抗肿瘤转移，调节人体免疫功能，增强患者自身抵抗肿瘤的能力，降低肿瘤细胞对化疗药物的耐药性，可抑制肿瘤的发展。另外，藤梨根还含有熊果酸、齐墩果酸等元素，有保护肝细胞、改善肝损伤、降低转氨酶、促进肝功能恢复的作用，可用于治疗湿热黄疸。

垂盆草性偏凉，味甘、酸、淡，归肝、胆、小肠经，具有清热解毒、利湿退黄的功效，主治湿热黄疸、小便不利、痈肿疮疡等。现代研究表明，垂盆草有保护肝细胞、降低转氨酶的作用，可用于治疗急性和慢性肝炎。

两药合用，可增强降转氨酶的效果，对肝炎疗效颇佳。

常用剂量：垂盆草 15～50 g、藤梨根 15～30 g。

(四十七)仙鹤草配白毛藤

作用：治疗慢性肝炎、肝硬化。

仙鹤草性平，味苦、涩，归肝、心经，具有收敛止血、补虚强壮、消积止痢、解毒消肿、杀虫疗疮的功效，主治各种出血、脱力劳伤、阴痒带下、痈肿疮毒。近年来，研究发现，仙鹤草还有很好的抗肿瘤、抗心律失常的作用。

　　白毛藤又名白英,性微寒,味苦,归肝、胆经,具有清热利湿、解毒消肿、祛风止痛的功效,主治湿热黄疸、肝炎腹水、肾炎水肿、胆囊炎、胆石症、风湿痹痛、痈肿瘰疬、湿疹瘙痒、带状疱疹、妇女湿热带下、小儿高热惊厥,对肺癌、肝癌、宫颈癌等也有一定的抑制作用。《神农本草经》称其有"补中益气,久服轻身延年"之功。近年来,药理研究表明,白毛藤含有很多番茄烯胺、澳洲茄胺及黄酮,均为纯天然的防癌成分,能通过增强自身免疫力的方式抑制肿瘤的发展,不仅能抑制身体细胞的癌变,还能杀死人体内已经出现的肿瘤细胞,具有一定的抗癌作用。

　　两药合用,可治疗慢性肝炎、肝硬化,对肿瘤有一定的辅助治疗效果。

　　常用剂量:仙鹤草 30～50 g、白毛藤 15～30 g。

(四十八)马鞭草配益母草

　　作用:治疗肝硬化腹水、肾炎水肿。

　　马鞭草性凉,味苦,归肝、脾经,具有活血、散瘀、解毒、利水、退黄、截疟的功效,主治癥瘕积聚、湿热黄疸、闭经、痛经、热毒喉痹、痈疖肿毒、小便不利、热淋涩痛、腹水水肿、疟疾等。现代研究表明,马鞭草具有镇痛、止咳、抗炎、强化肝脏功能、调节人体免疫力等作用。

　　益母草性微寒,味辛、苦,归心包、肝、膀胱经,具有活血调经、利尿消肿、清热解毒的功效,主治水肿尿少、恶露不尽、痛经、闭经、月经不调、疮疡肿毒等。现代研究表明,益母草具有保护心脏、调节子宫功能、改善肾功能、改善脑血液循环、改善冠状动脉血液循环、镇痛、抗炎、抗衰老等作用。

　　两药合用,可活血、利水、消肿,对肝硬化腹水、肾炎水肿具有显著的疗效。

　　常用剂量:益母草 15～30 g、马鞭草 15～30 g。

(四十九)马鞭草配田基黄

　　作用:治疗肝炎、肝硬化腹水。

　　马鞭草性凉,味苦,归肝、脾经,具有活血、散瘀、解毒、利水、退黄、截疟的功效,主治癥瘕积聚、湿热黄疸、闭经、痛经、热毒喉痹、痈疖肿毒、小便不利、热淋涩痛、腹水水肿、疟疾等。现代研究表明,马鞭草有镇痛、止咳、抗炎、强化肝脏功能、调节人体免疫力等作用。

　　田基黄性凉,味甘、苦,归肺、肝、胃经,具有清热解毒、利湿退黄、消肿散瘀的功效,主治湿热黄疸、喉蛾、肠痈、泻痢、目赤肿痛,热毒疮肿、小儿惊风、小儿疳积、毒蛇咬伤。近年来,田基黄常用于治疗急慢性肝炎、早期肝硬化、

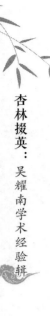

肝区疼痛,对宫颈癌、喉癌、舌癌也有一定的辅助治疗作用。

两药合用,对急性黄疸型和非黄疸性肝炎、慢性肝炎、肝硬化腹水等均有良效。

常用剂量:田基黄 15～50 g、马鞭草 15～30 g。

(五十)马鞭草配龙葵

作用:治疗肝硬化腹水、肝癌腹水、肾炎水肿。

马鞭草性凉,味苦,归肝、脾经,具有活血、散瘀、解毒、利水、退黄、截疟的功效,主治癥瘕积聚、湿热黄疸、闭经、痛经、热毒喉痹、痈疖肿毒、小便不利、热淋涩痛、腹水水肿、疟疾等。现代研究表明,马鞭草有镇痛、止咳、抗炎、强化肝脏功能、调节人体免疫力等作用。

龙葵性寒,味苦、微甘,有小毒,归膀胱经,具有清热解毒、消肿散结、消炎利尿等功效,主治疗疮肿痛、肺热咳嗽、湿热淋证、尿少水肿、湿热带下等。现代医学研究表明,龙葵有调节免疫力、保护肾脏、抗炎、抗氧化等作用,对癌症腹水、肝硬化腹水、肾病腹水等也有一定的治疗效果。龙葵对肿瘤,特别是消化系统肿瘤,也有一定的辅助治疗作用。

两药合用,对癌症腹水、肝硬化腹水、肾病腹水等有良好的治疗效果。

常用剂量:马鞭草 15～30 g、龙葵 15～30 g。

(五十一)僵蚕配乌梅

作用:治疗胆囊息肉、胃肠道息肉。

僵蚕性平,味辛、咸,归肺、肝、胃经,具有息风止痉、祛风止痛、化痰散结的功效,主治肝风夹痰、惊痫抽搐、破伤风、小儿急惊、中风面瘫,风热头痛、目赤、咽痛、风疹瘙痒、痰核瘰疬、乳腺炎、疔疮痈肿等。

乌梅性平,味酸、涩,归肺、肝、脾、大肠经,具有敛肺、涩肠、生津、安蛔的功效。《神农本草经》载其有祛死肌、除恶肉的功效。临床报道,乌梅可以用于辅助治疗息肉,如胆管息肉可用乌梅配威灵仙;肠道息肉可用乌梅配大血藤、菝葜;子宫息肉可用乌梅配茴香、艾叶。

两药合用,对胆囊息肉、胃肠道息肉等有良好的治疗效果。

常用剂量:僵蚕 6～10 g、乌梅 10～15 g。

(五十二)薏苡仁配赤小豆

作用:治疗水肿、腹水。

薏苡仁性凉,味甘、淡,归肺、脾、胃经,具有健脾止泻、利水渗湿、消肿排脓、舒筋除痹、解毒散结的功效,主治脾虚泄泻、小便不利、湿痹拘挛、脚气、水肿、肺痈、肠痈等。

赤小豆性平,味甘、酸,归心、小肠经,具有利水消肿、解毒排脓的功效,主治水肿胀满、脚气浮肿、黄疸尿赤、风湿热痹、痈肿疮毒、肠痈腹痛,还可用于治疗慢性血小板减少性紫癜、急性腮腺炎、妊娠水肿等。

两药合用,利水祛湿效果倍增,可治疗水肿、腹水。

常用剂量:薏苡仁 30～50 g、赤小豆 30～50 g。

(五十三)白花蛇舌草配猫须草

作用:治疗急慢性肾炎、水肿。

白花蛇舌草性寒,味甘、苦,归胃、大肠、小肠、膀胱经,具有清热解毒、利水通淋、活血祛瘀、消痈的功效,主治肺热喘咳、痈肿疮毒、咽喉肿痛、毒蛇咬伤、热淋涩痛、水肿、痢疾、肠炎、湿热黄疸等。现代药理研究发现,在体外试验中,其有抑制肿瘤细胞、抗菌消炎、增强机体免疫功能、增强白细胞吞噬功能的作用,可治疗尿路感染、慢性肾炎、阑尾炎、盆腔炎、附件炎等,对胃癌、食管癌、直肠癌也有一定的辅助治疗作用。

猫须草性凉,味甘、微苦,归肺、膀胱经,具有清热、排毒、利尿、排石的功效,主治急慢性肾炎、膀胱炎、尿路结石、胆囊结石、痛风等。现代药理研究表明,猫须草可以加快身体内尿液的生成,防止尿酸在身体内滞留,还能净化肾脏、清除毒素,减小多种毒素对人体的伤害,也有助于将聚集在关节和肌肉的尿酸与其他毒素排出体外,缓解痛风所致的疼痛。

两药合用,对急慢性肾炎有良好的治疗效果。

常用剂量:白花蛇舌草 30～50 g、猫须草 15～30 g。

(五十四)白花蛇舌草配益母草

作用:治疗急慢性肾炎、水肿。

白花蛇舌草性寒,味甘、苦,归胃、大肠、小肠、膀胱经,具有清热解毒、利水通淋、活血祛瘀、消痈的功效,主治肺热喘咳、痈肿疮毒、咽喉肿痛、毒蛇咬伤、热淋涩痛、水肿、痢疾、肠炎、湿热黄疸等。现代药理研究发现,在体外试验中,其有抑制肿瘤细胞、抗菌消炎、增强机体免疫功能、增强白细胞吞噬功能的作用,可治疗尿路感染、慢性肾炎、阑尾炎、盆腔炎、附件炎等,对胃癌、食管癌、直肠癌也有一定的辅助治疗作用。

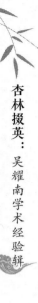

益母草性微寒，味辛、苦，归心包、肝、膀胱经，具有活血调经、利尿消肿、清热解毒的功效，主治水肿尿少、恶露不尽、痛经、闭经、月经不调、疮疡肿毒等。现代研究表明，益母草具有保护心脏、调节子宫功能、改善肾功能、改善脑血液循环、改善冠状动脉血液循环、镇痛、抗炎、抗衰老等作用。

两药合用，可治疗急慢性肾炎、水肿。

常用剂量：白花蛇舌草 30～50 g、益母草 15～30 g。

(五十五)鹿衔草配葛根

作用：治疗颈椎病。

鹿衔草性温，味甘、苦，归肝、肾经，具有补肾强骨、祛风除湿、止血、止咳的功效，主治筋骨萎软、风湿痹痛、肾虚腰痛、腰膝无力、月经不调、新咳、久咳、咯血、鼻血、崩漏下血、外伤出血等。

葛根性凉，味辛、甘，入肺、脾、胃经，具有解肌退热、生津止渴、升阳止泻、通经活络、透疹、解酒毒的功效，主治外感发热头痛、项背强直疼痛、消渴、泄泻、热利、中风偏瘫、头痛、眩晕、胸痹胸痛、麻疹不透、酒毒伤中等。

颈椎病多由肝肾不足、气血亏虚、筋脉失养，或感受风寒湿邪而经气受阻所致。气血亏虚，不能濡养清窍，因而出现眩晕、疼痛、麻木、恶心、耳鸣、视力减退等一系列症状。

两药合用，可祛风除湿、舒筋活络、补肾强骨，对颈椎病、项背强直疼痛疗效良好。

常用剂量：鹿衔草 15～30 g、葛根 15～30 g。

(五十六)鹿衔草配穿山龙

作用：治新咳、久咳、风湿痹痛。

鹿衔草性温，味甘、苦，归肝、肾经，具有补肾强骨、祛风除湿、止血、止咳的功效，主治筋骨萎软、风湿痹痛、肾虚腰痛、腰膝无力、月经不调、新咳、久咳、咯血、鼻血、崩漏下血、外伤出血等。

穿山龙性温，味甘、苦，归肝、肺经，具有活血舒筋、消食祛痰的功效，主治风湿痹症、消化不良、小儿疳积、胸痹心痛、慢性气管炎、急慢性肠炎、劳损扭伤、疟疾、痈肿。

两药合用，祛风除湿、舒筋活络、祛痰止咳效果倍增，对风湿痹痛兼有新咳或久咳者疗效良好。

常用剂量：鹿衔草 15～30 g、穿山龙 15～30 g。

（五十七）桑枝配姜黄

作用：治疗肩臂酸痛。

桑枝性平，味微苦，归肝经，具有祛风湿、利关节、祛血热的功效，善横走肢臂，主治风湿痹病、肩臂酸痛、风疹瘙痒、肌肤干燥等。

姜黄性温，味辛、苦，归肝、脾经，具有活血行气、通经止痛的功效，善治上肢风寒湿邪、血瘀气滞诸痛，主治风湿肩臂疼痛、胸痹胸痛、胸胁刺痛、癥瘕积聚、牙痛、龈痛、痛经、闭经、产后腹痛、疮疡痈肿、皮癣痛痒等。

两者合用，善治肩臂风湿痹痛。

常用剂量：桑枝 15～30 g、姜黄 10～15 g。

（五十八）川牛膝配鸡血藤

作用：治疗下肢酸痛。

川牛膝性平，味甘、微苦，归肾、肝经，具有通利关节、强筋壮骨、活血通经、利尿通淋、引火下行的功效，主治足痿筋挛、风湿痹痛、闭经、痛经、跌打损伤、血淋尿血。

鸡血藤性温，味甘、苦，归肝、肾经，具有活血补血、调经止痛、舒筋活络的功效，主治风湿痹痛、麻木瘫痪、月经不调、闭经、痛经、血虚萎黄等。目前，鸡血藤还被用于治疗再生障碍性贫血。

鸡血藤与牛膝均能舒筋活络，鸡血藤兼能补血，牛膝性善下行，两者合用，可治疗腰膝酸软、足膝无力之证。

常用剂量：川牛膝 15～30 g、鸡血藤 15～30 g。

（五十九）续断配巴戟天

作用：治疗寒湿腰膝酸痛。

续断性微温，味苦、辛，归肝、肾经，具有补肝肾、强筋骨、续折伤、止崩漏的功效，主治肝肾不足、腰膝酸软、腰膝冷痛、骨折筋伤、跌打损伤、胎漏、崩漏等。

巴戟天性温，味甘、辛，归肝、肾经，具有补肾阳、强筋骨、祛风湿的功效，有增强免疫功能和增加类皮质激素分泌的作用，主治阳痿不育、遗精滑精、宫冷不孕、少腹冷痛、月经不调、腰膝冷痛、风湿痹痛等。目前，巴戟天在临床上还用于治疗慢性乙型肝炎。

两者合用，可增强温肾阳、强筋骨、祛风湿的功效，适用于肾阳亏虚、腰酸

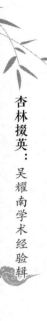

背痛、下肢无力等的治疗。

常用剂量：续断 10～15 g、巴戟天 10～15 g。

(六十)毛冬青配水蛭

作用：治疗下肢静脉炎、静脉曲张、静脉血栓。

毛冬青性寒，味苦、涩，归肺、肝、大肠经，具有凉血、活血、通脉、消炎、解毒、抗血栓的功效，主治血栓闭塞性脉管炎、冠心病、心绞痛、脑血栓、中心性视网膜炎、风热感冒、肺热咳喘、乳蛾咽痛、牙龈肿痛、中风偏瘫、烧伤烫伤等。

水蛭性平，味咸、苦，归肝经，有小毒，具有破血通经、逐瘀消癥的功效，主治血瘀经闭、中风偏瘫、癥瘕痞块等，是我国传统中药中常用的活血、化瘀、通经的良药。

静脉炎的原因主要是静脉血流不畅进而形成静脉血栓，所以，治疗静脉血栓以化瘀、通血管为主，症状自然消失。

两药合用，对下肢静脉炎、下肢静脉曲张、下肢静脉血栓有良好的疗效。

常用剂量：毛冬青 15～30 g、水蛭 3～6 g。

(六十一)金钱草配泽泻

作用：降尿酸、治痛风。

金钱草性微寒，味甘、咸，归胆、肝、肾、膀胱经，具有利湿退黄、利尿通淋、解毒消肿的功效，主治胆胀胁痛、湿热黄疸、小便涩痛、石淋热淋、痈肿疔疮、毒蛇咬伤等。

泽泻性寒，味甘、淡，归肾、膀胱经，具有利水渗湿、泄热、化浊、降脂的功效，主治小便不利、水肿胀满、泄泻尿少、痰饮眩晕、热淋涩痛、高脂血症。

两药合用，可利尿化浊、降尿酸，治疗痛风效果良好。

常用剂量：金钱草 15～30 g、泽泻 10～15 g。

(六十二)山慈菇配白芥子

作用：降尿酸。

山慈菇性寒凉，味甘、微辛，归脾、肝经，具有清热解毒、化痰散结的功效，主治痈肿疔毒、瘰疬痰核、蛇虫咬伤、癥瘕痞块、风痰癫痫等。现代药理研究表明，山慈菇含有秋水仙碱，能降尿酸，可治痛风，对肿瘤也有一定的辅助治疗作用。

白芥子性温，味辛，归肺、肝、脾、胃、心包经，具有豁痰利气、散结消肿的功效,主治寒痰壅滞、咳嗽喘急、痰多清稀、肩臂疼痛、手足麻痹、阴疽肿痛等。现代药理研究表明,白芥子具有诱导癌细胞凋亡、抑制癌基因表达等抗癌作用,常用于胰腺癌、食管癌、胃癌、肠癌、肺癌、肝癌、乳腺癌、膀胱癌、皮肤癌等属痰湿证者的辅助治疗。

两药合用,降尿酸效果良好,且对肿瘤也有一定的辅助治疗作用。

常用剂量:山慈菇 6～10 g、白芥子 3～10 g。

(六十三)威灵仙配鱼腥草

作用:降尿酸、治痛风。

威灵仙性温,味辛、咸,归膀胱经,具有祛风湿、通经络的功效,主治风湿痹痛、筋脉拘挛、肢体麻木、屈伸不利、诸骨鲠喉等。现代药理研究表明,威灵仙具有镇痛、消炎、降糖、利胆、促进尿酸排泄等作用,对肿瘤也有一定的辅助治疗作用。

鱼腥草性寒凉,味辛,归肝经,有小毒,具有清热解毒、排脓消肿、利尿除湿、健胃消食的功效,主治痰热喘咳、肺痈吐脓、痈肿疮毒、热利热淋等。现代药理研究表明,鱼腥草有清热解毒、利尿消肿、抗菌消食等作用;煎水内服能加快血液流动,促进尿酸随着尿液排出体外,可治疗痛风;捣碎外敷于肿痛部位,可以消肿止痛。

两药合用,可增强降尿酸的效果,对痛风疗效颇佳。

常用剂量:鱼腥草 15～30 g、威灵仙 10～15 g。

(六十四)威灵仙配金钱草

作用:治胆囊结石、尿路结石、降尿酸。

威灵仙性温,味辛、咸,归膀胱经,具有祛风湿、通经络的功效,主治风湿痹痛、筋脉拘挛、肢体麻木、屈伸不利、诸骨鲠喉等。现代药理研究表明,威灵仙具有镇痛、抗炎、降糖、利胆、排石、促进尿酸排泄等作用。威灵仙还具有诱导癌细胞凋亡、抗肿瘤转移、调节人体免疫功能等抗癌药理作用,可用于缓解食管癌引起的吞咽不畅、饮食难下的症状,并可减轻癌性疼痛,对甲状腺癌、喉癌、肺癌、恶性淋巴瘤等具有一定的辅助治疗作用。

金钱草性微寒,味甘、咸,归胆、肝、肾、膀胱经,具有利湿退黄、利尿通淋、解毒消肿的功效,主治胆胀胁痛、湿热黄疸、小便涩痛、石淋热淋、痈肿疔疮、毒蛇咬伤等。

两药合用,可增强降尿酸的效果,对胆囊结石、尿路结石有良好的疗效。

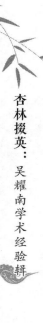

常用剂量：威灵仙 10～20 g、金钱草 15～30 g。

（六十五）猫须草配金钱草

作用：治疗热淋、尿路结石，降尿酸，治痛风。

猫须草性凉，味甘、微苦，归肺、膀胱经，具有清热、排毒、利尿、排石的功效，主治急慢性肾炎、膀胱炎、尿路结石、胆囊结石、痛风等。现代药理研究表明，猫须草可以加快体内尿液的生成，防止尿酸在身体内滞留，还能净化肾脏、清除毒素，减小多种毒素对人体的伤害，也有助于将聚集在关节和肌肉的尿酸与其他毒素排出体外，缓解痛风所致的疼痛。

金钱草性微寒，味甘、咸，归胆、肝、肾、膀胱经，具有利湿退黄、利尿通淋、解毒消肿的，主治胆胀胁痛、湿热黄疸、小便涩痛、石淋热淋、痈肿疔疮、毒蛇咬伤等。

两药合用，可增强降尿酸的效果，对尿路感染、尿路结石、痛风有良好的疗效。

常用剂量：猫须草 30～60 g、金钱草 15～30 g。

（六十六）叶下珠配石苇

作用：治疗热淋、尿路结石。

叶下珠性凉，味微苦、甘，入脾、肺经，具有清肝明目、清热利尿、解毒消肿的功效，主治眼结膜炎、肾炎水肿、泌尿系统感染、尿路结石、肠炎等。

石苇性微寒，味甘、苦，归肺、膀胱经，具有利尿通淋、清肺止咳、凉血止血的功效，主治热淋、尿路结石、肺热咳嗽等。

两药合用，对尿路感染、尿路结石有很好的疗效。

常用剂量：叶下珠 10～15 g、石苇 10～20 g。

（六十七）益母草配香附

作用：调经、止痛。

益母草性微寒，味辛、苦，归心包、肝、膀胱经，具有活血调经、利尿消肿、清热解毒的功效，主治水肿尿少、恶露不尽、痛经、闭经、月经不调、疮疡肿毒等。现代研究表明，益母草具有保护心脏、调节子宫功能、改善肾功能、改善脑血液循环、改善冠状动脉血液循环、镇痛、消炎、抗衰老等作用。

香附性平，味辛、甘，归肝、脾、三焦经，具有疏肝解郁、理气宽中、调经止痛的功效，主治肝气郁滞、胸胁胀痛、脘腹胀痛、乳房胀痛、疝气疼痛、闭经、痛经、月经不调等,还可用于治疗围绝经期综合征及胃十二指肠溃疡。

两药合用,有很好的疏肝解郁、调经止痛的作用,乃调经必不可少之要药。

常用剂量:香附 10～15 g、益母草 10～20 g。

(六十八)益母草配定经草

作用:调经,治疗月经先后不定期、经期延长。

益母草性微寒,味辛、苦,归心包、肝、膀胱经,具有活血调经、利尿消肿、清热解毒的功效,主治水肿尿少、恶露不尽、痛经、闭经、月经不调、疮疡肿毒等。现代研究表明,益母草具有保护心脏、调节子宫功能、改善肾功能、改善脑血液循环、改善冠状动脉血液循环、镇痛、消炎、抗衰老等作用。

定经草性凉,味微苦,归心、肝、肾、膀胱经,具有解毒疗疮、散风清热、利湿祛浊、燥湿止痢、宣肺平喘、调经止带的功效,主治乳痈、蛇伤、白浊带下、月经不调、湿热泻痢、肺热喘逆等。

两药合用,对月经先后不定期、经期延长有良好的疗效。

常用剂量:益母草 10～20 g、定经草 10～15 g。

(六十九)椿根皮配鸡冠花

作用:治带下、崩漏、久痢、便血。

椿根皮性寒,味苦、涩,归胃、大肠经,具有燥湿清热、涩肠止泻、固下止血的功效,主治赤白带下、月经过多、久泻久痢、肠风下血、遗精早泄、滴虫性阴道炎、产后肠脱不能收、痔疮等。

鸡冠花性凉,味甘、涩,归肝、大肠经,具有收敛、止血、止带、止痢的功效,主治吐血、便血、痔血、崩漏、久痢、赤白带下等。

两药合用,对带下、崩漏、久痢、便血疗效显著。

常用剂量:椿根皮 10～15 g、鸡冠花 10～15 g。

(七十)砂仁配紫苏梗

作用:治疗妊娠胃痛、胎动不安。

砂仁性温,味辛,归脾、胃经,具有化湿和胃、温中止泻、理气安胎的功效,主治腹痛胀满、肠鸣泄泻、宿食不化、呕吐清水、妊娠恶阻、胎动不安等。现代药理研究表明,砂仁具有保护胃肠黏膜的作用,有很好的抗溃疡作用,可促进胃排空、改善胃肠运动障碍,还有镇痛、抑菌、消炎、止泻、降血糖、利胆等作用。

紫苏梗性温,味辛,归肺、脾经,具有理气、宽中、止痛、安胎的功效,主治

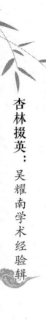

胸膈痞闷、胃脘疼痛、嗳气呕吐、胎动不安。现代药理研究表明，紫苏梗具有孕激素样作用，与孕酮一样，能促进子宫内膜腺体增长。

两药合用，对妊娠胃痛、胎动不安疗效显著。

常用剂量：砂仁 10～15 g、紫苏梗 10～15 g。

(七十一)姜半夏配竹茹

作用：治疗妊娠恶阻、眩晕不眠。

半夏加生姜、白矾炮制，毒性已减，性温，味辛，归脾、胃、肺经，化痰止呕、消痞散结、降逆止呕的作用较强，主治痰饮呕吐、湿痰寒痰、咳喘痰多、风痰眩晕、痰浊头痛、胸脘痞满、咽梅核气等。

竹茹性微寒，味甘，归肺、胃、心、胆经，具有清热化痰、除烦止呕的功效，主治痰热咳嗽、胆火挟痰、惊悸不宁、心烦失眠、中风痰迷、舌强不语、胃热呕吐、妊娠恶阻、胎动不安等。

两药合用，一热一寒，相反相成，健脾燥湿、和胃止呕之力彰，主治脾胃不和、胃气上逆所致的恶心、呕吐、呃逆、妊娠恶阻等症；或痰浊为患，症见眩晕、虚烦不眠者。

常用剂量：姜半夏 6～10 g、竹茹 10～15 g。

(七十二)苎麻根配续断

作用：治疗胎动不安、胎漏下血。

苎麻根性寒，味甘，归肝经，具有清热解毒、止血安胎的功效，主治热病大渴、吐血下血、胎动不安、漏胎下血、赤白带下、丹毒、痈肿、跌打损伤、蛇虫咬伤等。《本草纲目拾遗》载其可"安胎，主小儿丹毒"。《日华子本草》曰其"治漏胎下血，产前后心烦闷"。

续断性微温，味苦、辛，归肝、肾经，具有补益肝肾、强筋健骨、安胎止血的功效，主治肝肾不足、风湿痹痛、腰膝酸软、筋伤骨折、胎动漏血。

两药合用，对胎动不安、胎漏下血疗效显著。

常用剂量：苎麻根 10～15 g、续断 10～15 g。

(七十三)路路通配王不留行

作用：治疗乳汁不下。

路路通性平，味苦，归肝、肾经，具有舒筋活络、通经下乳、利水消肿等功效，主治风湿痹痛、经闭乳少、风疹瘙痒等。

王不留行性平,味苦,归肝、胃经,具有活血通经、催生下乳、消肿敛疮、利尿通淋的功效,主治血瘀经闭、痛经、难产、产后乳汁不下、热淋、血淋、石淋、痈肿等。现代药理研究表明,王不留行有调节生理功能、影响体内代谢的作用;能镇痛,对艾氏腹水瘤、肺癌有一定的辅助治疗作用。

两药合用,对乳汁不下、缺乳症有良好的疗效。

常用剂量:路路通 10～15 g、王不留行 10～15 g。

(七十四)女贞子配淫羊藿

作用:治疗月经后期、闭经、围绝经期综合征。

女贞子性凉,味甘、苦,归肝、肾经,具有滋补肝肾、明目乌发的功效,主治腰膝酸软、眩晕耳鸣、目暗不明、视物昏花、须发早白、骨蒸潮热、内热消渴等属肝肾阴虚者。

淫羊藿又称仙灵脾,性温,味辛、甘,归肝、肾经,具有补肾壮阳、强筋壮骨、祛风除湿的功效,主治肾阳亏虚、阳痿尿频、腰膝无力、风寒湿痹、肢体麻木。

女贞子与淫羊藿,一滋阴,一补阳,两药合用,把阴阳双补的作用发挥到极致,对月经后期、闭经、围绝经期综合征有治本之效。

常用剂量:女贞子 10～20 g、淫羊藿 10～15 g。

(七十五)元宝草配贯叶金丝桃

作用:解郁安神,抗焦虑,治疗失眠、围绝经期综合征。

元宝草性凉寒,味辛、苦,归肝、脾经,具有清热解毒、通经活络、凉血止血、祛风通络、活血调经的功效,主治风湿痹痛、痈肿疔毒、月经不调、吐血咯血、痛经、白带等。现代药理研究表明,元宝草还具有抗抑郁、抗病毒等作用。

贯叶金丝桃性寒,味辛,归肝经,具有疏肝解郁、清热利湿、消肿通乳的功效,主治肝气郁结、情志不畅、心情郁闷、关节肿痛、吐血、崩漏、痛经、乳痈等。现代药理研究表明,贯叶金丝桃能提高夜间褪黑素的水平,调整昼夜节律,改善睡眠,对中枢神经亦有松弛作用,还有抗抑郁、抗衰老等作用。

两者合用,有很好的疏肝活络、解郁安神的作用,可治疗失眠、围绝经期综合征。

常用剂量:元宝草 15～30 g、贯叶金丝桃 15～20 g。

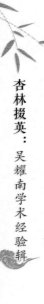

(七十六)锁阳配蛇床子

作用:治肾虚阳痿、遗精早泄、宫冷不孕。

锁阳性温,味甘,归肝、肾、大肠经,具有补肾壮阳、润肠通便的功效,主治肾虚阳痿、遗精早泄、下肢痿软、阳虚便秘、男子不育、女子不孕等。

蛇床子性温,味辛、苦,归肾经,有小毒,具有温肾壮阳、燥湿祛风、杀虫止痒的功效,主治肾虚阳痿、宫冷不孕、阴部瘙痒、湿疹瘙痒、带下异常、湿痹腰痛等。

两药合用,对肾虚阳痿、遗精早泄、宫冷不孕有很好的疗效。

常用剂量:锁阳 10~15 g、蛇床子 10~15 g。

(七十七)菟丝子配桑螵蛸

作用:治疗阳痿早泄、尿频遗尿。

菟丝子性平,味甘、辛,归脾、肝、肾经,具有补益肝肾、固精缩尿、安胎、明目、止泻、消风祛斑的功效,主治肝肾不足、目昏耳鸣、腰膝酸软、遗尿、尿频、阳痿遗精、脾肾虚泻、肾虚胎漏、胎动不安、白癜风等。

桑螵蛸性平,味甘、咸,归肝、肾经,具有固精缩尿、补肾壮阳的功效,主治遗精滑精、肾虚阳痿、小便白浊等。

两药合用,对肾虚阳痿、遗精早泄、尿频遗尿有很好的疗效。

常用剂量:菟丝子 10~15 g、桑螵蛸 6~10 g。

(七十八)淫羊藿配金樱子

作用:治阳痿、早泄、遗尿、尿频。

淫羊藿又称仙灵脾,性温,味辛、甘,归肾、大肠、膀胱经,具有补肾壮阳、强筋壮骨、祛风除湿的功效,主治肾阳亏虚、阳痿尿频、腰膝无力、风寒湿痹、肢体麻木。

金樱子性温,味酸、甘、涩,归肝、肾经,具有固精缩尿、固崩止带、涩肠止泻的功效,主治尿频遗尿、遗精滑精、久泻久痢、崩漏带下等。

两药合用,对肾虚阳痿、遗精早泄、尿频遗尿有良好的疗效。

常用剂量:淫羊藿 10~15 g、金樱子 10~15 g。

(七十九)凤尾草配田基黄

作用:保肝退黄。

凤尾草性凉,味微苦,归肝、胃、大肠经,具有清利湿热、凉血止血、消肿解毒的功效,主治黄疸、痢疾、泄泻、淋浊、带下、吐血、便血、崩漏、尿血、湿疹、痈肿疮毒等。

田基黄性凉,味甘、苦,归肺、肝、胃经,具有清热解毒、利湿退黄、消肿散瘀的功效,主治湿热黄疸、喉蛾、肠痈、泻痢、目赤肿痛、热毒疮肿、小儿惊风、小儿疳积、毒蛇咬伤,近年来在临床上常用于急慢性肝炎、早期肝硬化、肝区疼痛,对宫颈癌、喉癌、舌癌也有一定的辅助治疗作用。

两药合用,对急性黄疸型和非黄疸性肝炎、迁延性和慢性肝炎均有较良好的疗效,对宫颈癌、喉癌、舌癌也有一定的辅助治疗作用。

常用剂量:凤尾草 30～50 g、田基黄 30～50 g。

(八十)石见穿配僵蚕

作用:治疗瘿瘤、瘰疬、乳癖、肺部结节。

石见穿性微寒,味苦、辛,归肝、脾经,具有活血化瘀、清热利湿、散结消肿的功效,主治月经不调、痛经、闭经、瘰疬、乳痈、湿热黄疸、带状疱疹、跌打瘀肿等。现代药理研究表明,石见穿具有保肝的作用,对肿瘤也具有一定的辅助治疗作用。

僵蚕性平,味咸、辛,归肝、肺、脾经,具有息风止痉、祛风止痛、化痰散结的功效,主治急慢惊风、癫痫、风中经络、风热头痛、目赤、咽痛、风疹瘙痒、瘰疬痰核等。现代药理研究表明,僵蚕对肿瘤也有一定的辅助治疗作用。

两药合用,对瘿瘤、瘰疬、乳癖、肺部结节有很好的治疗作用,对肿瘤也有一定的辅助治疗作用。

常用剂量:石见穿 10～15 g、僵蚕 6～10 g。

(八十一)九节茶配预知子

作用:治疗胃痛。

九节茶性平,味辛、苦,归心、脾、肺经,具有清热解毒、祛风活血、消肿止痛的功效,主治胃痛、风湿关节痛、劳伤腰痛、骨折、阑尾炎、外伤出血、伤口溃烂等。现代药理研究表明,九节茶具有抗病毒、消炎杀菌、促进溃疡愈合的功效,能增强人体的免疫力,减轻放疗对身体的伤害,对胃癌、肝癌、结肠癌、乳腺癌、肺癌、鼻咽癌、白血病等肿瘤有一定的辅助治疗作用。

预知子性寒,味苦,归肝、胆、胃、膀胱经,具有疏肝理气、软坚散结、活血止痛、通利小便的功效,主治肝胃气滞、脘腹胀满、两胁胀痛、下痢腹泻、小便不利、闭经、痛经、瘿瘤、痰核痞块。现代药理研究表明,预知子具有调节人体免疫功能、抗肿瘤血管生成,以及杀菌、消炎、抗抑郁等药理作用,还能减轻癌痛,对肿瘤有一定的辅助治疗作用。

两者配伍可用于治疗胃痛和减轻癌痛,对肿瘤有一定的辅助治疗作用。

常用剂量:九节茶 30～50 g、预知子 10～15 g。

(八十二)白花蛇舌草配龙葵

作用:治疗肝硬化腹水、肾病腹水。

白花蛇舌草性寒,味甘、苦,归胃、大肠、小肠、膀胱经,具有清热解毒、利水通淋、活血祛瘀、消痈的功效,主治肺热喘咳、痈肿疮毒、咽喉肿痛、毒蛇咬伤、热淋涩痛、水肿、痢疾、肠炎、湿热黄疸等。现代药理研究发现,在体外试验中,其有抑制肿瘤细胞、抗菌消炎、增强机体免疫功能、增强白细胞吞噬功能的作用,可治疗尿路感染、慢性肾炎、阑尾炎、盆腔炎、附件炎等,对胃癌、食管癌、直肠癌也有一定的辅助治疗作用。

龙葵性寒,味苦、微甘,有小毒,归膀胱经,具有清热解毒、消肿散结、消炎利尿等功效,主治疗疮肿痛、肺热咳嗽、湿热淋证、尿少水肿、湿热带下等。现代医学研究表明,龙葵有调节免疫力、抗肿瘤、保护肾脏、抗炎、抗氧化等作用,对癌症腹水、肝硬化腹水、肾病腹水等也有一定的治疗效果,对肿瘤,特别是消化系统肿瘤也有一定的辅助治疗作用。

两者合用,可治疗肝硬化腹水、肾病腹水,对肿瘤,特别是消化系统肿瘤有一定的辅助治疗作用。

常用剂量:白花蛇舌草 30～50 g、龙葵 15～30 g。

(八十三)藤梨根配半枝莲

作用:治疗黄疸、痈疮肿毒。

藤梨根性凉,味酸、涩,归胃、大肠、肺、肝经,具有清热解毒、祛风除湿、利湿退黄、消肿止血的功效,对各种消化系统肿瘤,如胃癌、食管癌、肝癌、胆管癌、大肠癌等,以及乳腺癌、宫颈癌、白血病、脑转移癌等也有一定的辅助治疗作用。现代药理研究表明,藤梨根能影响癌基因表达,防止正常细胞突变,诱导癌细胞凋亡,抗肿瘤转移,调节人体免疫功能,增强患者自身抵抗肿瘤的能力,降低肿瘤细胞对化疗药物的耐药性,可抑制肿瘤的发展。另外,藤梨根还含有熊果酸、齐墩果酸等元素,有保护肝细胞、改善肝损伤、降低转氨酶、促进肝功能恢复的作用,可用于治疗湿热黄疸。

半枝莲性寒,味苦、辛,归肺、肝、肾经,具有清热解毒、化瘀散结、利尿消肿的功效,主治疗疮黄疸、痈疮肿毒、咽喉肿痛、水肿、蛇虫咬伤等,对多种肿瘤,如肺癌、肝癌、食管癌、胃癌、肠癌也有一定的辅助治疗作用。

两药合用,可治疗黄疸、痈疮肿毒,对多种肿瘤有一定的辅助治疗作用。

常用剂量:藤梨根 15~30 g、半枝莲 15~30 g。

(八十四)威灵仙配凤仙子

作用:缓解食管癌症状。

威灵仙性温,味辛、咸,归膀胱经,具有祛风湿、通经络的功效,主治风湿痹痛、筋脉拘挛、肢体麻木、屈伸不利、诸骨鲠喉等。现代药理研究表明,威灵仙具有镇痛、抗炎、降糖、利胆、排石、促进尿酸排泄等作用,还具有诱导癌细胞凋亡、抗肿瘤转移、调节人体免疫功能等抗癌药理作用,可用于缓解食管癌引起的吞咽不畅、饮食难下的症状,也可用于减轻甲状腺癌、喉癌、肺癌、恶性淋巴瘤等的癌性疼痛。

风仙子性温,味辛、微苦,归肺、肝经,有小毒,具有破血、软坚、消积的功效,主治癥瘕痞块、噎膈、闭经等。

两药合用,对缓解食管癌症状有良效。

常用剂量:威灵仙 10~20 g、风仙子 5~10 g。

(八十五)威灵仙配鬼箭羽

作用:减轻癌痛、降糖。

威灵仙性温,味辛、咸,归膀胱经,具有祛风湿、通经络的功效,主治风湿痹痛、筋脉拘挛、肢体麻木、屈伸不利、诸骨鲠喉等。现代药理研究表明,威灵仙具有镇痛、抗炎、降糖、利胆、排石、促进尿酸排泄等作用,还具有诱导癌细胞凋亡、抗肿瘤转移、调节人体免疫功能等抗癌药理作用,可用于缓解食管癌引起的吞咽不畅、饮食难下的症状,也可用于减轻甲状腺癌、喉癌、肺癌、恶性淋巴瘤等的癌性疼痛。

鬼箭羽性寒,味辛、苦,归肝、脾经,具有破血通经、解毒消肿、祛风杀虫的功效,主治癥瘕结块、胸腹疼痛、闭经、痛经、产后腹痛、跌打损伤、风湿性关节炎、过敏性皮炎、荨麻疹等。现代药理研究表明,鬼箭羽具有抑制肿瘤细胞增殖、中枢镇痛的作用,与西药吗啡具有相似之处,可用于肺癌、胃癌、肠癌、乳腺癌、卵巢癌等多种癌症的进展期,以减轻癌症疼痛;鬼箭羽还能增加胰岛素的分泌,降低血糖,对糖尿病的疗效颇佳。

二药合用,可增强降血糖的效果,也能明显减轻癌性疼痛。

常用剂量:威灵仙 10～20 g、鬼箭羽 10～30 g。

(八十六)鬼箭羽配卷柏

作用:减轻癌痛、降血糖。

鬼箭羽性寒,味辛、苦,归肝、脾经,具有破血通经、解毒消肿、祛风杀虫的功效,主治癥瘕结块、胸腹疼痛、闭经、痛经、产后腹痛、跌打损伤、风湿性关节炎、过敏性皮炎、荨麻疹等。现代药理研究表明,鬼箭羽具有抑制肿瘤细胞增殖、中枢镇痛的作用,与西药吗啡具有相似之处,可用于肺癌、胃癌、肠癌、乳腺癌、卵巢癌等多种癌症的进展期,以减轻癌症疼痛;鬼箭羽还能增加胰岛素的分泌,降低血糖,对糖尿病的疗效颇佳。

卷柏别名还魂草,性平,味辛,归心、肝经,具有活血通经、化瘀止血的功效,主治癥瘕痞块、闭经、痛经、跌打损伤等,还可治疗吐血、尿血、便血、崩漏等。现代药理研究表明,卷柏具有抗凝血、抗肿瘤、降血糖等作用。

两药合用,有很好的减轻癌痛、降血糖的效果。

常用剂量:鬼箭羽 10～30 g、卷柏 10～15 g。

(八十七)鬼箭羽配菝葜

作用:抗肿瘤、降血糖。

鬼箭羽性寒,味辛、苦,归肝、脾经,具有破血通经、解毒消肿、祛风杀虫的功效,主治癥瘕结块、胸腹疼痛、闭经、痛经、产后腹痛、跌打损伤、风湿性关节炎、过敏性皮炎、荨麻疹等。现代药理研究表明,鬼箭羽具有抑制肿瘤细胞增殖、中枢镇痛的作用,与西药吗啡具有相似之处,可用于肺癌、胃癌、肠癌、乳腺癌、卵巢癌等多种癌症的进展期,以减轻癌症疼痛;鬼箭羽还能增加胰岛素的分泌,降低血糖,对糖尿病的疗效颇佳。

菝葜性温,味甘、微苦、涩,归肝、肾经,具有祛风除痹、活血止痛、利湿去浊、解毒散瘀的功效,主治风湿痹痛、关节不利、筋脉拘挛、腰膝疼痛、脾虚水肿、瘰疬结核等。现代医学研究表明,菝葜有抗肿瘤、降血糖等作用,对消化系统肿瘤也有一定的辅助治疗作用,并可明显减轻由化疗药物引起的不良反应。

两药合用,有很好的抗肿瘤、降血糖疗效。

常用剂量:鬼箭羽 10～30 g、菝葜 15～30 g。

（八十八）红景天配菝葜

作用：降血糖、治偏瘫。

红景天性平，味甘、微苦，归肺、心经，具有益气活血、通脉平喘的功效，主治气虚血瘀、胸痹胸痛、倦怠气喘、肺热咳嗽、中风偏瘫、高原反应等。现代药理研究表明，红景天具有抗疲劳、抗缺氧、抗高原反应、抑制血糖升高、强心等作用。

菝葜性温，味甘、微苦、涩，归肝、肾经，具有祛风除痹、活血止痛、利湿去浊、解毒散瘀的功效，主治风湿痹痛、关节不利、筋脉拘挛、腰膝疼痛、脾虚水肿、瘰疬结核等。现代医学研究表明，菝葜有抗肿瘤、降血糖等作用，对消化系统肿瘤也有一定的辅助治疗作用，并可明显减轻由化疗药物引起的不良反应。

两药合用，降血糖、治偏瘫效果良好。

常用剂量：红景天 10～15 g、菝葜 10～15 g。

（八十九）威灵仙配桔梗

作用：降血糖。

威灵仙性温，味辛、咸，归膀胱经，具有祛风湿、通经络的功效，主治风湿痹痛、筋脉拘挛、肢体麻木、屈伸不利、诸骨鲠喉等。现代药理研究表明，威灵仙具有镇痛、抗炎、降糖、利胆、促进尿酸排泄等作用，对肿瘤也有一定的辅助治疗作用。

桔梗性平，味辛、苦，归肺经，具有宣肺、利咽、祛痰、排脓的功效，主治胸闷不畅、咳嗽痰多、肺痈吐脓、喑哑咽痛等。现代药理研究表明，桔梗具有保护肝细胞、降低血糖、降低血脂、镇咳等作用。

两药合用，有很好的降血糖作用。

常用剂量：威灵仙 10～15 g、桔梗 6～10 g。

（九十）石见穿配杠板归

作用：治疗带状疱疹、湿热黄疸。

石见穿性微寒，味苦、辛，归肝、脾经，具有活血化瘀、清热利湿、散结消肿的功效，主治月经不调、痛经、闭经、瘰疬、乳痈、湿热黄疸、带状疱疹、跌打瘀肿等。现代药理研究表明，石见穿还具有保肝的作用。对肿瘤也有一定的辅助治疗作用。

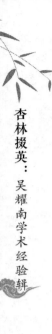

杠板归性微寒，味酸，归肺、膀胱经，具有清热解毒、利水消肿、止咳止痒的功效，主治热毒咽痛、湿热黄疸、肾炎水肿、肺热咳嗽、带状疱疹、慢性湿疹等。现代药理研究表明，杠板归具有抗病毒、抗菌的作用，对实验动物的肿瘤细胞有一定的抑制作用。

两药合用，对带状疱疹、湿热黄疸有很好的疗效。

常用剂量：石见穿 10～15 g、杠板归 15～30 g。

第三节　临床经验处方

吴耀南教授从事中医临床医疗工作 40 余年，于继承传统经方的基础上，吸收名家、专家经验和民间验方偏方，结合本人临床用药体会，形成了许多具有个人独特风格的临床经验处方，可用于治疗中医内科、外科、妇科、儿科等的各种常见病和疑难杂症，常能获得良好的疗效。现将这些经验处方介绍如下，谨供同道参考。

一、头痛、眩晕 1 号方

作用：治疗头痛、眩晕属痰浊内蕴者。

姜半夏 12 g	炒白术 15 g	天麻 10 g	钩藤 15 g(后下)
山埔姜 15 g	白僵蚕 10 g	全蝎 5 g	川芎 15 g
蒲公英 30 g	泽泻 15 g	甘草 10 g	生牡蛎 30 g(先煎)

二、头痛、眩晕 2 号方

作用：治疗头痛、眩晕属肝阳上亢者。

明天麻 10 g	双钩藤 15 g	栀子 10 g	石决明 30 g(先煎)
枯黄芩 10 g	桑寄生 15 g	夜交藤 30 g	川芎 15 g
炙全蝎 5 g	山埔姜 15 g	炒白芍 30 g	茯神 15 g
益母草 15 g	广郁金 15 g	生甘草 5 g	

三、不寐 1 号方

作用:治疗不寐属痰热扰神者。

川黄连 6 g	法半夏 15 g	茯苓 30 g	陈皮 10 g
炒枳实 10 g	竹茹 15 g	蝉蜕 10 g	僵蚕 10 g
酒大黄 3 g	姜黄 12 g	甘草 6 g	龙骨 30 g^(先煎)
元宝草 20 g	贯叶金丝桃 15 g		

四、不寐 2 号方

作用:治疗不寐属肝郁血虚、心肾不交者。

酸枣仁 30 g^(先煎)	川芎 12 g	知母 15 g	茯神 15 g
栀子 12 g	豆豉 12 g	黄连 6 g	肉桂粉 3 g^(冲服)
贯叶金丝桃 15 g	丹参 15 g	元宝草 20 g	龙骨 30 g^(先煎)
甘草 6 g			

五、耳鸣 1 号方

作用:治疗耳鸣属肝火上扰者。

龙胆草 10 g	生栀子 10 g	枯黄芩 10 g	柴胡 10 g
生地黄 15 g	车前草 30 g	建泽泻 10 g	木通 5 g
全当归 10 g	川牛膝 15 g	石菖蒲 10 g	磁石 50 g^(先煎)
生甘草 5 g			

六、耳鸣 2 号方

作用:治疗耳鸣属肝肾阴虚、肝阳上亢者。

枸杞 15 g	杭菊花 10 g	山茱萸 15 g	熟地黄 15 g
茯苓 15 g	淮山药 15 g	牡丹皮 10 g	磁石 50 g^(先煎)
泽泻 15 g	石菖蒲 10 g	怀牛膝 15 g	甘草 5 g

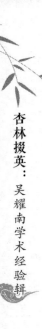

七、鼻鼽方

作用：治疗过敏性鼻炎。

生黄芪 15 g　　炒白术 10 g　　防风 10 g　　桑白皮 10 g
地骨皮 10 g　　薏苡仁 30 g　　白芷 10 g　　苍耳子 10 g
鱼腥草 30 g　　甘草 10 g　　鹅不食草 10 g　　辛夷花 10 g[后下，包煎]

八、口臭方

作用：治疗脾胃湿热之口臭。

黄连 6 g　　　黄芩 10 g　　栀子 10 g　　白豆蔻 10 g
木香 10 g[后下]　　佩兰 10 g　　苍术 10 g　　炒白术 10 g

九、口糜方

作用：治疗阴虚火旺之口腔黏膜破溃。

生石膏 30 g[先煎]　　熟地黄 15 g　　知母 15 g　　麦冬 15 g
生蒲黄 10 g[包煎]　　淮牛膝 10 g　　黄柏 10 g　　五倍子 10 g
海螵蛸 15 g　　炒白术 10 g　　白及 15 g　　凤凰衣 10 g
生甘草 10 g

十、乳蛾方

作用：治疗急性或化脓性扁桃体炎。

金银花 15 g　　连翘 10 g　　山豆根 6 g　　败酱草 30 g
鸭跖草 30 g　　重楼 10 g　　薏苡仁 30 g　　云茯苓 15 g
一枝黄花 15 g　　爵床 30 g　　甘草 6 g

十一、喉痹方

作用：治疗慢性咽喉炎。

桑白皮 12 g　　地骨皮 12 g　　重楼 10 g　　射干 10 g

夏枯草 10 g 山豆根 6 g 爵床 20 g 马勃 6 g^(包煎)

蓬莪术 10 g 凤凰衣 10 g 茯苓 15 g 甘草 6 g

十二、梅核气方

作用:治疗肝郁气滞、痰气交阻之梅核气。

姜半夏 10 g 厚朴 12 g 茯苓 15 g 紫苏叶 10 g

北柴胡 10 g 郁金 12 g 射干 10 g 夏枯草 10 g

预知子 15 g 甘草 6 g

十三、瘿瘤瘰疬痰核方

作用:治颈淋巴结肿大、甲状腺肿大。

浙贝母 10 g 玄参 15 g 茯苓 15 g 生牡蛎 30 g^(先煎)

法半夏 10 g 陈皮 10 g 炒枳实 15 g 竹茹 15 g

夏枯草 10 g 射干 10 g 石见穿 15 g 僵蚕 10 g

蒲公英 30 g 莪术 15 g 生甘草 6 g

十四、咳嗽 1 号方

作用:治肺热咳嗽。

生麻黄 10 g 杏仁 10 g 金荞麦 20 g 生石膏 20 g^(先煎)

蜜紫菀 10 g 款冬 10 g 枯黄芩 10 g 桑白皮 10 g

炙百合 15 g 百部 10 g 云茯苓 15 g 生甘草 10 g

十五、咳嗽 2 号方

作用:治肺阴亏虚之咳嗽。

炙百合 20 g 熟地黄 15 g 生地黄 15 g 玄参 10 g

浙贝母 10 g 北沙参 12 g 麦冬 12 g 桔梗 10 g

鱼腥草 30 g 蜜紫菀 10 g 蜜款冬 10 g 甘草 10 g

桑白皮 10 g

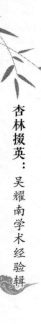

十六、哮喘方

作用：治痰热瘀阻之哮喘。

白果仁 10 g	麻黄 15 g	款冬 10 g	姜半夏 10 g
桑白皮 10 g	黄芩 10 g	杏仁 10 g	葶苈子 15 g (包煎)
鱼腥草 30 g	大枣 15 g	蜈蚣 2 条	炙地龙 10 g
生甘草 10 g			

十七、抗肺部结节方

作用：治疗痰浊瘀阻之肺部结节。

茯苓 30 g	姜半夏 10 g	莪术 15 g	胆南星 10 g
僵蚕 10 g	石见穿 15 g	浙贝母 10 g	生牡蛎 50 g (先煎)
玄参 10 g	夏枯草 10 g	射干 10 g	猫爪草 15 g
卷柏 15 g	白花蛇舌草 30 g	甘草 60 g	

十八、肺痈方

作用：治疗痰热瘀阻之肺痈。

薏苡仁 50 g	败酱草 30 g	鲜芦根 30 g	制附子 5 g (先煎)
冬瓜仁 20 g	桃仁 12 g	鱼腥草 30 g	紫地丁 30 g
生黄芪 30 g	桔梗 10 g	大红枣 20 g	葶苈子 20 g (包煎)
生甘草 10 g			

十九、胸痹方

作用：治疗痰浊瘀阻型胸痹心痛。

全栝楼 15 g	薤白 10 g	姜半夏 10 g	缩砂仁 5 g (后下)
胆南星 10 g	丹参 30 g	枳实 10 g	檀香 5 g (后下)
广郁金 10 g	藕节 30 g	枇杷叶 10 g	赤芍 15 g
云茯苓 15 g			

二十、心悸方

作用:治疗气阴两虚、心神不宁之心悸。

黄芪 20 g	太子参 15 g	麦冬 12 g	酸枣仁 15 g
五味子 6 g	茯苓 50 g	黄连 10 g	紫石英 50 g⁽先煎⁾
丹参 15 g	黄精 15 g	炙甘草 15 g	缩砂仁 6 g⁽后下⁾

二十一、反流方(清风降逆汤)

作用:治疗寒热错杂型胃食管反流。

清风藤 15 g	半夏 10 g	川黄连 5 g	黄芩 10 g
吴茱萸 3 g	干姜 10 g	路党参 15 g	浙贝母 10 g
海螵蛸 15 g	莪术 10 g	甘草 10 g	生蒲黄 10 g⁽包煎⁾
九节茶 30 g	煅牡蛎 30 g⁽先煎⁾	煅瓦楞子 30 g⁽先煎⁾	

二十二、温胃方

作用:治疗脾胃虚寒型胃痛、胃痞。

炙黄芪 20 g	桂枝 10 g	白芍 30 g	砂仁 5 g⁽后下⁾
大红枣 10 g	紫丹参 15 g	炒白术 10 g	檀香 5 g⁽后下⁾
两面针 15 g	延胡索 15 g	莪术 15 g	九节茶 30 g
甘草 10 g			

二十三、理胃方

作用:治疗肝气犯胃型胃痛、胃痞。

柴胡 10 g	制香附 10 g	炒枳实 l5 g	白芍 15 g
陈皮 10 g	广郁金 12 g	预知子 15 g	百合 30 g
乌药 12 g	九节茶 30 g	生甘草 6 g	

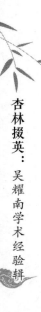

二十四、清胃方

作用：治疗脾胃湿热型胃痛、胃痞。

茯苓 15 g	炒白术 12 g	薏苡仁 30 g	蒲公英 30 g
黄芩 10 g	生栀子 10 g	鸡矢藤 15 g	大血藤 20 g
莪术 15 g	醋延胡索 15 g	生甘草 6 g	生蒲黄 10 g^(包煎)

二十五、益胃方

作用：治疗胃阴亏虚型胃痛、胃痞。

北沙参 10 g	麦冬 10 g	玉竹 15 g	天花粉 15 g
蓬莪术 15 g	紫丹参 15 g	九节茶 30 g	砂仁 6 g^(后下)
生白术 15 g	炙百合 30 g	乌药 10 g	醋延胡索 15 g
炙甘草 10 g			

二十六、通胃方

作用：治疗瘀血内阻型胃痛、胃痞。

紫丹参 15 g	生黄芪 15 g	檀香 5 g^(后下)	生蒲黄 10 g^(先煎)
五灵脂 10 g	三棱 10 g	莪术 10 g	三七粉 6 g^(冲服)
延胡索 15 g	甘草 6 g	九节茶 30 g	砂仁 5 g^(后下)

二十七、胃萎方

作用：治疗慢性萎缩性胃炎伴肠上皮化生、异型增生或胃癌前期病变属脾虚湿热血瘀者。

黄芪 15 g	茯苓 15 g	炒白术 15 g	九节茶 30 g
黄芩 10 g	栀子 10 g	大血藤 15 g	薏苡仁 30 g
莪术 15 g	预知子 15 g	藤梨根 15 g	鬼箭羽 15 g
甘草 6 g			

二十八、胃疡方

作用:治疗脾胃虚寒型胃溃疡或十二指肠球部溃疡。

炙黄芪 30 g　　桂枝 10 g　　炒白芍 15 g　　大枣 15 g

紫丹参 15 g　　炒白术 12 g　　白及 15 g　　砂仁 6 g^(后下)

延胡索 15 g　　凤凰衣 10 g　　甘草 10 g　　生蒲黄 10 g^(包煎)

九节茶 30 g

二十九、宁血方

作用:治疗脾虚血失统摄之吐血、便血。

黄芪 30 g　　炒白术 10 g　　云茯苓 15 g　　生白芍 15 g

地榆 15 g　　蒲公英 30 g　　仙鹤草 30 g　　蒲黄炭 10 g^(包煎)

白及 15 g　　炙甘草 10 g　　三七粉 6 g^(冲服)

三十、孕妇胃痛方

作用:治疗妊娠胃痛、胃胀。

当归 6 g　　炒白芍 30 g　　云茯苓 15 g　　炒白术 15 g

木香 10 g^(后下)　　酒川芎 6 g　　紫苏梗 10 g　　缩砂仁 10 g^(后下)

黄芩 10 g　　蒲公英 15 g　　炙甘草 10 g

三十一、肠粘连腹痛方

作用:治疗湿热内阻、气滞血瘀之肠粘连腹痛。

酒大黄 6 g　　牡丹皮 10 g　　桃仁 10 g　　薏苡仁 30 g

两面针 10 g　　延胡索 15 g　　蒲黄 10 g^(包煎)　　五灵脂 10 g

威灵仙 15 g　　炒白芍 30 g　　黄芪 15 g　　大血藤 15 g

炙甘草 10 g

三十二、急性肝炎方

作用:治疗肝胆湿热之急性肝炎。

绵茵陈 30 g	生栀子 10 g	酒大黄 5 g	田基黄 30
垂盆草 15 g	马鞭草 15 g	炒白术 12 g	白花蛇舌草 30 g
藤梨根 15 g	云茯苓 15 g	北柴胡 10 g	生白芍 15 g
生甘草 10 g			

三十三、肝痈方

作用:治疗湿热血瘀之肝痈。

薏苡仁 50 g	败酱草 30 g	生黄芪 20 g	制附子 10 g$^{(先煎)}$
白毛藤 30 g	绵茵陈 20 g	紫地丁 15 g	白花蛇舌草 30 g
广郁金 15 g	北柴胡 10 g	金重楼 10 g	藤梨根 15 g
生甘草 10 g			

三十四、慢性肝炎、肝硬化方

作用:治疗脾虚湿热、气滞血瘀之慢性肝炎、肝硬化。

生黄芪 30 g	云茯苓 15 g	炒白术 12 g	北柴胡 10 g
广郁金 15 g	炒栀子 10 g	白毛藤 30 g	仙鹤草 30 g
炒白芍 15 g	女贞子 15 g	五味子 10 g	田基黄 30 g
蓬莪术 15 g	马鞭草 20 g	生甘草 10 g	

三十五、肝硬化腹水方

作用:治疗脾虚湿热瘀血之肝硬化腹水。

绵茵陈 30 g	白茯苓 30 g	炒白术 12 g	猪苓 10 g
建泽泻 15 g	生黄芪 30 g	大腹皮 15 g	龙葵 30 g
马鞭草 20 g	生蒲黄 10 g$^{(包煎)}$	薏苡仁 50 g	郁金 15 g
赤小豆 50 g	藤梨根 15 g	田基黄 30 g	车前子 20 g$^{(包煎)}$

三十六、胆结石方

作用:治疗肝胆湿热之胆结石。

金钱草 50 g	广郁金 15 g	鸡内金 30 g	海金沙 10 g^(包煎)
猫须草 20 g	北柴胡 10 g	醋延胡索 15 g	威灵仙 15 g
炒白术 15 g	炒枳实 15 g	炒白芍 30 g	生甘草 10 g

三十七、胆囊息肉方

作用:治疗气滞血瘀之胆囊息肉。

柴胡 10 g	郁金 15 g	石见穿 15 g	鬼箭羽 15 g
莪术 15 g	乌梅 10 g	白僵蚕 10 g	白花蛇舌草 30 g
茯苓 15 g	玄参 10 g	浙贝母 10 g	生牡蛎 30 g^(后下)
甘草 6 g	猫爪草 15 g		

三十八、急性胰腺炎方

作用:治疗湿热瘀阻证之急性胰腺炎。

北柴胡 15 g	炒枳实 15 g	枯黄芩 10 g	生大黄 10 g^(后下)
姜半夏 10 g	炒白芍 30 g	生黄芪 15 g	大血藤 15 g
蒲公英 30 g	鬼箭羽 15 g	威灵仙 15 g	生蒲黄 10 g^(包煎)
生甘草 10 g			

三十九、肾炎水肿 1 号方

作用:治疗脾虚湿热之肾炎水肿。

生黄芪 30 g	茯苓 30 g	猪苓 10 g	炒白术 15 g
建泽泻 15 g	桂枝 10 g	薏苡仁 50 g	赤小豆 50 g
益母草 15 g	龙葵 30 g	猫须草 20 g	车前子 15 g^(包煎)
白花蛇舌草 30 g	生蒲黄 10 g^(包煎)		

四十、肾炎水肿 2 号方

作用:治疗脾肾阳虚、水湿内阻之肾炎水肿。

干姜 15 g	生黄芪 30 g	土茯苓 30 g	制附子 15 g(先煎)
炒白术 15 g	白芍 15 g	薏苡仁 30 g	赤小豆 30 g
益母草 15 g	泽兰 12 g	猫须草 20 g	白花蛇舌草 30 g
龙葵 30 g	巴戟天 15 g	车前子 15 g(包煎)	

四十一、肾结石方

作用:治疗湿热蕴结之肾结石。

石苇 30 g	冬葵子 20 g	瞿麦 15 g	车前子 20 g(包煎)
鸡内金 15 g	续断 10 g	怀牛膝 15 g	滑石 30 g(包煎)
薏苡仁 30 g	金钱草 30 g	叶下珠 20 g	猫须草 30 g

四十二、尿毒症方

作用:治疗湿热瘀阻之尿毒症。

黄连 6 g	枯黄芩 10 g	盐黄柏 10 g	生栀子 10 g
大黄 6 g	败酱草 30 g	蒲公英 30 g	白花蛇舌草 30 g
黄芪 30 g	土茯苓 30 g	蓬莪术 15 g	生蒲黄 15 g(包煎)
甘草 6 g	积雪草 30 g	猫须草 30 g	

四十三、尿浊方

作用:治疗下焦湿热之尿浊。

白头翁 15 g	川黄连 6 g	黄柏 12 g	蚕沙 15 g(包煎)
蛇床子 15 g(包煎)	草薢 15 g	秦皮 12 g	白花蛇舌草 30 g
石菖蒲 10 g	台乌药 10 g	甘草 6 g	

四十四、早泄方

作用:治疗肾气亏虚之早泄。

菟丝子 15 g	金樱子 15 g	芡实 15 g	覆盆子 15 g
生黄芪 20 g	益智仁 15 g	锁阳 15 g	女贞子 20 g
椿根皮 15 g	鸡冠花 10 g	甘草 6 g	五倍子 10 g

四十五、阳痿方

作用:治疗肾阳亏虚之阳痿。

仙茅 10 g	淫羊藿 10 g	巴戟天 15 g	阳起石 15 g^(先煎)
黄芪 15 g	女贞子 15 g	山茱萸 15 g	蛇床子 15 g^(包煎)
锁阳 15 g	鸡血藤 15 g	韭菜籽 30 g^(包煎)	

四十六、便秘 1 号方

作用:治疗阴虚水停之便秘。

玄参 30 g	麦冬 20 g	生地黄 20 g	广木香 10 g^(后下)
枳实 20 g	乌药 10 g	生白术 30 g	沉香 3 g^(后下)
莱菔子 30 g	杏仁 15 g	桃仁 15 g	火麻仁 15 g
莪术 10 g			

四十七、便秘 2 号方

作用:治疗气虚无力排便之便秘。

生白术 50 g	莱菔子 30 g	炙黄芪 30 g	炒枳实 30 g
川厚朴 15 g	桑白皮 15 g	肉苁蓉 15 g	葶苈子 15 g^(包煎)
火麻仁 15 g			

四十八、便秘 3 号方

作用:治疗气血亏虚之便秘。

炙黄芪 30 g	生白术 40 g	郁李仁 15 g	全当归 15 g
桑葚子 30 g	制首乌 15 g	肉苁蓉 15 g	火麻仁 15 g
炒枳实 20 g	柏子仁 20 g		

四十九、清肠方

作用：治疗脾胃湿热型泄泻。

葛根 30 g	川黄连 6 g	黄芩 10 g	鬼针草 30 g
茯苓 15 g	炒白术 10 g	桔梗 10 g	仙鹤草 30 g
炮姜 10 g	铁苋菜 30 g	甘草 10 g	

五十、理肠方

作用：治疗肝气乘脾型泄泻。

陈皮 10 g	炒白术 10 g	防风 10 g	炒白芍 30 g
柴胡 10 g	炒枳实 10 g	炮姜 10 g	仙鹤草 30 g
甘草 10 g	马齿苋 30 g		

五十一、八神汤

作用：治疗脾肾阳虚之久泻。

肉豆蔻 10 g	补骨脂 10 g	五味子 5 g	吴茱萸 5 g
云茯苓 15 g	淮山药 15 g	芡实 15 g	莲子肉 15 g
五倍子 10 g	仙鹤草 30 g	炮姜 10 g	炙甘草 10 g

五十二、久痢方

作用：治疗寒热错杂之久痢、久泻。

乌梅 12 g	细辛 5 g	炮姜 10 g	制附子 15 g [先煎]
黄柏 10 g	川黄连 6 g	当归 6 g	党参 15 g
大血藤 15 g	仙鹤草 30 g	黄芪 30 g	蒲黄 10 g [包煎]
木棉花 15 g	鸡冠花 12 g	椿皮 15 g	甘草 10 g

五十三、颈椎病方

作用:治疗气滞血瘀之颈椎病。

野葛根 30 g	鹿衔草 20 g	炙全蝎 5 g	一条根 15 g
鸡矢藤 15 g	穿山龙 15 g	海风藤 15 g	络石藤 15 g
山茱萸 12 g	炒白芍 30 g	生甘草 10 g	

五十四、腰痛 1 号方

作用:治疗气血亏虚之腰痛。

独活 10 g	桑寄生 15 g	秦艽 10 g	防风 10 g
细辛 5 g	熟地黄 15 g	川芎 10 g	当归 10 g
白芍 30 g	炒杜仲 30 g	锁阳 15 g	续断 15 g
牛膝 15 g	烫狗脊 15 g	黄芪 15 g	甘草 10 g

五十五、腰痛 2 号方

作用:治疗肾虚血瘀之腰痛。

续断 15 g	烫狗脊 15 g	炒杜仲 10 g	桑寄生 15 g
杜仲 30 g	巴戟天 15 g	山茱萸 12 g	女贞子 15 g
蜈蚣 2 条	鸡矢藤 15 g	穿山龙 15 g	一条根 15 g

五十六、湿热痹方

作用:治疗湿热痹阻之关节疼痛。

苍术 10 g	黄柏 10 g	川牛膝 15 g	薏苡仁 30 g
桂枝 10 g	知母 15 g	大血藤 15 g	生石膏 30 g(先煎)
泽泻 15 g	灵仙 15 g	忍冬藤 15 g	鸡矢藤 15 g
车前子 15 g(包煎)			

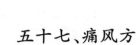
五十七、痛风方

作用：治疗湿热痹阻之痛风。

生石膏 50 g ^(先煎)	知母 15 g	桂枝 10 g	薏苡仁 30 g
川牛膝 15 g	苍术 10 g	黄柏 10 g	金钱草 30 g
威灵仙 15 g	泽泻 15 g	忍冬藤 15 g	鱼腥草 30 g
猫须草 30 g	甘草 10 g	路路通 15 g	

五十八、下肢静脉炎、静脉曲张方

作用：治疗下肢静脉曲张、静脉炎。

金银花 15 g	黑玄参 15 g	当归 10 g	水蛭 5 g
毛冬青 15 g	川牛膝 15 g	苍术 10 g	黄柏 10 g
大血藤 15 g	鸡血藤 15 g	甘草 10 g	

五十九、止汗方

作用：治疗阴虚火旺、卫表不固之自汗、盗汗。

当归 10 g	生黄芪 20 g	川黄连 6 g	黄芩 10 g
黄柏 10 g	生地黄 15 g	熟地黄 15 g	防风 10 g
炒白术 15 g	浮小麦 30 g	麻黄根 15 g	甘草 10 g
五倍子 10 g			

六十、消渴 1 号方

作用：治疗气阴两虚、湿热内蕴之消渴。

黄芪 20 g	淮山药 20 g	黄连 10 g	黄芩 10 g
黄柏 10 g	天花粉 30 g	麦冬 15 g	天冬 15 g
玉竹 20 g	红景天 15 g	菝葜 15 g	

六十一、消渴 2 号方

作用:治疗气阴两虚、瘀血内阻之消渴。

黄芪 20 g	山药 20 g	鸡血藤 20 g	山茱萸 15 g
熟地黄 20 g	桔梗 10 g	威灵仙 15 g	藤梨根 15 g
菝葜 15 g	玉竹 20 g	鬼箭羽 15 g	蓬莪术 15 g

六十二、通经 1 号方

作用:治疗肝郁气滞型闭经、月经后期、月经量少。

北柴胡 10 g	生白芍 15 g	当归 10 g	茯苓 15 g
炒白术 15 g	穿破石 15 g	姜黄 12 g	女贞子 15 g
淫羊藿 10 g	刘寄奴 15 g	桃仁 10 g	红花 10 g
益母草 15 g	制香附 10 g	甘草 10 g	

六十三、通经 2 号方

作用:治疗血虚血瘀、肝肾亏虚型闭经、月经后期、月经量少。

桃仁 10 g	红花 10 g	熟地黄 15 g	生白芍 15 g
当归 10 g	川芎 10 g	炙黄芪 20 g	潞党参 15 g
三棱 10 g	莪术 10 g	女贞子 20 g	淫羊藿 15 g
甘草 10 g	香附 10 g	益母草 15 g	

六十四、调经 1 号方

作用:治疗肝郁化火型月经先期、月经过多、崩漏。

丹皮 10 g	炒栀子 10 g	北柴胡 10 g	生白芍 15 g
当归 10 g	云茯苓 15 g	炒白术 12 g	鸡冠花 10 g
椿皮 15 g	苎麻根 15 g	仙鹤草 30 g	蒲黄炭 15 g^(包煎)
香附 10 g	益母草 15 g	生甘草 10 g	

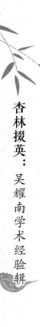
六十五、调经 2 号方

作用：治疗气血亏虚型月经先期、月经过多、崩漏。

人参 10 g (另煎)	黄芪 30 g	全当归 10 g	酒川芎 10 g
熟地黄 15 g	白芍 15 g	苎麻根 15 g	蒲黄炭 15 g (包煎)
续断 15 g	白及 10 g	益母草 20 g	阿胶 10 g (烊化)
仙鹤草 30 g	香附 10 g	三七粉 6 g (冲服)	

六十六、痛经 1 号方

作用：治疗肝郁气滞血瘀型痛经。

北柴胡 12 g	炒白芍 30 g	全当归 10 g	茯苓 15 g
炒白术 12 g	醋延胡索 15 g	川楝子 10 g	生蒲黄 10 g (包煎)
姜黄 12 g	两面针 15 g	五灵脂 10 g	薄荷 6 g (后下)
益母草 15 g	制香附 10 g	炙甘草 10 g	

六十七、痛经 2 号方

作用：治疗血虚血瘀型痛经。

黄芪 15 g	桃仁 10 g	红花 10 g	当归 10 g
川芎 12 g	熟地黄 15 g	白芍 30 g	莪术 15 g
延胡索 15 g	两面针 15 g	五灵脂 10 g	生蒲黄 10 g (包煎)
香附 10 g	益母草 15 g	炙甘草 10 g	

六十八、止带方

作用：治疗湿热带下。

炒白术 12 g	苍术 12 g	党参 10 g	蛇床子 15 g (包煎)
车前子 15 g (包煎)	白芍 15 g	柴胡 10 g	淮山药 15 g
炒荆芥 10 g	黄柏 10 g	白果 10 g	大血藤 15 g
椿根皮 15 g	鸡冠花 10 g	甘草 10 g	

六十九、催乳方

作用:治疗产后乳汁不足(一天一剂,连煎2次,把2次的药汤合在一起作为水,炖带蹄壳的约10厘米长猪前脚一段,吃猪脚,喝药汤)。

生黄芪15 g　　全当归10 g　　酒川芎12 g　　熟地黄20 g
生白芍15 g　　路路通15 g　　通草5 g　　　王不留行10 g^(包煎)

七十、乳房结节方

作用:治疗肝郁气滞、痰瘀内结之乳房结节。

北柴胡10 g　　姜黄15 g　　香附10 g　　浙贝母10 g
玄参15 g　　　茯苓30 g　　猫爪草15 g　　白花蛇舌草30 g
夏枯草10 g　　射干10 g　　石见穿15 g　　预知子15 g
生甘草6 g　　莪术15 g　　生牡蛎30 g^(先煎)

七十一、小儿健脾方

作用:治小儿脾胃虚弱之消化不良。

潞党参6 g　　炒白术6 g　　陈皮6 g　　云茯苓6 g
淮山药6 g　　莲子肉6 g　　芡实6 g　　蒲公英10
焦神曲10 g　　炒鸡内金10 g　　爵床10 g　　鸡矢藤10 g
炙甘草3 g

七十二、小儿腹痛1号方

作用:治小儿虫积腹痛。

广木香6 g^(后下)　　使君子6 g　　茯苓10 g　　炒白术10 g
盐陈皮6 g　　两面针6 g　　延胡索6 g　　鸡矢藤10 g
炒白芍6 g　　蒲公英10 g　　甘草3 g

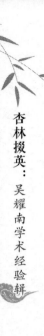

七十三、小儿腹痛2号方

作用:治小儿腹腔淋巴结肿大之腹痛。

潞党参6g	云茯苓6g	炒白术6g	两面针6g
延胡索6g	蒲公英10g	浙贝母6g	生牡蛎15g(先煎)
黑玄参6g	石见穿6g	凤凰衣6g	生甘草3g

七十四、小儿风疹方

作用:治小儿外感风热之风疹。

金银花6g	连翘6g	淡竹叶6g	蝉蜕3g
荆芥6g	防风6g	板蓝根6g	薄荷6g(后下)
僵蚕6g	茯苓10g	蒲公英15g	甘草6g

七十五、痤疮方

作用:治脾胃湿热之痤疮。

金银花15g	防风10g	白芷10g	全当归10g
白芍药10g	陈皮10g	浙贝母10g	天花粉15g
醋乳香6g	醋没药6g	莪术10g	皂角刺10g
土茯苓30g	生甘草10g	紫花地丁30g	

七十六、荨麻疹方

作用:治血虚血热之荨麻疹。

荆芥10g	防风10g	桃仁10g	红花10g
当归10g	川芎10g	熟地黄15g	白芍15g
蝉蜕5g	僵蚕10g	甘草10g	薄荷10g(后下)

七十七、皮肤湿疹方

作用:治湿疹。

生麻黄 10 g　　苦杏仁 10 g　　薏苡仁 30 g　　薄荷 10 g^(后下)

杠板归 15 g　　千里光 15 g　　白鲜皮 15 g　　蛇床子 15 g^(包煎)

土茯苓 15 g　　蒲公英 30 g　　生甘草 6 g

七十八、贫血方

作用:治气血亏虚之各种贫血。

黄芪 30 g　　党参 15 g　　当归 10 g　　川芎 10 g

生白芍 15 g　　熟地黄 15 g　　桃仁 10 g　　红花 10 g

桑葚子 10 g　　鸡血藤 15 g　　巴戟天 15 g　　锁阳 15 g

枸杞子 15 g　　女贞子 15 g　　山茱萸 10 g

七十九、脑瘤方

作用:对脑瘤术后属痰浊瘀阻者有一定的辅助治疗作用。

茯苓 30 g　　陈皮 10 g　　法半夏 12 g　　胆南星 10 g

僵蚕 10 g　　川芎 15 g　　石菖蒲 10 g　　藤梨根 30 g

全蝎 5 g　　红花 10 g　　鬼箭羽 15 g　　预知子 15 g

莪术 15 g　　白花蛇舌草 30 g　　石见穿 15 g

八十、鼻咽癌方

作用:对鼻咽癌放疗后患者有一定的辅助治疗作用。

沙参 15 g　　麦冬 15 g　　天冬 15 g　　天花粉 30 g

石斛 10 g　　玉竹 15 g　　苍耳子 10 g　　辛夷 10 g^(后下,包煎)

黄芪 30 g　　茯苓 15 g　　炒白术 12 g　　白花蛇舌草 30 g

白芷 15 g　　大枣 15 g　　莪术 15 g　　鹅不食草 10 g

八十一、喉癌方

作用:对喉癌术后、放疗后、化疗后患者有一定的辅助治疗作用。

射干 10 g　　夏枯草 10 g　　山豆根 6 g　　马勃 3 g^(包煎)

牛蒡子 10 g　　胖大海 6 g　　罗汉果 1 粒　　白花蛇舌草 30 g

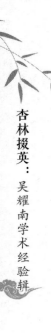

黄芪 20 g	预知子 15 g	藤梨根 30 g	鬼箭羽 15
沙参 15 g	凌霄花 15 g	蓬莪术 15 g	

八十二、甲状腺癌方

作用：对甲状腺癌术后、化疗后患者有一定的辅助治疗作用。

黄药子 6 g	重楼 6 g	射干 10 g	夏枯草 10 g
浙贝母 10 g	玄参 10 g	莪术 15 g	生牡蛎 50 g（先煎）
鬼箭羽 15 g	柴胡 10 g	郁金 15 g	白花蛇舌草 30 g
预知子 15 g	青皮 10 g	甘草 10 g	

八十三、肺癌方

作用：对肺癌术后、放疗后、化疗后属气虚痰浊瘀阻患者有一定的辅助治疗作用。

百合 20 g	炙百部 10 g	浙贝母 10 g	生牡蛎 50 g（先煎）
玄参 15 g	法半夏 12 g	胆南星 10 g	卷柏 15 g
藤梨根 30 g	鬼箭羽 15 g	半枝莲 30 g	莪术 15 g
生黄芪 30 g	炒白术 12 g	白茯苓 15 g	

八十四、乳癌方

作用：对乳腺癌术后、放疗后、化疗后属气郁气虚、痰浊瘀阻患者有一定的辅助治疗作用。

北柴胡 10 g	姜黄 15 g	香附 10 g	川芎 12 g
浙贝母 10 g	玄参 10 g	射干 10 g	甘草 10 g
夏枯草 10 g	莪术 15 g	黄芪 20 g	白花蛇舌草 30 g
石见穿 15 g	茯苓 20 g	预知子 15 g	牡蛎 50 g（先煎）

八十五、胃癌 1 号方

作用：对胃癌术后、化疗后，或胃癌前病变属脾胃虚寒、气滞血瘀者有一定的辅助治疗作用。

黄芪 30 g	桂枝 10 g	炒白芍 15 g	紫丹参 15 g
莪术 15 g	炒白术 15 g	藤梨根 30 g	砂仁 10 g^(后下)
黄精 20 g	龙葵 30 g	鬼箭羽 15 g	白花蛇舌草 30 g
甘草 10 g	卷柏 5 g	预知子 15 g	

八十六、胃癌 2 号方

作用:对胃癌术后、化疗后,或胃癌前病变属脾虚湿热血瘀者有一定的辅助治疗作用。

黄芪 30 g	茯苓 30 g	炒白术 20 g	薏苡仁 30 g
黄芩 10 g	栀子 10 g	大血藤 15 g	生蒲黄 10 g^(包煎)
莪术 15 g	预知子 15 g	藤梨根 30 g	鬼箭羽 15 g
甘草 6 g	凤尾草 30 g	半枝莲 30 g	

八十七、肝癌方

作用:对肝癌术后、化疗后属肝胆湿热、气虚血瘀者有一定的辅助治疗作用。

生黄芪 30 g	炒白术 12 g	茯苓 15 g	白毛藤 30 g
仙鹤草 30 g	马鞭草 20 g	郁金 15 g	威灵仙 15 g
田基黄 30 g	预知子 15 g	白芍 15 g	藤梨根 15 g
鬼箭羽 15 g	莪术 15 g	凤尾草 30 g	白花蛇舌草 30 g

八十八、肠癌方

作用:对肠癌术后、化疗后属气虚血瘀者有一定的辅助治疗作用。

生黄芪 30 g	炒白术 12 g	白茯苓 15 g	菝葜 20 g
败酱草 30 g	鬼针草 30 g	大血藤 30 g	莪术 15 g
预知子 15 g	藤梨根 30 g	鬼箭羽 15 g	甘草 10 g

八十九、宫颈癌方

作用:对宫颈癌术后、放疗后、化疗后属脾虚湿热血瘀的患者有一定的辅

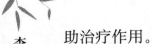

助治疗作用。

生黄芪 30 g	炒白术 12 g	薏苡仁 30 g	白毛藤 30 g
大血藤 15 g	益母草 15 g	败酱草 30 g	蛇床子 15 g^(包煎)
藤梨根 30 g	鬼箭羽 15 g	蓬莪术 15 g	白花蛇舌草 30 g

九十、癌症骨转移方

作用：对癌症骨转移有一定的辅助治疗作用。

黄芪 50 g	炒白术 15 g	山茱萸 15 g	巴戟天 15 g
锁阳 15 g	川续断 15 g	骨碎补 15 g	补骨脂 15 g
熟地黄 30 g	烫狗脊 15 g	藤梨根 30 g	白花蛇舌草 50 g
卷柏 15 g	鬼箭羽 15 g	预知子 15 g	一条根 15 g

第四章

医 案

第一节 头 痛

【医案】

初诊:2019 年 11 月 6 日。

患者:陈某某,女,45 岁,工人。

主诉:反复头痛 2 年余,再发 2 天。

病史:患者平素性情急躁,2 年前因与家人吵架后出现左侧头痛,此后每每于情绪激动时头痛发作或加重,虽经服药、推拿、针灸等多方治疗,症状有所改善,但仍反复发作。近 2 天因情志不畅,左侧头痛再次发作,自服"头痛片"(具体不详),只能缓解几个小时,随后又发,故求诊我院。

末次月经:2019 年 10 月 25 日,色暗红,夹血块,量少,无痛经。

辅助检查:头颅 MRI 未见明显异常,血压 130/82 mmHg。

症状:左侧头痛,胀痛欲裂,心烦易怒,夜难入眠,腰酸耳鸣,口干口苦,面红目赤,小便短赤,大便正常;舌质暗红,舌苔黄厚,脉弦数。

诊断:头痛(偏头痛)。

辨证:肝阳上亢、瘀血阻络。

治法:平肝潜阳、活血通络。

处方：头痛2号方。

天麻 10 g	平滑钩藤 15 g(后下)	栀子 10 g	石决明 30 g(先煎)
黄芩 10 g	桑寄生 15 g	夜交藤 30 g	川芎 15 g
全蝎 5 g	山埔姜 15 g	益母草 15 g	茯神 15 g
白芍 30 g	广郁金 15 g	生甘草 10 g	

7 剂

煎服法：每日1剂，煎2次，每次加水淹过中药平面，煎至200 mL，早晚温服。

二诊（2019年11月13日）：患者服药后症状较前改善，头胀痛减轻，腰酸已除，仍夜难入寐；舌晦红，苔薄黄，脉弦数；自测血压波动在（115～125）/（80～85）mmHg。药已中病，上方去桑寄生，加贯叶金丝桃20 g，再服半个月，处方如下：

天麻 10 g	川芎 15 g	栀子 10 g	石决明 30 g(先煎)
黄芩 10 g	茯神 15 g	夜交藤 30 g	平滑钩藤 15 g(后下)
山埔姜 15 g	全蝎 5 g	白芍 30 g	贯叶金丝桃 20 g
益母草 15 g	广郁金 15 g	生甘草 10 g	

14 剂

煎服法：同前。

三诊（2019年11月27日）：患者头痛已愈，血压均在正常范围内，以上方为基础，酌情对症加减用药，继续治疗2周，诸症悉除。

随访半年，头痛未见复发。

【按语】头痛在临床上极为常见，《内经》称其为"脑风""首风"，如"风气循风府而上，则为脑风……新沐中风，则为首风。"《素问·方盛衰论篇》曰："气上不下，头痛巅疾。"本案患者平素情志不遂，肝郁化火，上扰清窍，故发为头痛；肝郁化火，火扰心神，则夜难入眠；心烦急躁，口干口苦；日久耗伤阴血，肝肾同源，肝血不足，肾精亦亏，不能养腰充耳，故见腰酸耳鸣；阳亢上冲，气血郁于面部，则面红；苔黄腻、脉弦数乃肝阳上亢之征；久病入络，舌质暗红为瘀血阻络之象。综上所述，辨其证为肝阳上亢、瘀血阻络之头痛；治宜平肝潜阳、活血通络，投以头痛方（属肝阳上亢者）。

本方是吴耀南教授的临床经验方，方中以古方"天麻钩藤饮"为基础，加上临床经验用药而成，旨在平肝潜阳、息风活血、通络止痛。

天麻钩藤饮出自胡光慈的《杂病证治新义》，方中天麻甘平，专入足厥阴肝经，功擅平肝熄风，《本草纲目》云其善治"风虚眩晕头痛"；钩藤甘凉，既能平肝风，又能清肝热，《本草正义》云"此物轻清而凉，能泄火，能定风"。二药合用，可增平肝熄风之力，共为君药。臣以石决明咸平入肝、重镇潜阳、凉肝除热，《医学衷中参西录》云："石决明……为凉肝镇肝之要药，为其能凉肝兼能镇肝，故善治脑中充血作疼作眩晕，因此证多系肝气、肝火挟血上冲也。"肝阳上亢，故配栀子、黄芩以苦寒降泄，清热泻火，使肝经火热得以清降而不致上扰；益母草行血，滑利下行，有利肝阳平降；川芎为"血中之气药"，性善疏通，活血行气，能"上行头目，下行血海，能散肝经之风，治少阳厥阴经头痛及血虚头痛之圣药也"，现代临床药理研究表明，其具有改善微循环的作用；郁金既能活血止痛，又能行气解郁，《本草经疏》称其为"血中之气药"。三药相合，有"治风先治血，血行风自灭"之理。桑寄生补益肝肾、扶正固本；茯神、夜交藤安神定志，以治失眠；白芍养血补肝、缓急止痛；患者头痛日久，故加用全蝎，可通络止痛；山埔姜性温，味微辛、苦，归肝、肺经，有祛风去湿、解暑利尿的功效，闽南民间常用此药治疗伤暑头痛、妇人产后头风头痛；甘草与白芍合成"芍药甘草汤"，可缓急止痛，又能调和诸药。

二诊时，患者腰酸已除，但仍夜难入寐，故上方去桑寄生，加贯叶金丝桃。贯叶金丝桃性寒，味辛，归肝经，具有疏肝解郁、清热利湿、消肿通乳的功效，主治肝气郁结、情志不畅、心情郁闷、关节肿痛、吐血、崩漏、痛经、乳痈等。现代药理研究表明，贯叶金丝桃能提高夜间褪黑素的水平，有助于调整昼夜节律、改善睡眠，对中枢神经亦有松弛作用，还有抗忧郁、抗衰老等作用。

三诊时，患者头痛已愈，其余症状较前显著好转，故守原方以巩固疗效。

第二节 眩 晕

【医案】

初诊：2008 年 10 月 9 日。

患者：王某某，女，35 岁，教师。

主诉：反复眩晕 4 年余，再发 3 天。

病史：患者 4 年来反复出现眩晕，经常因劳累过度而发，曾求诊过中医和西医，经治疗后症状可缓解，但仍反复发作。3 天前劳累后出现头晕目眩，如坐舟车，恶心呕吐，闭目不敢改变体位。2008年10月6日就诊于厦门××医院，血压121/75 mmHg，头颅CT未见明显异常，予口服甲磺酸倍他司汀片（敏使朗）等治疗，症状无改善，故求诊我院。

末次月经：2008年9月25日，正常。

症状：头晕目眩，如坐舟车，恶心呕吐，痰多色白，食欲不振，神疲乏力，大便溏薄；舌质淡晦，舌苔白腻，脉象弦滑。

诊断：眩晕（眩晕症）。

辨证：痰浊瘀阻。

治法：健脾化痰、活血息风。

处方：眩晕1号方。

姜半夏12 g	炒白术15 g	天麻10 g	泽泻15 g
平滑钩藤15 g^(后下)	白僵蚕10 g	川芎15 g	生牡蛎30 g^(先煎)
蒲公英30 g	全蝎5 g	甘草10 g	

7剂

煎服法：每日1剂，煎2次，每次加水淹过中药平面，煎至200 mL，早晚温服。

二诊（2008年10月16日）：患者服药第3天症状就有所改善，眩晕减轻，不再呕吐，痰涎减少，但仍食欲不振，且大便溏薄，一日二行；上方去生牡蛎，加焦神曲15 g、炮姜10 g，处方如下：

姜半夏12 g	炒白术15 g	天麻10 g	泽泻15 g
平滑钩藤15 g^(后下)	白僵蚕10 g	全蝎5 g	川芎15 g
蒲公英30 g	焦神曲15 g	炮姜10 g	甘草10 g

7剂

煎服法：同前。

三诊（2008年10月23日）：患者眩晕已除，诸症平顺，纳可寐安，精力好转，舌质淡晦，舌苔薄白，脉象弦滑；守上方继续治疗2周，眩晕告愈，未再发作。

【按语】《丹溪心法·头眩》曰："头眩，痰挟气虚并火，治痰为主，挟补气药及降火药。无痰则不作眩，痰因火动，又有湿痰者，又有火痰者。"

《医学正传》提出"血瘀致眩"的论点，书中指出："外有因呕血而眩晕者，胸中有死血迷闭心窍而然。"

患者头晕目眩，如坐舟车，恶心呕吐，痰多色白，舌苔白腻，脉象弦滑，为痰浊内蕴之征;痰浊内蕴,阻碍气血运行,久病入络,可致痰瘀互结;舌质晦暗乃瘀血阻络之象;纳少、便溏、舌淡、苔白则表明有久病脾虚。综上所述,辨其证为痰浊瘀阻之眩晕,治宜健脾化痰、活血息风,投以眩晕方(属痰浊内蕴者)。

本方是吴耀南教授的临床经验方,方中以古方"半夏白术天麻汤""泽泻汤"为基础,再加临床经验用药而成,用于治疗痰浊瘀阻之眩晕、头痛。

半夏白术天麻汤出自《医学心悟》,具有息风化痰、健脾祛湿的作用,可用于治疗风痰上扰所致头晕、头痛。

泽泻汤出自《金匮要略》:"心下有支饮,其人苦冒眩,泽泻汤主之。"主治饮停心下、头目眩晕、胸中痞满、咳逆水肿等。方中加入钩藤,有息风止痉、清热平肝的功效,擅治头痛眩晕;僵蚕、全蝎息风止痉、化痰散结、通络祛瘀;川芎具有祛风止痛、行气活血的功效,为治疗头痛、头晕之要药;生牡蛎软坚化痰、平肝潜阳;痰瘀郁久化热,故加蒲公英以清热散结;甘草调和诸药。理法得当,方药对症,故奏良效。

第三节　鼻鼽

【医案】

初诊:2016年1月23日。

患者:朱某某,女,17岁,学生。

主诉:反复鼻塞流涕3年,再发1周。

病史:患者3年前感冒后出现鼻塞流涕反复发作,曾多次求诊西医耳鼻喉科,予抗过敏等西药治疗,症状可改善,但不能根治,反复发作,故转诊中医。

末次月经:2016年1月14日,正常。

症状:鼻塞流涕,鼻涕清稀,晨起喷嚏,倦怠乏力,怕冷肢凉,动则自汗,纳可寐差,大便溏薄;舌质淡红,边有齿痕,舌苔薄白,脉弦细弱。

诊断:鼻鼽(过敏性鼻炎)。

辨证:脾气虚弱、肺失宣降。

治法:健脾益气、宣肺通窍。

处方：鼻鼽方。

生黄芪15 g	炒白术10 g	防风10 g	桑白皮10 g
地骨皮10 g	薏苡仁30 g	白芷10 g	鹅不食草10 g
鱼腥草30 g	苍耳子10 g	甘草10 g	辛夷花10 g ^(后下,包煎)

7剂

煎服法：每日1剂，煎2次，每次加水淹过中药平面，煎至200 mL，早晚温服。

二诊（2016年1月30日）：患者服药后症状显著改善，鼻塞、流涕、喷嚏明显减轻，自汗亦轻，大便正常；以上方为基础，随症略有加减，继续治疗1个多月，鼻炎治愈，未再复发。

【按语】王冰曰："涕下不止，如彼水泉，故曰鼻渊。"患者鼻塞流涕，鼻涕清稀，属鼻鼽范畴。《脾胃论》云："脾胃虚则九窍不通。"《证治汇补》云："鼻塞久不愈者，亦有内伤肺胃，清气不能升，非尽外感也。"患者晨起喷嚏，鼻涕清稀，倦怠乏力，怕冷肢凉，动则自汗，属脾气虚弱、肺失宣降、鼻窍不通，故辨其证为脾气虚弱、肺失宣降之鼻鼽，治宜健脾益气、宣肺通窍，投以鼻鼽方。

鼻鼽方为吴耀南教授的临床经验方，以古方"玉屏风散""泻白散"加上临床经验用药而成。

玉屏风散出自《究原方》，录自《医方类聚·卷一百五十·诸虚门》，有健脾益气、固表护卫之功。"肺开窍于鼻"，肺失宣降，则鼻窍不通，治疗鼻塞、流涕、喷嚏必须宣降肺气，故方中加入泻白散。

泻白散出自《小儿药证直诀》，有清泻肺热、宣发肺气之用，肺气宣降，则鼻窍自通。方中以薏苡仁易粳米，可加强健脾祛湿的功效以消除鼻涕。白芷、苍耳子、辛夷均为治疗鼻窍不通、鼻鼽流涕的要药。鹅不食草性温，味辛、辣，归肺经，具有通鼻窍、散风寒、散瘀肿、止咳嗽的功效，主治风寒头痛、鼻窍不通、鼻渊流涕、咳嗽痰多等，尤其对鼻炎疗效显著。但是，某些人服用鹅不食草会胃痛，而煎药时加3～5个红枣即可消除胃痛。诸药合用，扶正祛邪，标本兼治，故疗效显著。

第四节 口 糜

【医案】

初诊:2016 年 7 月 13 日。

患者:王某某,男,37 岁,工人。

主诉:反复口腔溃疡 1 月余。

病史:患者身体素健,平素喜食辛辣煎炸之品,1 个月前口腔及舌头出现多处溃疡,虽多次求医,但经治疗后症状没有明显改善,仍反复发作。

症状:口糜舌溃,牙龈红肿,心烦口臭,食欲不振,夜寐不安,口干咽干,大便干结,小便短黄;舌红,苔少,脉象弦数。

诊断:口糜(口腔黏膜溃疡)。

辨证:胃火炽盛,灼伤胃阴。

治法:清热泻下、滋阴降火、生肌敛疮。

处方:口糜方。

生石膏 30 g (先煎)	熟地黄 15 g	知母 12 g	麦冬 10 g
生蒲黄 10 g (包煎)	淮牛膝 10 g	黄柏 10 g	五倍子 6 g (包煎)
海螵蛸 15 g	生白术 30 g	白及 15 g	生甘草 10 g
凤凰衣 10 g			

7 剂

煎服法:每日 1 剂,煎 2 次,每次加水淹过中药平面,煎至 200 mL,早晚温服。

二诊(2016 年 7 月 20 日):患者服药后,口糜舌溃明显改善,大便正常,纳可寐安;守原方,并以炒白术易生白术,处方如下:

生石膏 30 g (先煎)	熟地黄 15 g	知母 12 g	麦冬 10 g
生蒲黄 10 g (包煎)	淮牛膝 10 g	黄柏 10 g	五倍子 6 g (包煎)
凤凰衣 10 g	炒白术 15 g	白及 15 g	生甘草 10 g
海螵蛸 15 g			

7 剂

煎服法:同前。

三诊(2016 年 7 月 27 日)：患者服药后，口糜舌溃已愈，大便正常，纳可寐安；守原方，去生石膏，加炙黄芪 20 g，处方如下：

炙黄芪 20 g	熟地黄 15 g	知母 12 g	生蒲黄 10 g(包煎)
麦冬 10 g	淮牛膝 10 g	黄柏 10 g	五倍子 6 g(包煎)
凤凰衣 10 g	炒白术 15 g	白及 15 g	生甘草 10 g
海螵蛸 15 g			

7 剂

煎服法：同前。

四诊(2016 年 8 月 3 日)：患者诸症平顺，纳可寐安，二便正常，病已治愈；以上方为基础酌情对症加减，继续治疗 2 周以巩固疗效。

【按语】《医宗金鉴·杂病心法要诀·口舌证治》曰："口舌生疮糜烂，名曰'口糜'，乃心脾二经蕴热深也。"

《杂病源流犀烛·口齿唇舌病源流》曰："脏腑积热则口糜，口糜者，口疮糜烂也……阴亏火旺亦口糜。"

患者的口糜舌溃属中医"口糜"，因其正值青壮年，气血俱盛，平素又喜食辛辣厚味之品，致胃火炽盛上熏，故见口舌生疮、牙龈红肿、口臭便秘；胃火炽盛，耗伤阴津，则见口干咽干、大便干结、小便短黄、舌红苔少。辨其证为胃火炽盛，灼伤胃阴之口糜，故治宜清热泻下、滋阴降火、生肌敛疮，投以口糜方。

口糜方为吴耀南教授的临床经验方，以古方玉女煎为基础加上临床经验用药而成。

玉女煎出自《景岳全书》，张景岳评价玉女煎治疗"水亏火盛，六脉浮洪滑大，少阴不足，阳明有余，烦热干渴，头痛牙疼，失血等证如神。"方中生石膏、知母滋阴清热，清泻胃火；怀牛膝引火下行；熟地黄、麦冬滋阴生津；生蒲黄、白及、五倍子、凤凰衣、海螵蛸五药合用以生肌敛疮，助疮面愈合；"脾主肌肉"，欲生肌愈溃则必须健脾，故加生白术以健脾益气、润脾通便；生甘草既能清热解毒，又可调和诸药，与生白术共用，可防止寒凉之品伤胃。全方共奏清泻胃火、滋阴降火、生肌敛疮的功效，标本兼顾，配伍精当，故获佳效。

二诊时，患者口糜舌溃明显改善，大便正常，故守原方，以炒白术易生白术。

三诊时，患者口糜舌溃已愈，诸症平顺，遵"脾主肌肉"之古训，守原方，去生石膏，加入炙黄芪，以增强健脾的作用，生肌愈溃，巩固疗效。

第五节 瘰 疬

【医案】

初诊：2014 年 3 月 18 日。

患者：谢某某，女，28 岁，护士。

主诉：两侧颈前硬核 1 月余。

病史：患者平素性情抑郁焦虑、急躁易怒，1 个月前感冒后两侧颈前出现数个硬核，逐渐增大，压之微痛；2014 年 3 月 9 日行彩色多普勒超声检查，结果示"双颈部见多发淋巴结，大小不等，左侧大者约 1.12 cm×0.75 cm、0.85 cm×0.63 cm、0.55 cm×0.44 cm，右侧大者约 1.22 cm×0.53 cm、0.64 cm×0.36 cm，呈圆球状或椭圆形。淋巴结边界清楚，结构正常，实质回声均匀，未见明显异常彩色血流信号"。

末次月经：2014 年 3 月 9 日，周期及经色、经量正常，经前乳房胀痛。

症状：颈前硬核，数个串生，晨起痰黄，纳食尚可，夜寐不安，心烦焦虑，急躁易怒，胸闷叹息，口干口苦，大便较干，小便色黄；舌质晦红，舌苔黄厚，脉象弦数。

诊断：瘰疬（颈部淋巴结肿大）。

辨证：肝郁化火、痰瘀内阻。

治法：清肝火、化痰瘀、散结肿。

处方：瘿瘤瘰疬痰核方。

浙贝母 10 g	玄参 15 g	茯苓 15 g	生牡蛎 30 g^(先煎)
法半夏 10 g	陈皮 10 g	炒枳实 15 g	竹茹 15 g
夏枯草 10 g	射干 10 g	石见穿 15 g	僵蚕 10 g
蒲公英 30 g	莪术 15 g	生甘草 6 g	

14 剂

煎服法：每日 1 剂，煎 2 次，每次加水淹过中药平面，煎至 200 mL，早晚温服。

二诊（2014 年 4 月 1 日）：患者服药后症状有所改善，晨起痰少，口干

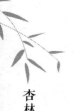

口苦减轻,二便正常,颈前硬核压痛减轻,但仍心烦焦虑、急躁易怒、胸闷叹息,舌质晦红,舌苔黄厚,脉象弦数;上方去陈皮、竹茹,加柴胡 10 g、郁金 10 g 以增强疏肝解郁的功效,处方如下:

浙贝母 10 g	玄参 15 g	茯苓 15 g	生牡蛎 30 g (先煎)
法半夏 10 g	枳实 15 g	北柴胡 10 g	郁金 15 g
夏枯草 10 g	射干 10 g	石见穿 15 g	僵蚕 10 g
蒲公英 30 g	莪术 15 g	生甘草 6 g	

14 剂

煎服法:同前。

三诊(2014 年 4 月 15 日):患者服药后症状明显改善,自觉颈前硬核压之较软,其余诸症平顺;舌晦红,苔薄黄,脉象弦。药已中病,守原方加鬼箭羽 15 g 以增强祛瘀、通络、散结的功效,处方如下:

浙贝母 10 g	玄参 15 g	茯苓 15 g	生牡蛎 30 g (先煎)
法半夏 10 g	枳实 15 g	北柴胡 10 g	郁金 15 g
夏枯草 10 g	射干 10 g	石见穿 15 g	僵蚕 10 g
蒲公英 30 g	莪术 15 g	鬼箭羽 15 g	甘草 6 g

14 剂

煎服法:同前。

四诊(2014 年 4 月 29 日):患者服药后症状显著改善,颈前硬核缩小,纳可,便调,寐安,舌红,苔薄,脉弦;以上方为基础,酌情加减用药,继续治疗 1 个月,颈前硬核消失。

患者于 2014 年 6 月 17 日复查彩色多普勒超声检查示"双侧颈部未见明显异常淋巴结回声"。

【按语】患者颈前硬核,数个串生,属瘰疬范畴。《扁鹊心书·瘰疬》曰:"此证由忧思恼怒而成,盖少阳之脉,循胁绕颈环耳,此即少阳肝胆之气郁结而成。"患者平素性情抑郁,致肝气郁结,故见急躁易怒、心烦焦虑、胸闷叹息;肝郁化火,灼伤津液,故见口干口苦、大便较干、小便色黄、舌质晦红、舌苔黄厚、脉象弦数;津灼成痰,故见晨起痰黄;痰积日久,气结不行,脉络阻滞,瘀血内生,痰瘀互结,阻于颈前,故见颈前硬核,数个串生。辨其证为肝郁化火、痰瘀内阻之瘰疬,治宜清肝火、化痰瘀、散结肿,投以瘿瘤瘰疬痰核方。

瘿瘤瘰疬痰核方为吴耀南教授的临床经验方,以古方"消瘰丸""温胆汤"为基础,再加上临床经验用药而成。

消瘰丸出自《医学心悟》,方中玄参清热滋阴、凉血散结;牡蛎软坚散结;

贝母清热化痰。三药合用,可使阴复热除、痰化结散,则瘰疬自消。

温胆汤出自《三因极一病证方论》,本方是为胆胃不和、痰热内扰而设。方中半夏化痰散结、降逆和胃;竹茹清胆和胃、止呕除烦;枳实消胀祛痰、消散结块;陈皮理气化痰,使气顺痰消;茯苓健脾渗湿,使湿无所聚,痰源自除;夏枯草清肝泻火、解毒散结,对瘰疬痰核等有很好的疗效;射干清热解毒、祛痰利咽、消瘀散结,主治喉痹咽痛、痰火郁结、瘰疬结核、疟母癥瘕等;莪术行气活血、破瘀消积;蒲公英清热解毒、消肿散结;僵蚕祛风解痉、化痰散结,能治瘰疬结核;预知子疏肝理气、软坚散结、活血止痛、通利小便,主治痰核痞块、瘿瘤等;石见穿活血化瘀、清热利湿、散结消肿,主治瘰疬、乳痈、湿热黄疸、月经不调、痛经、闭经、带状疱疹、跌打瘀肿等。诸药合用,有清肝火、化痰瘀、散结肿之功效,故对瘰疬有很好的疗效。

二诊时去陈皮、竹茹,加入柴胡、郁金,加强了疏肝解郁的功效,症状明显改善;三诊时加鬼箭羽,增强了祛瘀、通络、散结的功效,颈前硬核缩小;酌情加减用药继续治疗1个月,颈前硬核消失。

第六节　痰　核

【医案】

初诊:2021年12月30日。

患者:叶某某,女,64岁,农民。

主诉:两侧腋窝硬核3月余。

病史:患者平素性情急躁易怒,经常因家庭琐事与家人争吵,4个月前发现两侧腋窝出现数个硬核,逐渐增大,压之疼痛。2021年9月14日于厦门××医院做彩色多普勒超声检查,结果:"双侧乳腺回声不均,结构紊乱,右侧乳腺内可见多个结节,较大者如下:右乳8点距乳头24 mm,大小约8 mm×4 mm,内部为实性,呈低回声,形态为椭圆形,呈平行生长,边缘完整,未见微小钙化,CDFI显示可见血流信号(BI-RADS:Ⅲ类);右乳10点距乳头34 mm,大小约8 mm×4 mm,内部为囊性,呈无回声,形态为椭圆形,呈平行生长,边缘完整,未见微小钙化,CDFI显示未见血流信号(BI-RADS:Ⅱ类)。双侧腋下见多个淋巴结,较大者分别约13 mm×

5 mm（左）、10 mm×4 mm（右），形态为椭圆形，边界清楚，可见淋巴门回声结构，有包膜，CDFI 显示淋巴门型不丰富血流信号。双侧锁骨下未见明显异常肿大的淋巴结回声。超声提示：1. 右侧乳腺多发结节；2. 双侧腋下淋巴结可见。"经中西药治疗 3 个多月，症状无改善，遂求诊我处。2021 年 12 月 30 日于我院行彩色多普勒超声检查，结果："双侧乳腺回声不均，结构紊乱，可见多个结节，较大者如下：右乳 8 点距乳头 33 mm，大小约 8 mm×5 mm，内部为实性，呈低回声，形态为椭圆形，呈平行生长，边缘完整，未见微小钙化，CDFI 显示可见血流信号（BI-RADS：Ⅲ类）。右乳 10 点距乳头 41 mm，大小约 8 mm×5 mm，内部为囊性，呈无回声，形态为椭圆形，呈平行生长，边缘完整，未见微小钙化，CDFI 显示未见血流信号（BI-RADS：Ⅱ类）。左乳腺内可见一个结节，10 点距乳头 28 mm，大小约 5 mm×1 mm，内部为囊性，呈无回声，形态为椭圆形，呈平行生长，边缘完整，未见微小钙化，CDFI 显示未见血流信号（BI-RADS：Ⅱ类）。双侧腋下见多个淋巴结，较大者大小分别约 12 mm×7 mm（左）、14 mm×5 mm（右），形态为椭圆形，边界清楚，可见淋巴门回声结构，有包膜，CDFI 显示淋巴门型不丰富血流信号，双侧锁骨下未见明显异常肿大的淋巴结回声。超声提示：1. 双侧乳腺结节，右乳多发；2. 双侧腋下淋巴结可见。"

症状：腋下硬核，按之疼痛，两胁胀痛，纳可寐差，心烦焦虑，急躁易怒，胸闷叹息，口干口苦，尿黄便干；舌质晦红，舌苔黄厚，脉象弦数。

诊断：痰核（腋下淋巴结肿大）。

辨证：肝郁化火、痰瘀内阻。

治法：清肝火、化痰瘀、散结肿。

处方：瘿瘤瘰疬痰核方。

浙贝母 10 g	玄参 10 g	竹茹 10 g	生牡蛎 30 g（先煎）
夏枯草 10 g	僵蚕 10 g	石见穿 15 g	茯苓 15 g
法半夏 10 g	陈皮 10 g	预知子 10 g	枳实 15 g
蒲公英 30 g	莪术 15 g	生甘草 6 g	

14 剂

煎服法：每日 1 剂，煎 2 次，每次加水淹过中药平面，煎至 200 mL，早晚温服。

二诊(2022年1月13日):患者服药后症状改善,腋下硬核压痛减轻,自摸似有所缩小,胸闷胁痛缓解,夜寐改善,二便正常;舌晦红,苔薄黄,脉弦数。药已中病,效不更方,原方加鬼箭羽以增强祛瘀、通络、散结的功效,处方如下:

浙贝母10 g	玄参10 g	竹茹10 g	生牡蛎30 g^(先煎)
夏枯草10 g	僵蚕10 g	石见穿15 g	茯苓15 g
法半夏10 g	陈皮10 g	预知子10 g	枳实15 g
蒲公英30 g	莪术15 g	鬼箭羽15 g	生甘草5 g
			14剂

煎服法:同前。

患者2022年3月28日于我院复查彩色多普勒超声,结果:"双侧乳腺回声不均,结构紊乱,右侧乳腺内可见多个结节,较大者如下:右乳8点距乳头26 mm,大小约8 mm×4.5 mm,内部为实性,呈低回声,形态为椭圆形,呈平行生长,边缘完整,未见微小钙化,CDFI显示可见血流信号(BI-RADS:Ⅲ类)。右乳10点距乳头41 mm,大小约9 mm×4.5 mm,内部为囊性,呈无回声,形态为椭圆形,呈平行生长,边缘完整,未见微小钙化,CDFI显示未见血流信号(BI-RADS:Ⅱ类)。双侧腋窝及锁骨下未见明显异常肿大淋巴结回声。超声提示:1.右侧乳腺结节;2.双侧腋窝及锁骨下未见明显异常肿大淋巴结。"

【按语】患者两侧腋窝有数个硬核,逐渐增大,压之疼痛,属痰核范畴。明代《慎斋遗书·卷九》曰:"痰核,即瘰疬也,少阳经郁火所结。"可参见本章第五节"瘰疬"。患者平素性情抑郁,致肝气郁结,故见急躁易怒、心烦焦虑、胸闷叹息;肝郁化火,灼伤津液,故见口干口苦、大便较干、小便色黄、舌质晦红、舌苔黄厚、脉象弦数;津灼成痰,痰积日久,气结不行,脉络阻滞,瘀血内生,痰瘀互结,阻于腋窝,故见腋窝硬核,数个串生。辨其证为肝郁化火、痰瘀内阻之痰核,治宜清肝火、化痰瘀、散结肿,投以瘿瘤瘰疬痰核方。

瘿瘤瘰疬痰核方为吴耀南教授的临床经验方,以古方"消瘰丸""温胆汤"为基础,再加上临床经验用药而成。

消瘰丸出自《医学心悟》,方中玄参清热滋阴、凉血散结;牡蛎软坚散结;贝母清热化痰。三药合用,可使阴复热除、痰化结散,则瘰疬自消。温胆汤出自《三因极一病证方论》,本方是为胆胃不和、痰热内扰而设。方中半夏化痰散结、降逆和胃;竹茹清胆和胃、止呕除烦;枳实消胀祛痰、消散结块;陈皮理气化痰,使气顺痰消;茯苓健脾渗湿,使湿无所聚,痰源自除;夏枯草清肝泻火、解毒散结,对瘰疬、痰核等有很好的疗效;射干清热解毒、祛痰利咽、消瘀散结,主治喉痹咽痛、痰火郁结、瘰疬结核、疟母癥痕等;莪术行气活血、破瘀消积;蒲公英清热解毒、消肿散结;僵蚕祛风解痉、化痰散结,能治瘰疬结核;预知子疏肝理气、软坚散结、活血止痛、通利小便,主治痰核痞块、瘿瘤等;石见穿活血化瘀、清热利湿、散结消肿,主治瘰疬、乳痈、湿热黄疸、月经不调、痛经、闭经、带状疱疹、跌打瘀肿等。诸药合用,有清肝火、化痰瘀、散结肿之功效,故对瘰疬有很好的疗效。

二诊时患者症状改善,已中病,效不更方,原方加鬼箭羽以增强祛瘀、通络、散结的功效,酌情加减用药继续治疗2个月,腋下硬核消失。

第七节　胸　痹

【医案】

初诊:2013年6月23日。

患者:曾某某,男,58岁,私企老板。

主诉:反复胸闷、胸前隐痛2个多月,再发1天。

病史:患者为私人企业老板,平素工作劳累,应酬较多,经常饮酒,多食膏粱厚味;2个月前出现胸闷气憋,偶有左胸隐痛、心悸,夜间症状较明显,服复方丹参滴丸症状可以改善,但反复发作;昨日因工作奔波劳累,胸闷、胸前隐痛又发,今日求诊我院;血压140/84 mmHg,心电图示:"1.窦性心律;2.多数导联ST段改变。"

症状:胸闷气憋,偶有胸痛,心悸不宁,入夜更甚,心烦急躁,恶心纳少,夜寐不安,大便不畅,小便正常;舌质淡红,舌苔白腻,脉象细滑。

诊断:胸痹(冠状动脉粥样硬化性心脏病)。

辨证:胸阳痹阻、痰瘀内停。

治法:宣痹通阳、化痰祛瘀。

处方:胸痹方。

栝楼 15 g	薤白 10 g	姜半夏 10 g	枳实 10 g
胆南星 10 g	丹参 30 g	赤芍 15 g	檀香 5 g^(后下)
郁金 10 g	藕节 30 g	枇杷叶 10 g	缩砂仁 5 g^(后下)
茯苓 15 g			

7 剂

煎服法:每日 1 剂,煎 2 次,每次加水淹过中药平面,煎至 200 mL,早晚温服。

二诊(2013 年 6 月 30 日):患者服药后症状改善,胸痛消除,但仍胸闷气憋、心悸,入夜更甚,食欲不振,大便溏而不畅,舌脉同前;以上方为基础,茯苓增至 30 g 以增强健脾化痰、宁心安神的功效,并加红花 10 g 以加强活血化瘀的功效,处方如下:

栝楼 15 g	薤白 10 g	姜半夏 10 g	枳实 10 g
胆南星 10 g	丹参 30 g	赤芍 15 g	檀香 5 g^(后下)
郁金 10 g	藕节 30 g	枇杷叶 10 g	缩砂仁 5 g^(后下)
茯苓 30 g	红花 10 g		

7 剂

煎服法:同前。

三诊(2013 年 7 月 7 日):患者服药后症状显著改善,胸闷、胸痛、心悸消除,饮食、二便、睡眠恢复正常,精神体力明显好转,舌质淡红,舌苔薄白,脉象弦滑;效不更方,遂以上方为基础酌情随症略有加减用药,继续治疗 2 周,病情稳定,未再复发。

患者 2013 年 7 月 30 日于我院复查心电图示:"心电图未见明显异常。"

【按语】《太平圣惠方》曰:"夫思虑繁多则损心,心虚故邪乘之,邪积不去,则时害饮食,心中愊愊如满,蕴蕴而痛,是谓之心痹。"患者症见胸闷气憋,偶有胸痛、心悸不宁,故诊为胸痹。

《古今医鉴》云:"心脾痛者,亦有顽痰死血。"患者平素工作劳累,思虑繁多,损伤心神;应酬较多,经常饮酒,多食膏粱厚味,损伤脾胃。运化失司,聚湿生痰,故恶心纳少、大便不畅、苔腻脉滑;痰浊上犯心胸,清阳不振,痰浊内蕴,气机不畅,气郁日久,瘀血停滞,痰瘀互结,痹阻胸阳,脉络不通,故胸闷、胸痛、心悸,入夜更甚。综上所述,辨其证为胸阳痹阻、痰瘀内停之胸痹,治宜宣痹通阳、化痰祛瘀,投以胸痹方。

胸痹方为吴耀南教授的临床经验方,以古方"栝楼薤白半夏汤""丹参饮"加上闽南治疗气郁气憋、胸闷胸痛的民间验方"开郁方"以及临床经验用药而成。

栝楼薤白半夏汤出自《金匮要略》,方中薤白辛温通阳,栝楼、半夏化痰宣痹散结,三药合用,具有行气解郁、宣痹通阳、祛痰散结之功效,主治胸痹不得卧、心痛彻背者。

丹参饮出自《时方歌括》,具有活血化瘀、行气止痛之功效,主治心痛、脘腹诸痛属气滞血瘀者。方中重用丹参以活血化瘀,檀香、砂仁温中行气止痛,三药合用,气血并治,气行血畅,则疼痛自除。

闽南民间验方"开郁方"由郁金、藕节、枇杷叶组成,方中郁金具有活血止痛、行气解郁、清心凉血、利胆退黄的功效,可治胸腹胁的各种疼痛、心胸痹痛等;藕节具有收敛、止血、化瘀的功效,《本草纲目拾遗》谓其"开膈,补腰肾,和血脉,散瘀血,生新血",闽南民间利用藕节的"开膈"功效,将其用于治疗胸闷、胸痛、气憋,可获良好的疗效;枇杷叶具有宣肺止咳、降逆止呕的功效,肺气得以宣发肃降,则胸闷、胸痛可除。三药合用,有宣降肺气、开膈宽胸、行气解郁、活血止痛之功效。

方中枳实有破气消积、化痰散痞等功效,可治痰浊阻滞胸阳所致之胸痹;茯苓有健脾利湿、宁心安神、治疗心悸的功效,脾健湿除,则痰无所生;胆南星有清热化痰、息风定惊的功效,现代药理研究表明,胆南星中的两种生物碱S201、S202对离体犬的心房和乳头肌收缩力及窦房结频率均有抑制作用,并能拮抗异丙肾上腺素对心脏的作用;赤芍有清热凉血、散瘀止痛的功效,可治瘀血阻滞之腹痛、头痛、跌打肿痛、胸痹心痛等,现代药理研究表明,赤芍能扩张冠状动脉,增加冠状动脉的血流量和解痉止痛;红花有活血通经、祛瘀止痛的功效,现代药理研究表明,红花能兴奋心脏,降低冠状动脉的阻力,增加冠状动脉的血流量和心肌营养性血流量,抑制血小板聚集与血栓形成,保护和改善心肌缺血,缩小心肌梗死的范围,还能对抗心律失常。诸药合用,有宣痹通阳、化痰祛瘀之功,故治疗胸痹常能获良效。

第八节 高 热

【医案】

初诊:2022 年 4 月 12 日。

患者:黄某某,男,28 岁,职员。

主诉:高热 1 天。

病史:患者公司多人罹患新型冠状病毒感染,患者昨晚下班回家后忽觉身体发热、头痛,测体温 38.1 ℃,自服连花清瘟胶囊,症状无改善,晚饭后体温逐渐升高至 39.8 ℃,没有恶寒,伴头痛、咽痛、腰背疼痛,新冠病毒抗原检测结果为阳性,继服银黄颗粒和布洛芬片后,体温降至 37.6 ℃,凌晨 3 时许体温又逐渐升高至 40.1 ℃且持续不退,今晨急来医院求诊。

症状:壮热不寒,面赤大渴,汗出湿发,夜寐不安,腰背疼痛,咽喉剧痛,恶心欲呕,纳呆乏力,尿赤便干;舌质鲜红,舌苔黄腻,脉象洪数。

诊断:高热(新型冠状病毒感染)。

辨证:阳明热盛挟湿。

治法:清热泻火,佐以祛湿。

处方:银黄白虎汤加减。

金银花 15 g	黄芩 10 g	知母 20 g	生石膏 50 g^(先煎)
薏苡仁 30 g	藿香 15 g	金荞麦 30 g	苍术 10 g
板蓝根 15 g	爵床 30 g	鸡矢藤 20 g	甘草 5 g
			3 剂

煎服法:每日 1 剂,煎 2 次,每次加水淹过中药平面,煎至 200,早晚温服。

二诊(2022 年 4 月 15 日):患者回家后即煎中药内服,未再服用其他药物,服药第一天晚上体温即降为 38 ℃,汗少渴轻;服药第二天、第三天体温维持在 37.4～37.5 ℃,身痛、咽痛显著减轻,但仍神疲乏力、口干舌燥、食少纳呆、恶心欲呕;舌质红,苔薄黄,脉细数。药已中病,余热未清,气阴两伤,治宜清热益气、养阴生津,投以竹叶石膏汤合生脉饮加减,处方如下:

淡竹叶 10 g	石膏 12 g ^(先煎)	半夏 10 g	西洋参 10 g ^(另煎)
五味子 6 g	麦冬 10 g	金银花 10 g	枯黄芩 10 g
金荞麦 30 g	薏苡仁 30 g	藿香 10 g	生甘草 6 g
			3 剂

煎服法：同前。

三诊(2022 年 4 月 18 日)：患者体温正常已 2 天，自测抗原已转阴，身痛、咽痛均除，精力好转，纳食增多，夜寐已安，但仍口干，舌质红，苔薄少，脉细数。证属邪祛病愈，正伤未复，气阴两虚，故予生脉饮口服液 2 盒，一次 10 mL，一日 3 次，饭后服，以巩固疗效。

【按语】患者感染了新型冠状病毒而发病，观其脉证，中医可辨为外感风温之邪，传入阳明，形成里热亢盛之候，邪盛正旺，抗争剧烈，外蒸肌肉，内迫胃津，乃见壮热不寒、面赤大渴、汗出湿发、腰背疼痛、咽喉剧痛、舌质鲜红、脉象洪数；又逢雨季，挟有湿邪，故见恶心纳少、大便不畅、舌苔黄腻。证属阳明热盛挟湿，治宜清热泻火，佐以祛湿，投以银黄白虎汤加减。

银黄白虎汤加减是吴耀南教授的经验方，以经方"白虎汤"为基础加上经验用药而成。

白虎汤出自《伤寒论》，方中石膏辛淡甘寒，清胃热而解肌；知母苦寒性润，助石膏泄热；金银花味甘性寒，具有清热解毒、疏散风热的功效；黄芩味苦性寒，具有清热燥湿、泻火解毒的功效，尤善清肺火，还擅长清中、上焦之湿热；以薏苡仁易粳米，薏苡仁味甘性淡，具有健脾渗湿的功效；藿香性温味辛，具有解表化湿、和胃止呕的功效；金荞麦味辛能散，性凉能清热，专入肺经，据报道，其对新冠肺炎有很好的疗效；苍术味辛、苦，性温，具有燥湿健脾的功效；板蓝根味苦性寒，具有清热解毒、凉血利咽的功效，药理研究发现，其还有抗病毒、解热、抗炎等药理作用；爵床味苦、咸、辛，性寒，具有清热解毒、活血止痛的功效；鸡矢藤味甘、微苦，性平，具有祛风利湿、消肿解毒、活血止痛的功效；甘草味甘，性平，具有补脾益气、清热解毒、缓急止痛、调和诸药的功效。方中石膏、知母泄热，金银花、黄芩、金荞麦清热解毒，五药协同，共奏除热之功；板蓝根、爵床清热解毒，活血止痛，既助清热，又专治咽喉剧痛；薏苡仁、苍术、藿香健脾化湿，和胃止呕，可治恶心欲呕、纳呆乏力；鸡矢藤可治腰背疼痛。诸药合用，各司其职，故能迅速退热。

二诊时,患者症状显著改善,仅有低热、神疲乏力、口干食少,证属余热未清,气阴两伤,治宜清热益气、养阴生津,投以竹叶石膏汤合生脉饮加减,以扶其正、清余邪。

三诊时,患者邪祛病愈,正伤未复,气阴两虚,故予生脉饮口服液,以益气养阴、巩固疗效。

第九节 咳 嗽

【医案】

初诊:2022 年 12 月 29 日。

患者:施某某,女,43 岁,工人。

主诉:咳嗽 1 个多月。

病史:患者于今年 11 月 17 日感染了新型冠状病毒,经抗病毒、退热等治疗后高热、咽痛、身痛均除,但咳嗽缠绵不愈,经抗感染、化痰止咳等西医治疗和清热化痰、宣肺止咳等中医治疗 1 个多月,症状没有改善,仍然咳嗽频频、咽痒即咳,痰少而黏稠,难以咳出,故求诊于余。

症状:咳嗽频频,喉咙发痒,痰少难咯,胸闷气憋,心烦急躁,纳少寐差,口干咽干,大便较干,小便色黄;舌质鲜红,苔少中裂,脉象细数。

诊断:咳嗽(新型冠状病毒感染)。

辨证:肺阴亏虚、痰热内蕴。

治法:滋阴清热、化痰止咳。

处方:咳嗽 2 号方。

炙百合 30 g	生地黄 20 g	熟地黄 20 g	玄参 15 g
浙贝母 10 g	北沙参 15 g	麦冬 15 g	桔梗 10 g
鱼腥草 30 g	蜜紫菀 10 g	蜜款冬 10 g	甘草 10 g
桑白皮 10 g			

5 剂

煎服法:每日 1 剂,煎 2 次,每次加水淹过中药平面,煎至 200 mL,早晚温服。

　　二诊(2023年1月3日)：患者服药2天咳嗽即明显减轻,服完5剂中药后,咳嗽近愈,胸闷气憋、心烦急躁消除,夜寐改善,口干咽干减轻,二便正常,但仍食欲较差,纳食不馨,舌质红,舌苔少,脉细数。药已中病,效不更方,守原方以巩固疗效,方中去紫菀、桔梗,加茯苓15 g、炒鸡内金10 g,以增强健脾开胃之功效,处方如下：

炙百合30 g	生地黄20 g	熟地黄20 g	玄参15 g
浙贝母10 g	北沙参15 g	麦冬15 g	茯苓15 g
鱼腥草30 g	炒鸡内金10 g	蜜款冬10 g	甘草10 g
桑白皮10 g			

5剂

煎服法：同前。

　　【按语】咳嗽方(属肺阴亏虚者)为吴耀南教授的临床经验方,以古方"百合固金汤"为基础加上经验用药而成。

　　百合固金汤出自明代周之干的《慎斋遗书》,方中百合味甘、苦,性微寒,具有滋阴清热、润肺止咳的功效;生地黄、熟地黄并用,滋肾壮水;麦冬味甘,性寒,协百合以滋阴清热、润肺止咳;玄参味咸,性寒,助二地滋阴壮水,以清虚火,兼利咽喉;桔梗宣肺利咽、化痰散结,并载药上行;生甘草补脾益气、祛痰止咳、调和诸药;北沙参味甘,性微寒,协助麦冬加强养阴清热、润肺化痰的功效;鱼腥草味辛,性微寒,具有清热解毒、消痈排脓、利尿通淋的功效,擅治肺热咳嗽、痰黄黏稠;蜜紫菀辛散苦降,蜜款冬性温,味辛、甘,二药均能润肺下气、化痰止咳;桑白皮味甘,性寒,擅清肺热、宣肺止咳。诸药合用,共奏滋阴清热、化痰止咳之功效。

　　患者感染了新型冠状病毒之后身发高热,灼伤阴津,损及肺阴,肺阴亏虚,肺失滋润,宣降失职,肺气上逆,故咳嗽频频、喉咙发痒、痰少难咯、胸闷气憋;阴虚津伤,不能输润于上,则喉咙发痒、口干咽干;阴虚火旺,故大便较干、小便色黄;虚火内扰,则心烦急躁、纳少寐差;舌质鲜红、苔少中裂、脉象细数均为肺阴亏虚,痰热内蕴之象。治宜滋阴清热、化痰止咳,投以本方实乃切中病机、对症下药,故能如汤沃雪,取得佳效。

第十节　哮　证

【医案】

初诊:2017年3月11日。

患者:赵某某,男,17岁,学生。

主诉:反复哮喘发作8年多,再发1周。

病史:患者自幼体弱,经常感冒发热咳嗽,8岁多有一次患感冒后出现呼吸急促、喉间哮鸣、口唇紫绀,遂急诊住院,被诊断为"支气管哮喘急性发作",经吸氧、静脉滴注和口服西药后病情缓解出院。此后哮喘反复发作,以冬、春季节多发,轻则门诊就诊,重则住院治疗。平时经常使用布地奈德气雾剂以缓解胸闷气短的症状。一周前受凉感冒,哮喘急性发作,随前往厦门市××医院急诊就医,予抗炎、解痉、平喘等治疗后症状明显改善,但仍有气喘胸闷、喉间哮鸣,其家长要求用中药配合治疗,调理身体。查体:双肺闻及哮鸣音,未闻及湿啰音。

症状:气喘胸闷,喉间哮鸣,痰黄而黏,神疲乏力,口干喜饮,恶心纳少,夜寐不安,大便较干,小便色黄;舌质晦红,舌苔黄腻,脉象滑数。

诊断:哮证(支气管哮喘)。

辨证:痰热壅肺、气失宣肃。

治法:清热化痰、解痉平喘。

处方:哮喘方。

白果仁10 g	麻黄10 g	款冬10 g	姜半夏10 g
桑白皮10 g	黄芩10 g	杏仁10 g	鱼腥草30 g
葶苈子15 g^(包煎)	大枣15 g	蜈蚣2条	炙地龙10 g
生甘草10 g			

7剂

煎服法:每日1剂,煎2次,每次加水淹过中药平面,煎至200 mL,早晚温服。

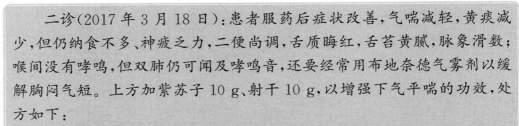

二诊(2017年3月18日)：患者服药后症状改善，气喘减轻，黄痰减少，但仍纳食不多、神疲乏力，二便尚调，舌质晦红，舌苔黄腻，脉象滑数；喉间没有哮鸣，但双肺仍可闻及哮鸣音，还要经常用布地奈德气雾剂以缓解胸闷气短。上方加紫苏子10 g、射干10 g，以增强下气平喘的功效，处方如下：

白果仁10 g	麻黄10 g	款冬10 g	姜半夏10 g
桑白皮10 g	黄芩10 g	杏仁10 g	鱼腥草30 g
大枣15 g	蜈蚣2条	炙地龙10 g	葶苈子15 g^(包煎)
射干10 g	甘草10 g	紫苏子10 g^(包煎)	

7剂

煎服法：同前。

三诊(2017年3月25日)：患者诉经2周中药治疗后症状显著改善，气喘胸闷、喉间哮鸣消除，双肺呼吸音较粗，未闻及哮鸣音，咳痰稍少，夜寐自安，二便尚调，但食欲不振、神疲乏力、动则气短，偶尔需使用布地奈德气雾剂以缓解不适；舌质晦红，舌苔薄黄，脉象弦滑。药已中病，痰化热清，痉解喘平，肺气宣畅，目前处于哮喘缓解期，久病哮喘致肺气虚衰，"子病及母"，肺病及脾，表现为中气虚弱、健运无权、聚湿成痰，故治宜健脾益气，佐以化痰，投以六君子汤加味，处方如下：

党参10 g	茯苓10 g	炒白术10 g	法半夏10 g
陈皮10 g	黄芪15 g	淮山药15 g	鱼腥草30 g
百合15 g	百部10 g	炙地龙6 g	生甘草6 g

14剂

煎服法：同前。

此后，患者病情较平稳，哮喘较少发作，发作时症状也较轻，遂以哮喘方加味和六君子汤加味交替使用，酌情对症加减用药，持续治疗4个多月后，哮喘未再发作。

【按语】哮证的主要病因是宿痰内伏于肺，阻碍气道，致气失宣肃，肺气上逆，痰随气升，气因痰阻，互相搏击，阻塞气道，肺管痉挛，因而狭窄，以致呼吸困难、气息喘促，引触停积之痰，遂发出哮鸣之声。《证治汇补·哮病》曰："哮为痰喘之久而常发者，因内有壅塞之气，外有非时之感，膈有胶固之痰，三者相合，闭拒气道，搏击有声，发为哮病。"明确指出了哮喘发作的基本环节是痰阻气闭、邪实壅肺，故化痰宣肺、解痉平喘是治疗哮证之大法。患者气喘胸闷、喉间哮鸣，故诊为哮证；痰黄而黏，口干喜饮，大便较干，小便色黄，舌质晦红，舌苔黄腻，脉象滑数，故辨其证为痰热壅肺、气失宣肃。治宜清热化痰、宣肺止咳、解痉平喘，投以哮喘方。

哮喘方是吴耀南教授的临床经验方，以古方"定喘汤""葶苈大枣泻肺汤"为基础加上临床经验用药而成。

定喘汤出自《摄身众妙方》，方中麻黄宣肺平喘，白果敛肺定喘而祛痰，两药合用，一散一收，既可加强平喘之功，又可防麻黄耗散肺气；杏仁、半夏、款冬降气平喘，止咳化痰；桑白皮、黄芩清泻肺热，止咳平喘；甘草既能调和诸药，又能祛痰止咳。诸药合用，共奏清热化痰、宣肺平喘之功，主治痰热内盛之哮喘证。

葶苈大枣泻肺汤出自《金匮要略》，原书条文："肺痈，喘不得卧，葶苈大枣泻肺汤主之。"用于治疗肺脓肿初起痰多、呼吸不畅、气喘胸闷、不能平卧。方中葶苈子泻肺祛痰，荡涤阻肺之邪，使肺气能宣发肃降，则喘咳自平；大枣护脾通津，泻肺而不伤脾。

方中鱼腥草清热解毒、化痰止咳，可用于治疗痰热喘咳；蜈蚣解痉息风通络，可用于治疗各种原因引起的痉挛，因此亦能解除支气管平滑肌痉挛而平喘；地龙具有清热、息风、通络、平喘的功效，现代药理研究表明，地龙具有止咳平喘的作用，能舒张支气管、抑制支气管收缩。

诸药合用，有健脾宣肺、清热化痰、解痉平喘之功效，故治疗痰热壅肺之哮证有良好的疗效。

二诊时，患者服药后症状改善，气喘减轻，黄痰减少，舌质晦红，舌苔黄腻，脉象滑数；喉间没有哮鸣，但双肺仍可闻及哮鸣音，还要经常使用布地奈德气雾剂以缓解胸闷气短，故于原方中加紫苏子以降气消痰、止咳平喘，加射干以清热利咽、降气化痰、平喘止咳，从而增强治疗哮喘之功效。

三诊时，患者哮喘缓解，嘱患者服六君子汤加味以健脾化痰、巩固疗效，此举用意有二：一者，"脾为生痰之源，肺为储痰之器"，健脾使脾能运化水湿，杜绝生痰之源，则肺中无妨碍宣肃之邪，喘咳自除；二者，根据五行原理，脾为肺之母，久病哮喘则致肺气虚衰，肺虚则耗夺母气以自养，则肺病及脾，脾为后天之本、气血生化之源，功主运化，输布水谷精微，若脾气虚弱，不能散精，上归于肺，则肺气愈亏，喘促愈甚，如《脾胃论》所云："脾胃一虚，则肺气先绝。"调理后天之本，俟脾气健旺，肺得谷气滋养，主气有权，则喘促可轻或愈，此即所谓的"培土生金法"。

第十一节 吐 酸

【医案】

初诊:2015 年 4 月 24 日。

患者:朱某,女,43 岁,公务员。

主诉:反复胃脘疼痛 8 年,再发 1 周,伴烧心反酸。

病史:患者平素嗜甜食,有多年胃痛史,胃痛无规律,伴烧心反酸,曾于 2015 年 1 月 20 日查胃镜,提示:"1.反流性食管炎(A 级);2.慢性非萎缩性胃炎。"服用多种西药 3 个多月,服药时症状改善,停药后症状又起,反复发作而不愈,故求诊中医。

末次月经:2015 年 4 月 13 日,正常。

症状:烧心反酸,胃脘胀痛,喜热饮食,怕冷肢凉,神疲乏力,夜寐不安,大便秘结,状如羊屎,3 日 1 行,小便短赤;舌红,苔白,脉象沉弦。

诊断:反酸(反流性食管炎)。

辨证:寒热错杂。

治法:辛开苦降、寒热并行。

处方:清风降逆汤加减。

清风藤 30 g	半夏 10 g	川黄连 5 g	黄芩 10 g
吴茱萸 3 g	干姜 10 g	生白术 30 g	浙贝母 10 g
海螵蛸 15 g	莪术 10 g	甘草 10 g	生蒲黄 10 g(包煎)
九节茶 30 g	煅牡蛎 30 g(先煎)	煅瓦楞子 30 g(先煎)	

7 剂

煎服法:每日 1 剂,煎 2 次,每次加水淹过中药平面,煎至 200 mL,早晚温服。

二诊(2015 年 5 月 4 日):患者服药后胃脘不胀,疼痛减轻,反酸著减,大便较畅,2 日 1 行,纳食较差,喜热饮食,怕冷肢凉;舌质红,苔薄白,脉沉弦。守上方,生白术减至 20 g,加炒鸡内金 10 g,处方如下:

清风藤 15 g	半夏 10 g	川黄连 5 g	黄芩 10 g
吴茱萸 3 g	干姜 10 g	生白术 20 g	浙贝母 10 g
海螵蛸 15 g	莪术 10 g	甘草 10 g	生蒲黄 10 g (包煎)
九节茶 30 g	煅牡蛎 30 g (先煎)	煅瓦楞子 30 g (先煎)	炒鸡内金 10 g
			7 剂

煎服法：同前。

三诊(2015 年 5 月 11 日)：患者服药后，烧心反酸消除，诸症均有明显改善。以上方为基础，酌情加减用药继续治疗 3 个月，诸症均除，纳可寐安，二便自调，又以中成药香砂六君子丸调理一个月，复查胃镜示"食管黏膜光滑，未见异常，胃窦黏膜轻度充血水肿，诊断：慢性非萎缩性胃炎(轻度)"。

【按语】《丹溪心法·吞酸三十三(附嗳气)》曰："吐酸是吐出酸水如醋，平时津液随上升之气郁积而久，湿中生热，故从火化，遂作酸味，非热而何？其有郁积之久，不能自涌而出，伏于肺胃之间，咯不得上，咽不得下，肌表得风寒则内热愈郁，而酸味刺心，肌表温暖，腠理开发，或得香热汤丸，津液得行，亦可暂解，非寒而何？"这一论述指出了吐酸兼有寒热错杂。患者烧心反酸，故诊为吐酸。症见喜热饮食，怕冷肢凉，大便干结，小便短赤，舌红，苔白，脉沉弦，故辨为寒热错杂、虚实夹杂之证，乃寒在上、中二焦，热在下焦，寒邪客胃，胃失和降，胃气上逆。治宜辛开苦降、寒热并行，投以清风降逆汤。

清风降逆汤是吴耀南教授的临床经验方，以清风藤为主药，合古方"半夏泻心汤""左金丸""乌贝散"加减而成，用于治疗寒热错杂之痞证、烧心反酸(反流性食管炎)有显著疗效。

清风降逆汤中的清风藤，即鸡矢藤，性平，味甘、涩，归肝、脾经，具有除湿、解毒、消食、化积、止咳、止痛、通经络、利小便的功效，主治风湿痹痛、脘腹痛、黄疸性肝炎、食少、失眠、多梦、泻痢、肠痈、浮肿、咳嗽、跌损等。

半夏泻心汤出自《伤寒论》，有辛开苦降、寒热并行、和阴阳、顺升降、调虚实之功效。

左金丸出自《丹溪心法》，擅治嘈杂烧心。

乌贝散出自《中国药典》，具有制酸和胃的功效。

据吴耀南教授的临床经验，若患者有明显的烧心反酸，则用半夏泻心汤合左金丸、乌贝散、煅牡蛎、煅瓦楞子加减治疗，疗效更佳。

患者大便秘结，而生白术性温，味甘、苦，归脾、胃经，具有升清降浊、健脾益气、助通大便的功效，故以大剂量生白术易党参以健脾、益气、通便。

第十二节　呃　逆

【医案】

初诊：2012年2月21日。

患者：胡某某，女，30岁，工人。

主诉：呃逆3月余。

病史：近1年来反复胃脘胀满，但未予重视；3个月前因与家人吵架后自觉心下痞闷、脘腹胀满、胸胁胀痛，继而出现呃逆连声，多方治疗未见改善而求诊我院。2012年2月15日于我院进行辅助检查，甲状腺功能正常，胃镜示"慢性非萎缩性胃炎伴胃窦糜烂"，病理诊断"（胃窦）中度慢性非萎缩性胃炎伴糜烂，慢性炎性反应（＋），Hp（－）"。

末次月经：2012年2月9日，正常。

症状：呃逆连声，胃脘胀满，胸胁胀痛，心烦急躁，纳食减少，大便不畅，夜寐不安；舌质淡红，舌苔薄白，脉象弦滑。

诊断：呃逆（慢性非萎缩性胃炎伴糜烂）。

辨证：肝气郁滞、胃气上逆。

治法：疏肝理气、和胃降逆。

处方：柴胡疏肝散合丁香柿蒂散加减。

柴胡10 g	白芍30 g	川芎10 g	代赭石15 g^(先煎)
丁香5 g	柿蒂30 g	制香附10 g	旋覆花10 g^(包煎)
枳实15 g	炒白术10 g	九节茶30 g	威灵仙15 g
甘草10 g			

7剂

煎服法：每日1剂，煎2次，每次加水淹过中药平面，煎至200 mL，早晚温服。

二诊(2012年2月28日):患者呃逆频次显著减少,胃脘胀闷好转,但食欲不振,大便溏薄,每日2次或3次;舌淡,苔白,脉象弦滑。原方去威灵仙,加茯苓20 g、凤凰衣10 g、生蒲黄10 g,处方如下:

柴胡10 g	白芍30 g	川芎10 g	代赭石15 g(先煎)
丁香5 g	柿蒂15 g	香附10 g	旋覆花10 g(包煎)
枳实10 g	炒白术10 g	九节茶30 g	凤凰衣10 g
茯苓20 g	生蒲黄10 g(包煎)		甘草10 g
			7剂

煎服法:同前。

三诊(2012年3月7日):患者呃逆止,诸症皆缓解,守上方酌情加减用药,继续治疗2个月。2012年3月7日复查胃镜示"慢性非萎缩性胃炎(轻度)",病理示"(胃窦)轻度慢性非萎缩性胃炎"。追踪半年,患者呃逆之症未再反复,疾病告愈。

【按语】呃逆是指胃气上逆动膈,以气逆上冲,喉间呃呃连声,声短而频,难以自制为主要表现的病证。古代多把本病称为"哕",《素问·宣明五气篇》提出"胃为气逆,为哕",说明本病的发病病机为胃气上逆。《证治准绳·呃逆》指出"暴怒气逆痰厥",故肝气上逆可引动胃气上逆而发为呃逆。患者恼怒伤肝,气机不畅,故见心下痞塞、胸胁胀痛、心烦急躁;肝失疏泄,横逆犯胃,胃气上逆动膈,则胃脘胀闷、呃逆连声;脾胃气机阻滞,运化失司,则纳食减少、大便不畅;舌质淡红、舌苔博白、脉象弦滑乃肝郁脾虚之象。四诊合参,辨其证为肝气郁滞、胃气上逆之呃逆,治宜疏肝理气、和胃降逆,投以柴胡疏肝散合丁香柿蒂散加减。

柴胡疏肝散出自《医学统旨》,方中柴胡条达肝气、疏肝解郁,《神农本草经》载其"主心腹肠胃结气,饮食积聚,寒热邪气,推陈出新";白芍味苦、甘,性微寒,归肝、脾经,苦而寒可泄肝热,甘而寒可养血补肝健脾;枳实破气消积,擅治噫气呕逆;白术补气健脾。四药相合,肝司疏泄,脾司运化,胃得和降,则气机调畅,呃逆可解。现代医学谓呃逆为膈肌痉挛所致,故方中重用白芍、甘草,以缓急解痉,可止呃逆。《本草纲目》记载川芎为"血中之气药",能活血祛瘀、行气开郁;香附辛散苦泄、芳香舒缓、理气解郁,善解肝郁而除三焦气滞;莪术入肝、脾经,破血行气之力强,且可消积止痛,与川芎、香附共用,可加强行气活血之功。

丁香柿蒂散出自《伤寒瘟疫条辨》，方中丁香温中散寒、透膈下气，可止呃逆；柿蒂苦平降气、降逆止呕；丁香、柿蒂相合，有温中散寒、降逆止呕止呃之功。两药相配，为治疗呃逆之要药，《本草求真》曰："柿蒂与丁香同为止呃之味，一辛热一苦平，合用兼得寒热兼济之妙。"威灵仙辛散温通，能通行十二经络，与行气活血药相合，令经络通，则中焦气机顺畅。九节茶清热解毒、活血止痛，现代药理研究表明，九节茶具有抗菌消炎的功效，可治疗急性胃肠炎等炎症性疾患。古人云："诸花皆升，唯旋覆独降。"故取旋覆花降逆之性，泄降上逆胃气；代赭石质重沉降，乃"重镇降逆要药"，张锡纯认为"降胃之药，实以赭石为最效"。诸沉降之品相合，专降胃气，令呃逆速止。甘草补气健脾，调和诸药。

二诊时，患者呃逆显著改善，胃胀好转，但诉纳差、便溏，此乃脾虚之象，肝属木，脾属土，木旺乘土，《金匮要略》云："见肝知病，知肝传脾，当先实脾。"故加茯苓以健脾。凤凰衣敛疮生肌，生蒲黄敛涩化瘀，两药合用，专治胃黏膜糜烂。全方以肝、脾、胃的气机升降为主题，疏肝理气，降气和胃，健脾调中，标本兼施，补泄同用，令呃逆自止，慢性胃炎症状亦明显缓解。

第十三节　胃　痛

【医案1】

初诊：2013 年 6 月 20 日。

患者：柯某，男，54 岁，公务员。

主诉：反复胃脘痛 6 年，再发 1 个月。

病史：患者平素嗜食辛辣，经常饮酒，六年前出现胃脘疼痛，多次求诊中西医，服药后症状可改善，但反复发作。1 个月前应酬较多，连续几天喝酒，遂胃脘部胀痛，胸骨后灼热疼痛，吞咽时有哽噎感，伴嗳气、恶心、反酸，时呕吐出食物痰涎；纳食减少，夜寐不安，周身疲乏无力。在石狮市××医院行胃镜检查示"慢性非萎缩性胃炎（重度），食管裂孔疝，反流性食管炎（A 级）"，经中西药治疗 1 个多月，因无明显效果而求诊我院。

症状：胃脘胀痛，胸后灼痛，恶心呕吐，痰涎较多，食欲不振，夜寐不安，大便秘结，心烦急躁，神疲乏力；舌质晦红、舌苔黄腻，脉弦滑数。

诊断：胃脘痛（慢性非萎缩性胃炎）。

辨证:肝胃不和、痰热互结。

治法:宽胸理气、涤痰开结。

处方:小陷胸汤合枳术丸加味。

全栝楼 30 g　　姜半夏 12 g　　黄连 6 g　　　　枳实 15 g

炒白术 15 g　　紫丹参 15 g　　砂仁 6 g^(后下)　蒲黄 10 g^(包煎)

九节茶 30 g　　醋延胡索 15 g　甘草 6 g

7 剂

煎服法:每日 1 剂,煎 2 次,每次加水淹过中药平面,煎至 200 mL,早晚温服。

二诊(2013 年 6 月 27 日):患者服上药后即觉胃痛减轻,胸骨后烧灼痛感减轻,纳食也较前增加,但仍大便秘结、舌质红、苔黄腻。效不更方,仅将炒白术改为生白术 30 g,以加强通便的功效,处方如下:

全栝楼 30 g　　姜半夏 12 g　　黄连 6 g　　　　枳实 15 g

生白术 30 g　　紫丹参 15 g　　砂仁 6 g^(后下)　蒲黄 10 g^(包煎)

九节茶 30 g　　醋延胡索 15 g　甘草 6 g

7 剂

煎服法:同前。

三诊(2013 年 7 月 4 日):患者服药后胃痛胃胀、胸骨后烧灼疼痛已显著好转,进食顺利,嗳气等症均明显减轻,大便通畅,仍有反酸,但程度减轻。原方加浙贝母 10 g、海螵蛸 15 g,处方如下:

全栝楼 30 g　　姜半夏 12 g　　黄连 6 g　　　　枳实 15 g

生白术 30 g　　紫丹参 15 g　　砂仁 6 g^(后下)　蒲黄 10 g^(包煎)

九节茶 30 g　　醋延胡索 15 g　甘草 6 g　　　　浙贝母 10 g

海螵蛸 15 g

7 剂

煎服法:同前。

四诊(2013 年 7 月 11 日):患者诸症均已消失,一般情况良好,遂以上方为基础,酌情对症加减用药,继续治疗 2 个多月,复查胃镜及病理,均示"慢性浅表性胃炎(轻度)"。

【按语】《伤寒论》曰:"小结胸病,正在心下,按之则痛,脉浮滑者,小陷胸汤主之。"小结胸病多为伤寒表邪入里,或表邪误下,邪热内陷与痰凝结而成。小结胸病的范围正在心下,提示痞硬胀满仅在心下胃脘部,按之则痛,不按不痛，是痰热互结于心下，治宜清热、涤痰、开结，方用小陷胸汤。小陷胸汤由黄连、半夏、栝楼三味药组成，具有辛开苦降、清热涤痰开结的功效。该患者痛在剑突下胃脘部，按之痛甚，且胸后灼痛，痰涎较多，舌质晦红，舌苔黄腻，脉弦滑数，与小结胸病类似，但该患者为胃脘痛而非典型的小结胸病，分析其病因病机，平素嗜食辛辣，湿热内蕴，酿生痰热，阻滞中焦，气机不利，不通则痛，与痰热结胸的部位相同，病机相似，故予小陷胸汤合《内外伤辨惑论》中的"枳术丸"化裁治之，健脾消食，行气化湿，切中病机，故能获效。

【医案 2】

初诊：2020 年 12 月 16 日。

患者：黄某某，女，39 岁，职员。

主诉：反复胃痛 3 年余，再发 2 天。

病史：患者平时饥饱无常，3 年来胃脘部反复隐痛不适，曾用多种西药治疗，无明显改善。2020 年 12 月 9 日于厦门市××医院做胃镜检查，结果示"慢性萎缩性胃炎可能伴胃窦糜烂，胃窦黄色瘤（摘除术）"，病理示"胃窦萎缩性胃炎，中度化生性萎缩，中度肠上皮化生，中度慢性炎性病变"，予口服保胃抑酸药物治疗（具体不详），症状稍有缓解，但反复发作。2 天前胃痛复作难耐，遂来就诊。

末次月经：2020 年 12 月 7 日，正常。

症状：胃脘隐痛，时有灼痛，嘈杂似饥，饥不欲食，口干咽燥，大便干结，夜寐尚安；舌质暗红，苔薄前少，脉细弦数。

诊断：胃痛（中度慢性萎缩性胃炎伴中度肠上皮化生）。

辨证：胃阴不足、瘀血内阻。

治法：养阴益胃、活血止痛。

处方：益胃方。

北沙参 10 g	麦冬 10 g	玉竹 15 g	天花粉 15 g
蓬莪术 15 g	紫丹参 15 g	九节茶 30 g	砂仁 6 g（后下）
生白术 30 g	炙百合 30 g	乌药 10 g	醋延胡索 15 g
炙甘草 10 g			

7 剂

煎服法：每日一剂，煎 2 次，每次加水淹过中药平面，煎至 200 mL，早晚温服。

二诊(2020年12月23日):患者服药后胃脘隐痛较前明显好转,纳可,口干,大便较通,1天1次或2天1次;舌暗红,少苔,脉细数。药已中病,守原方,麦冬、玉竹均加至20 g,并加预知子15 g、藤梨根15 g,处方如下:

北沙参10 g　麦冬20 g　玉竹20 g　天花粉15 g
蓬莪术15 g　紫丹参15 g　生白术30 g　砂仁6 g^(后下)
九节茶30 g　炙百合30 g　乌药10 g　醋延胡索15 g
预知子15 g　藤梨根15 g　炙甘草10 g

14剂

煎服法:同前。

三诊(2021年1月6日):患者胃痛消除,诸症平顺,纳寐可,二便调;舌暗红,苔薄少,脉细弦。上方去生白术、延胡索,加炙黄芪20 g、鬼箭羽15 g,处方如下:

北沙参10 g　麦冬20 g　玉竹20 g　天花粉15 g
蓬莪术15 g　紫丹参15 g　炙黄芪20 g　砂仁6 g^(后下)
九节茶30 g　炙百合30 g　乌药10 g　鬼箭羽15 g
预知子15 g　藤梨根15 g　炙甘草10

7剂

煎服法:同前。

四诊(2021年1月20日):患者服药后诸症皆缓解,无诉任何不适;舌暗红,苔薄白,脉细弦。以上方为基础,酌情对症加减用药,继续治疗3个多月,总疗程5个多月。2021年6月30日于我院复查胃镜,结果示"慢性萎缩性胃炎(C2)",病理示"(胃窦)慢性非萎缩性炎胃炎,慢性炎性反应(十),非活动性"。

【按语】《灵枢·邪气脏腑病形》曰:"胃病者,腹嗔胀,胃脘当心而痛。上支两胁,膈咽不通,食饮不下,取之三里也。"《灵枢·经脉》曰:"脾,足太阴之脉……是动则病:舌本强,食则呕,胃脘痛,腹胀善噫,得后与气则快然如衰。"以上都指出了胃脘痛的临床表现和治疗要点。胃为阳明燥土之腑,有喜润恶燥的特点,胃不仅需要阳气的蒸化,更需要阴液的濡润,胃中阴液充足有助于腐熟水谷和胃气通降。因此,在临床上,胃病患者往往要注意顾护阴液,以利胃气功能的发挥。

本例患者饥饱无常,损伤胃阴,胃失阴液濡养,故见胃脘隐痛,按则稍舒;

阴虚生内热，胃中虚火烧灼，则胃脘灼痛，嘈杂似饥；胃气受纳腐熟功能失司，脾失健运，则纳差，饥而不欲食；虚火旺盛，烧灼津液，故见口燥咽干、大便干结；舌红少津、苔少、脉弦细无力乃胃阴不足之征；舌质暗、萎缩性胃炎、肠上皮化生为瘀血之象。辨其证为胃阴不足、瘀血内阻之胃痛，治宜养阴益胃、活血止痛，投以益胃方。

益胃方是吴耀南教授的临床经验方，在古方"沙参麦冬汤""百合乌药汤"的基础上加用临床经验用药而成，具有养阴津、益胃气、化瘀血的功效，用于治疗慢性萎缩性胃炎伴肠上皮化生属胃阴不足、瘀血内阻证者。

沙参麦冬汤出自《温病条辨》，方中北沙参味甘，性微寒，归肺、胃经，具有养胃阴、生津液、清虚热的功效；麦冬味甘，性微寒，归肺、胃经，《本草正义》载其"味大甘，膏脂浓郁，故专补胃阴，滋津液，本是甘药补益之上品。凡胃火偏盛，阴液渐枯，及热病伤阴，病后虚赢，津液未复，或炎热燥津，短气倦怠，秋燥逼人，肺胃液耗等证，麦冬寒润，补阴解渴，皆为必用之药"，故取其益胃生津、滋养胃阴的功效；天花粉味甘，性微寒，归肺、胃经，善清胃热而养胃阴，有生津止渴的作用。三药均为甘而微寒之品，皆能补阴液而濡养胃腑。玉竹甘平，具有滋阴润燥、养胃生津的功效，且养阴而无滋腻之弊。

百合乌药汤出自陈修园的《时方歌括》，由百合、乌药两味中药组成，其中百合养阴润肺、清心安神，乌药行气止痛、温肾散寒，两药合用可治阴虚气滞之胃痛。叶天士曰："胃痛久而屡发，必有凝痰聚瘀。"基于此说，故配伍活血药以通经活络。方中加用莪术以活血祛瘀、行气消积止痛，《日华子本草》曰其"治一切血气，开胃消食"。丹参活血祛瘀止痛，《本草正义》载其"专入血分，其功在于活血行血，内之达脏腑而化瘀滞……外之利关节而通脉络"，可治多种血瘀病证；延胡索理气活血止痛，砂仁、佛手行气开胃和中，以增强活血通络的功效，令气畅血活、络通痛减。生白术健脾润肠通便；炙黄芪补气健脾；九节茶清热解毒、抗菌消炎；炙甘草益气健脾、调和诸药；预知子、藤梨根、鬼箭羽对胃癌前病变、胃黏膜肠上皮化生及异形增生有一定的辅助治疗作用。诸药相合，共奏滋养胃阴、益气健脾、活血清热之功，标本兼治，故获良效。

【医案3】

初诊：2021年2月2日。

患者：孙某某，男，38岁，工人。

主诉：反复胃隐痛8年，再发2月余，加剧2天。

病史:患者平素饮食不节,嗜食辛辣、冰冷饮食,又经常饮酒,8年来胃脘部反复隐痛,多方求治,服用中药和西药多年,症状未见明显改善,遂求诊于余;2021年1月6日于××医院做胃镜检查,结果示"慢性萎缩性胃炎伴胃窦糜烂",病理示"(胃窦)慢性中度萎缩性胃炎伴中度肠化,Hp(+)"。

症状:胃脘隐痛,得食则缓,喜温喜按,夜间痛作,痛处固定,纳食尚可,大便溏薄,夜寐不安;舌质淡晦,舌苔薄白,舌下青筋,脉象沉细。

诊断:胃痛(中度慢性萎缩性胃炎伴中度肠上皮化生)。

辨证:脾胃虚寒、气滞血瘀。

治法:健脾温中、行气活血。

处方:温胃方。

黄芪20 g	桂枝10 g	白芍30 g	大红枣10 g
丹参15 g	炒白术10 g	延胡索15 g	两面针15 g
莪术15 g	九节茶30 g	甘草10 g	檀香5 g^(后下)
砂仁5 g^(后下)			

7 剂

煎服法:每日1剂,煎2次,每次加水淹过中药平面,煎至200 mL,早晚温服。

二诊(2021年2月9日):患者服药后症状明显改善,胃痛显著减轻,夜间不再胃痛,进食正常,但因前一天与友人聚餐吃了日本料理生鱼片,今日大便溏泄,达五六次,腹痛肠鸣,泻下稀水便,夹不消化食物;舌质淡红,舌苔薄白,舌下青筋,脉象沉细。此乃贪吃生冷,饮食所伤,脾胃受损,寒湿内生,运化失司,传导失常所致。治法同上,佐以温脾肾、助消化,原方去两面针、莪术,加肉豆蔻10 g、补骨脂10 g、焦神曲15 g、紫苏叶12 g,处方如下:

黄芪20 g	桂枝10 g	白芍30 g	大红枣10 g
丹参15 g	炒白术10 g	焦神曲15 g	檀香5 g^(后下)
延胡索15 g	肉豆蔻10 g	补骨脂10 g	九节茶30 g
紫苏叶12 g	生甘草6 g	砂仁5 g^(后下)	

7 剂

煎服法:同前。

三诊(2021年2月16日)：患者服药后第2天大便溏泄减为三次,腹痛缓解,第3天大便正常,仍偶有胃隐痛,但程度明显减轻,纳可寐安;舌质淡红,舌苔薄白,舌下青筋,脉象细弦。证属脾胃虚寒、气滞血瘀,治宜健脾温中、行气活血,继续投以温胃方,去两面针,加藤梨根15 g、预知子15 g、鬼箭羽15 g,处方如下：

黄芪20 g	桂枝10 g	白芍30 g	大红枣10 g
丹参15 g	九节茶30 g	炒白术10 g	檀香5 g^(后下)
延胡索10 g	莪术15 g	藤梨根15 g	砂仁5 g^(后下)
预知子15 g	鬼箭羽15 g	甘草6 g	

14剂

煎服法：同前。

四诊(2021年3月2日)：患者胃痛已除,纳可寐安,二便正常;舌质淡红,舌苔薄白,舌下青筋,脉象细弦。以温胃方为主,对症加减用药,继续治疗4个月。2021年7月5日于我院复查胃镜,结果示"慢性非萎缩性胃炎",病理示"(胃窦)慢性轻度非萎缩性胃炎,Hp(一)"。

【按语】《医学正传·胃脘痛》曰："致病之由,多因纵恣口腹,喜好辛酸,恣饮热酒煎熬,复餐寒凉生冷,朝伤暮损,日积月深,自郁成积,自积成痰,痰火煎熬,血亦妄行,痰血相杂,妨碍升降,故胃脘疼痛。"患者平素饮食不节,嗜食辛辣、冰冷饮食,又常饮酒,致胃脘部反复隐痛8年,初诊时胃脘隐痛,得食则缓,喜温喜按,夜间痛作,痛处固定,大便溏薄,舌质淡晦,舌苔薄白,舌下青筋,脉象沉细,故辨其证为脾胃虚寒、气滞血瘀之胃痛。治宜健脾温中、行气活血,投以温胃方加减。

温胃方是吴耀南教授的临床经验方,以古方"黄芪建中汤""丹参饮"为基础,加上临床经验用药而成。

黄芪建中汤出自《金匮要略》,方中黄芪、大枣、甘草补益脾气;桂枝温阳散寒;白芍缓急止痛,全方有温补脾阳、缓急止痛之功效。

丹参饮出自《时方歌括》,方中重用丹参以活血化瘀,檀香、砂仁温中行气止痛,三药合用,气血并治,刚柔相济,使气行血畅,则疼痛自除。方中加入炒白术以增强补脾益气之功效;延胡索、两面针、莪术理气活血,化瘀止痛;九节茶清热解毒、祛风活血、消肿止痛,用于治疗慢性萎缩性胃炎伴肠上皮化生有很好的疗效。诸药合用,具有健脾温中、行气活血、化瘀止痛的功效,故患者服药后胃痛显著减轻,夜间不再胃痛,进食正常。

二诊时,患者因前一天与友人聚餐,吃了日本料理生鱼片,致大便溏泄五六次,腹痛肠鸣,泻下稀水便,夹不消化食物,此乃贪吃生冷,饮食所伤,脾胃受损,寒湿内生,运化失司,传导失常所致,故治宜温脾肾、助消化,原方去两面针、莪术,加肉豆蔻、补骨脂、焦神曲以消导止泻;尤其是紫苏叶,能解鱼蟹之毒,有画龙点睛之妙,故药后效如桴鼓。

三诊时,继续采用健脾温中、行气活血的治法,以温胃方加藤梨根、预知子、鬼箭羽治疗,疗效颇佳。

四诊以三诊方为基础方,酌情对症加减用药,继续治疗4个月。方中藤梨根、预知子、鬼箭羽、莪术、九节茶对肠上皮化生疗效较好,故能治愈慢性中度萎缩性胃炎伴中度肠上皮化生。

第十四节　胃　痞

【医案】

初诊:2020年9月2日。

患者:纪某某,男,42岁,公务员。

主诉:反复胃胀闷5年,再发1月余,加剧5天。

病史:患者工作紧张,饮食无规律,5年来反复胃脘胀闷,多方求治,服中药和西药多年,症状时轻时重,未见明显改善,遂求诊我院;2020年4月13日于我院做胃镜检查,结果示"慢性萎缩性胃炎伴糜烂,胆汁反流",病理示"(胃窦)黏膜呈慢性中度萎缩性胃炎改变,肠化(＋＋＋),Hp(＋)"。

症状:胃脘胀闷,痞满攻撑,食后尤甚,纳食减少,大便溏薄,夜寐不安,神疲乏力,口干口苦;舌质淡晦,舌苔黄腻,舌下青筋,脉细弦滑。

诊断:胃痞(中度慢性萎缩性胃炎伴重度肠上皮化生)。

辨证:脾虚湿热血瘀。

治法:健脾化湿、清热活血。

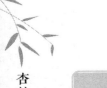
处方：胃萎方。

黄芪 15 g	炒白术 15 g	薏苡仁 30 g	炒枳实 20 g
黄芩 10 g	生栀子 10 g	大血藤 15 g	九节茶 30 g
莪术 15 g	预知子 15 g	藤梨根 15 g	鬼箭羽 15 g
甘草 6 g			

14 剂

煎服法：每日 1 剂，煎 2 次，每次加水淹过中药平面，煎至 200 mL，早晚温服。

二诊（2020 年 9 月 16 日）：患者服药后症状改善，胃胀减轻，但仍纳少便溏、心烦寐差，舌脉同上。原方加焦神曲 15 g、元宝草 15 g 以加强健脾除烦的功效，处方如下：

黄芪 15 g	炒白术 15 g	薏苡仁 30 g	炒枳实 20 g
黄芩 10 g	生栀子 10 g	大血藤 15 g	九节茶 30 g
莪术 15 g	预知子 15 g	藤梨根 15 g	鬼箭羽 15 g
甘草 6 g	焦神曲 15 g	元宝草 15 g	

14 剂

煎服法：同前。

三诊（2020 年 9 月 30 日）：患者服药后症状明显改善，胃胀明显减轻，纳食正常，二便自调，夜寐改善；舌质淡红，舌苔黄腻，舌下青筋，脉细弦滑。上方去焦神曲、元宝草，加京三棱 10 g 以加强活血化瘀的功效，处方如下：

黄芪 15 g	炒白术 15 g	薏苡仁 30 g	炒枳实 20 g
黄芩 10 g	生栀子 10 g	大血藤 15 g	九节茶 30 g
莪术 15 g	预知子 15 g	藤梨根 15 g	鬼箭羽 15 g
甘草 6 g	京三棱 10 g		

14 剂

煎服法：同前。

四诊（2020 年 10 月 14 日）：患者服药后症状显著改善，仍以胃萎方为基础，酌情对症加减用药，继续治疗 4 个多月，诸症均除。2021 年 3 月 5 日在厦门××医院复查胃镜，结果示"慢性浅表性胃炎"，病理示"（胃窦）黏膜呈轻度慢性非萎缩性胃炎，肠化（—），Hp（—）"。

【按语】《伤寒论》曰："但满而不痛者，此为痞。"患者以胃脘胀闷、痞满攻撑为主症，没有胃痛，故诊为胃痞。纳食减少、大便溏薄、神疲乏力、舌质淡晦、脉细为久病脾虚之征;口干口苦、舌苔黄腻、脉弦滑为脾虚失运,水湿内生,郁久化热,湿热内蕴之象;舌质淡晦、舌下青筋乃瘀血阻络之兆。辨其证为脾虚湿热血瘀之胃痞,治宜健脾化湿、清热活血,投以胃萎方。

胃萎方乃吴耀南教授根据多年临床经验创制,用于治疗慢性萎缩性胃炎伴肠上皮化生或胃癌前病变证属脾虚湿热血瘀者。方中黄芪、炒白术、薏苡仁益气健脾;黄芩、栀子、大血藤清热利湿;炒枳实、三棱、莪术行气活血化瘀;九节茶、预知子、藤梨根、鬼箭羽对肠上皮化生疗效较好。诸药合用,辨证与辨病相结合,有健脾化湿、清热活血之功效,且患者坚持治疗,疗程足够,故获佳效。

第十五节　吐酸、胃痞

【医案】

初诊:2021年4月30日。

患者:陈某某,男,65岁,退休公务员。

主诉:反复胃胀闷12年,再发1月余,加剧1周。

病史:患者平素工作繁忙,应酬频多,饮食不节,恣食膏粱厚味;12年前出现胃脘胀闷不适,烧心反酸,曾查胃镜示"慢性胃炎",多方求治,服西药(质子泵抑制剂)多年,症状时轻时重,反复发作;2021年4月8日在厦门××医院行胃镜检查,结果示"1.慢性萎缩性胃炎伴糜烂(C2);2.胃体息肉(钳除术)",病理示"1.(胃体)胃底腺息肉;2.(胃窦)黏膜呈慢性重度萎缩性胃炎,急性活动性炎症(重度),伴腺体肠上皮化生(中—重度),局灶黏膜糜烂,腺体低级别上皮内瘤变(中—重度),Hp(+)"。西医考虑患者为胃癌前病变,建议行胃镜下微创手术,但患者拒绝,而求诊我院。患者既往有高血压病史和腰椎间盘突出史,气候变化时腰痛腿麻明显,平时出门都要扎护腰。

症状:反酸明显,烧心嘈杂,胃脘胀闷,痞满攻撑,口干口苦,喜热饮食,大便溏薄,怕冷肢凉,腰背酸痛,双腿发麻;舌质暗红,舌苔黄腻,舌下青筋,脉弦滑数。

诊断:吐酸、胃痞(重度慢性萎缩性胃炎、胃癌前病变)。

辨证:寒热错杂、湿热血瘀。

治法:辛开苦降、寒热并行、活血化瘀。

处方:清风降逆汤加减。

清风藤30 g	姜半夏12 g	枯黄芩10 g	黄连6 g
生黄芪15 g	吴茱萸3 g	干姜10 g	生蒲黄10 g^(包煎)
海螵蛸15 g	浙贝母10 g	九节茶30 g	莪术15 g
延胡索15 g	煅牡蛎30 g^(先煎)	预知子15 g	甘草6 g

7剂

煎服法:每日1剂,煎2次,每次加水淹过中药平面,煎至200 mL,早晚温服。

二诊(2021年5月7日):患者服药后胃胀痛减轻,但仍烧心反酸,腰痛腿麻明显,怕冷便溏,舌脉如前。上方去延胡索、预知子,加穿山龙15 g、煅瓦楞子30 g以加强制酸、通经活络的功效,处方如下:

清风藤30 g	姜半夏12 g	枯黄芩10 g	黄连6 g
生黄芪15 g	吴茱萸3 g	干姜10 g	生蒲黄10 g^(包煎)
海螵蛸15 g	浙贝母10 g	九节茶30 g	莪术15 g
穿山龙15 g	煅牡蛎30 g^(先煎)	煅瓦楞子30 g^(先煎)	甘草6 g

14剂

煎服法:同前。

三诊(2021年5月21日):患者服药后胃胀痛消失,烧心反酸减轻,但腰痛腿麻明显,怕冷便溏;舌质暗红,舌苔黄腻,舌下青筋,脉弦滑数。上方去生蒲黄、干姜、煅瓦楞子,加炮姜10 g、鬼箭羽15 g、藤梨根15 g,以止泻、活血、化瘀,处方如下:

清风藤30 g	姜半夏12 g	枯黄芩10 g	黄连6 g
生黄芪15 g	吴茱萸3 g	穿山龙15 g	炮姜10 g
海螵蛸15 g	浙贝母10 g	九节茶30 g	莪术15 g
鬼箭羽15 g	藤梨根15 g	煅牡蛎30 g^(先煎)	甘草6 g

14剂

煎服法:同前。

四诊(2021年6月4日):患者服药后诸症显著改善,反酸烧心已除,但胃胀反复发作,时轻时重,口干口苦,纳少神疲,大便溏薄;舌质暗红,舌苔黄腻,舌下青筋,脉弦滑数。患者吐酸已除,胃痞未愈,此时治疗的关键为攻克胃痞(重度慢性萎缩性胃炎、胃癌前病变),辨其证为脾虚湿热血瘀,治宜健脾化湿、清热活血,选用胃萎方,处方如下:

黄芪15 g	炒白术15 g	薏苡仁30 g	炒枳实20 g
黄芩10 g	生栀子10 g	大血藤15 g	九节茶30 g
莪术15 g	预知子15 g	藤梨根15 g	鬼箭羽15 g
甘草6 g			

14 剂

煎服法：同前。

五诊（2021 年 6 月 18 日）：诸症均有所减轻，以胃萎方为基础，酌情对症加减用药，继续治疗 5 个多月，总疗程 7 个半月，患者诸症均除，精力良好，饮食二便正常，腰痛腿麻亦愈，出门无须扎护腰。患者 2021 年 8 月 30 日在厦门××医院行胃镜检查，结果示"慢性萎缩性胃炎"，病理示"1.（胃窦）黏膜呈慢性轻度萎缩性胃炎，轻度肠上皮化生，轻度慢性炎性病变；2.（胃体）黏膜呈慢性轻度萎缩性胃炎，轻度肠上皮化生，轻度活动性炎症；3. 免疫组化：Hp（－）"。

【按语】患者反酸明显，烧心嘈杂，故诊为吐酸口干口苦，喜热饮食，大便溏薄，怕冷肢凉，舌质暗红，舌苔黄腻，脉弦滑数，故辨其证为寒热错杂。

《素问·至真要大论篇》曰："太阳之复，厥气上行，心胃生寒，胸膈不利，心痛否满。"《兰室秘藏·中满腹胀论》曰："亦有膏粱之人，湿热郁于内而成胀满者。"说明起居不慎、饮食不节可导致脾胃虚寒和脾胃湿热，进而引起痞满。患者平素工作繁忙，应酬频多，饮食不节，恣食膏粱厚味，出现胃脘胀闷、痞满攻撑，故诊为胃痞。

叶天士曰："胃痛久而屡发，必有凝痰聚瘀。"患者久病，舌质暗红，舌下青筋，为瘀血内阻之象。

综上所述，辨其证为寒热错杂、虚实夹杂、湿热血瘀。急则治标，治宜辛开苦降、寒热并行、活血化瘀、攻补兼施，方用清风降逆汤加味，先治其吐酸。

清风降逆汤是吴耀南教授自创的临床经验方，以清风藤为主药，合古方"半夏泻心汤""左金丸""乌贝散"加减而成，对寒热错杂型胃痞证和吐酸证疗效显著。

方中清风藤，又名鸡矢藤，性平，味甘、涩，归肝、脾经，具有除湿、解毒、消食、化积、止咳、止痛、通经络、利小便的功效，主治风湿痹痛、脘腹痛、黄疸性肝炎、食少、失眠、多梦、泻痢、肠痈、浮肿、咳嗽、跌损等。

半夏泻心汤出自《伤寒论》，方中半夏味辛、苦，性燥，具有散结除痞、降逆和胃的功效；干姜味辛，性热，具有温中、散寒、除痞的功效，此为辛开；黄连、黄芩味苦，性寒，具有清降、泄热、开痞的功效，此为苦降。三药合用，寒热平调，辛开苦降。左金丸出自《丹溪心法》，吴茱萸与黄连配伍，具有清泄肝火、降逆止呕的功效，擅治嘈杂烧心，吴茱萸既可助黄连和胃降逆，又可制约黄连之苦寒，泻火而不凉遏，温通而不助热。

乌贝散出自《中国药典》，海螵蛸制酸和胃，与浙贝母合用，既能制酸和胃，又能化痰散结。

久病入络，瘀血内生，加生蒲黄、莪术以活血化瘀，《本草汇言》指出蒲黄为"行止之药也……血之滞者可行，血之行者可止，凡生用则性凉，行血而兼消"，而莪术性温，既能破血行气，又能消积止痛，且《本草图经》云其"治积聚诸气，为最要之药"。生蒲黄与莪术，性味一凉一温，共奏活血、行气、止痛之功。九节茶又名草珊瑚，性平，具有清热解毒、抗菌消炎、活血止痛的功效。久病必虚，故加黄芪以温中健脾、益气补虚；加煅牡蛎与煅瓦楞子以制酸止痛、软坚散结；甘草既能调和众药，又能健脾制酸。诸药配合，寒温并用，标本兼治，既能清热化痰，又能补虚去瘀，从而达到调理气机、消胀制酸、益气化瘀的目的。

患者经过一个半月的治疗，吐酸已除，但胃痞（重度慢性萎缩性胃炎、胃癌前病变）未愈，辨其证为脾虚湿热血瘀，治宜健脾化湿，清热活血，方投胃萎方。

胃萎方乃吴耀南教授根据多年临床经验创制，用于治疗慢性萎缩性胃炎伴肠上皮化生或胃癌前病变证属脾虚湿热血瘀者。方中诸药辨证与辨病相结合，具有健脾化湿、清热活血之功效，对肠上皮化生疗效也较好，且患者认真配合，故获佳效。

患者有严重的腰椎间盘突出史，气候变化时腰痛腿麻明显，平时出门都要扎护腰，故在辨证论治的基础上加用穿山龙，配合清风藤以壮腰活络、通痹止痛。穿山龙性温，味甘、苦，归肝、肺经，具有活血舒筋、消食祛痰的功效，主治风湿痹症、消化不良、胸痹心痛、慢性气管炎、劳损扭伤、痈肿。清风藤与穿山龙合用，既能治胃胀胃痛，又能疗腰痛腿麻，故患者在治疗后腰痛腿麻消失，出门无须扎护腰。

方中九节茶性平，味辛、苦，归心、脾、肺经，具有清热解毒、祛风活血、消肿止痛的功效，主治风湿关节痛、劳伤腰痛、骨折、胃痛、阑尾炎、外伤出血、伤口溃烂。现代药理研究表明，其还有抗病毒、消炎杀菌、促进溃疡愈合、增强人体免疫力的功效，对肿瘤也有一定的辅助治疗作用，常用于胃癌、肝癌、结肠癌、乳腺癌、肺癌、鼻咽癌、白血病等的治疗。

鬼箭羽性寒,味辛、苦,归肝、脾经,具有破血通经、解毒消肿、祛风杀虫的功效,主治癥瘕结块、胸腹疼痛、闭经、痛经、产后腹痛、跌打损伤、风湿性关节炎、过敏性皮炎、荨麻疹等。现代药理研究表明,鬼箭羽具有抑制肿瘤细胞增殖、中枢镇痛的作用。

藤梨根性凉,味酸、涩,归胃、大肠、肺、肝经,具有清热解毒、祛风除湿、利湿退黄、消肿止血的作用,对各种消化系统肿瘤,如胃癌、食管癌、肝癌、胆管癌、大肠癌等,以及乳腺癌、宫颈癌、白血病、脑转移癌等有一定的辅助治疗作用。现代药理研究表明,藤梨根能影响癌基因表达,防止正常细胞突变,诱导癌细胞凋亡,抗肿瘤转移,调节人体免疫功能,增强患者自身抵抗肿瘤的能力,降低肿瘤细胞对化疗药物的耐药性,可抑制肿瘤的发展。

预知子性寒,味苦,归肝、胆、胃、膀胱经,具有疏肝理气、软坚散结、活血止痛、通利小便的功效,主治瘿瘤、肝胃气滞、脘腹胀满、两胁胀痛、下痢腹泻、小便不利、闭经、痛经、痰核痞块等,对恶性肿瘤也有一定的辅助治疗作用,可用于减轻癌性疼痛。现代药理研究表明,预知子具有抗抑郁、抗菌消炎、调节人体免疫功能、抗肿瘤血管生成等作用。

九节茶、鬼箭羽、藤梨根、预知子这四味药可用于胃癌前病变的治疗。

第十六节　胃　疡

【医案】

初诊:2017年4月10日。

患者:施某某,男,43岁,职员。

主诉:反复胃脘隐痛1年,再发1月余,加剧1周。

病史:患者平素工作繁忙,饮食不节,喜冰冷饮食,1年前出现胃脘隐痛,饥时为甚,未经系统治疗,曾不规则服用奥美拉唑、雷贝拉唑、铝碳酸镁咀嚼片(达喜)、替普瑞酮等西药,也断续服过中药,病情有改善,但症状时轻时重,反复发作;2017年4月7日在我院行胃镜检查,结果示"胃黏膜呈片状充血水肿,红白相兼,以红为主,胃窦部黏膜见散在糜烂点,十二指肠球部有一溃疡面,约0.4 cm×0.2 cm,上覆黄苔,诊断:1.十二指肠球部溃疡(A1);2.慢性非萎缩性胃炎(中度)伴胃窦黏膜糜烂"。

症状：胃脘隐痛，饥时为甚，食后缓解，喜热饮食，夜间痛作，大便溏薄，神疲乏力；舌质淡晦，舌苔薄白，脉象细弦。

诊断：胃疡（十二指肠球部溃疡）。

辨证：脾胃虚寒、气滞血瘀。

治法：温中健脾、活血生肌。

处方：胃疡方。

炙黄芪 30 g	桂枝 10 g	炒白芍 15 g	大枣 15 g
紫丹参 15 g	炒白术 12 g	白及 15 g	砂仁 6 g[后下]
延胡索 15 g	凤凰衣 10 g	甘草 10 g	生蒲黄 10 g[包煎]
九节茶 30 g			

7 剂

煎服法：每日 1 剂，煎 2 次，每次加水淹过中药平面，煎至 200 mL，早晚温服。

二诊（2017 年 4 月 17 日）：患者服药后症状明显改善，胃痛减轻，夜间不再胃痛，仍喜热食，大便溏，疲乏无力；舌淡晦，苔薄白，脉细弦。效不更方，上方加三七粉 3 g 以活血定痛、化瘀生新，处方如下：

炙黄芪 30 g	桂枝 10 g	炒白芍 15 g	大枣 15 g
紫丹参 15 g	炒白术 12 g	白及 15 g	砂仁 6 g[后下]
延胡索 15 g	凤凰衣 10 g	甘草 10 g	生蒲黄 10 g[包煎]
九节茶 30 g	三七粉 3 g[冲服]		

7 剂

煎服法：同前。

三诊（2017 年 4 月 24 日）：患者服药后诸症显著改善，遂以上方为基础，酌情对症加减用药，继续治疗 1 个多月，诸症消失，饮食、二便、夜寐均正常，精神体力好转，体重增加了 2.5 kg。

患者于 2017 年 12 月 16 日在我院复查胃镜，结果示"胃黏膜散在充血水肿，红白相兼，以红为主，十二指肠球部黏膜光滑，未见异常，诊断：慢性非萎缩性胃炎（轻度）"。

【按语】《素问·举痛论篇》："寒气客于肠胃之间，膜原之下，血不得散，小络急引，故痛"。患者平素嗜食冰冷饮食，致寒邪内生，损伤脾阳，胃络失于温养，以致肌溃成疡，故胃脘隐痛，饥时为甚，食后缓解，喜热饮食；大便溏薄、神疲乏力为脾阳虚之征；夜间胃痛、舌质淡晦、舌苔薄白、脉象细弦为脾胃虚寒，气滞血瘀之象。辨其证为脾胃虚寒、气滞血瘀之胃疡,治宜温中健脾、活血生肌,投以胃疡方。

胃疡方是吴耀南教授的临床经验方,由古方黄芪建中汤、丹参饮为基础,加上临床经验用药而成,用于治疗消化性溃疡证属脾胃虚寒、气滞血瘀者。

黄芪建中汤出自《金匮要略》,方中重用炙黄芪以补气生肌,桂枝、炒白芍、大枣、炒白术、甘草温中健脾,缓急止痛。

丹参饮出自清代《时方歌括》,由丹参、砂仁、檀香组成,具有理气活血、化瘀止痛的功效。

方中三七、生蒲黄、延胡索化瘀止痛,生肌愈溃;白及、凤凰衣生肌愈溃,佐九节茶以消炎止痛,对各种胃肠黏膜损伤疗效甚佳。

诸药合用,共奏温中健脾、理气活血、化瘀止痛、生肌愈溃之功,疗效颇佳。

第十七节 便 血

【医案】

初诊:2016 年 3 月 6 日。

患者:魏某某,男,48 岁,工人。

主诉:反复胃脘隐痛 2 年多,再发 1 周伴黑便 2 天。

病史:患者在私人企业工作,平素工作劳累,经常加班,饮食无规律,2 年前出现胃脘隐痛,未经系统治疗,曾服用奥美拉唑、铝碳酸镁咀嚼片(达喜)等药,症状可改善,但反复发作;4 个月前曾查胃镜,结果示"1. 十二指肠球部溃疡(A1);2. 慢性非萎缩性胃炎伴胆汁反流"。前段时间连续加班了 10 多天,1 周前出现脘部隐痛,饥时为甚,食后缓解,自服达喜,症状稍有缓解,昨天排黑色糊状便 3 次,今天上午排黑便 2 次,遂求诊我院,予查大便隐血试验(occult blood,OB),结果为"+++",患者拒绝住院和再查胃镜,要求门诊治疗。

症状:便溏色黑,日二三行,胃脘隐痛,饥时为甚,食后缓解,神疲乏力,面色不华;舌质淡晦,舌苔薄白,脉象细弱。

诊断:便血(十二指肠球部溃疡并出血)。

辨证:脾气虚弱、血失统摄。

治法:健脾益气、摄血止血。

处方:宁血方。

黄芪 30 g	炒白术 10 g	云茯苓 15 g	生白芍 15 g
地榆 15 g	蒲公英 30 g	仙鹤草 30 g	蒲黄炭 10 g(包煎)
白及 10 g	三七粉 6 g(冲服)	炙甘草 10 g	

3 剂

煎服法:每日 1 剂,煎 2 次,每次加水淹过中药平面,煎至 200 mL,早晚温服。

二诊(2016 年 3 月 9 日):患者服药后症状减轻,大便黄中少许带黑,复查大便 OB,结果为"＋＋",精神体力好转,但仍胃痛隐隐,大便溏薄,且怕冷肢凉,喜热饮食,舌脉如前。药已中病,上方加炮姜 10 g,处方如下:

黄芪 30 g	炒白术 10 g	云茯苓 15 g	生白芍 15 g
地榆 15 g	蒲公英 30 g	仙鹤草 30 g	蒲黄炭 10 g(包煎)
白及 10 g	炮姜 10 g	炙甘草 10 g	三七粉 6 g(冲服)

3 剂

煎服法:同前。

三诊(2016 年 3 月 12 日):患者服药后症状显著改善,大便成形,未见黑便,纳食正常,精力好转,复查大便 OB,结果为"一";上方再服 7 剂以巩固疗效。

【按语】《景岳全书》:"盖脾统血,脾气虚则不能收摄,脾化血,脾气虚则不能运化,是皆血无所主,因而脱陷妄行。"患者劳倦过度,损伤脾气,气失统摄,脾不统血,血无所归,下注肠道,故便血,便溏色黑,日二三行;胃脘隐痛,饥时为甚,食后缓解,神疲乏力,面色不华,舌质淡晦,舌苔薄白,脉象细弱,皆为脾气虚弱之象。辨其证为脾气虚弱、血失统摄之便血,故治宜健脾益气、摄血止血,投以宁血方。

宁血方为吴耀南教授的临床经验方,专治脾气虚弱、血失统摄之血证。方中重用黄芪,辅以炒白术、茯苓、甘草以健脾益气摄血;蒲黄、白及、三七止血愈溃生肌;地榆、蒲公英清热凉血止血;仙鹤草止血补虚。

二诊时,患者便血减轻,但仍胃痛隐隐,大便溏薄,怕冷肢凉,喜热饮食,此乃脾阳随血失而伤,故加炮姜以温中、止血、止痛。诸药合用,共奏健脾益气、摄血止血之功,故能迅速止住便血。

第十八节 久 痢

【医案1】

初诊:2019 年 1 月 11 日。

患者:郭某,男,52 岁,工人。

主诉:反复解黏液脓血便 5 年余。

病史:患者反复解黏液脓血便 5 年余,每因饮食不节或劳倦而发作或加重,严重时大便一天达七八次,伴腹痛、发热;多次于外院行肠镜检查,均提示"溃疡性结肠炎",予美沙拉嗪口服＋灌肠、强的松口服等治疗后症状可缓解,但易反复发作,每年发作两三次,每次发作时均使用激素治疗,患者不胜其烦,且担心激素的不良反应,故求诊我院。

症状:大便溏泄,一日五行,夹有脓血,左下腹痛,形寒肢冷,倦怠乏力,腰膝酸软,纳少寐安,形体偏瘦,夜尿频数;舌质淡暗,舌苔白腻,边有齿痕,脉象沉细。

诊断:久痢(溃疡性结肠炎)。

辨证:脾肾阳虚、寒湿阻滞。

治法:温肾健脾、祛寒化湿。

处方:八神汤加味。

肉豆蔻 10 g	补骨脂 10 g	五味子 10 g	吴茱萸 5 g
云茯苓 15 g	淮山药 15 g	芡实 15 g	莲子肉 15 g
炒白术 10 g	炮姜 10 g	仙鹤草 30 g	败酱草 30 g
鸡冠花 10 g	椿根皮 15 g	炙甘草 10 g	

7 剂

煎服法:每日 1 剂,煎 2 次,每次加水淹过中药平面,煎至 200 mL,早晚温服。

二诊(2019 年 1 月 18 日):患者药后大便日 3 行,质偏软,稍成形,白色黏液较前减少,左下腹隐痛减轻,口淡不渴,形寒肢冷,倦怠乏力,腰膝酸软,纳少寐安,夜尿两三次;舌淡暗,苔薄白腻,边有齿痕,脉沉细。原方加制附子以加强温阳补肾、止泻缩尿的功效,处方如下:

肉豆蔻10 g	补骨脂10 g	五味子10 g	吴茱萸5 g
云茯苓15 g	淮山药15 g	芡实15 g	莲子肉15 g
炒白术10 g	炮姜10 g	仙鹤草30 g	败酱草30 g
鸡冠花10 g	椿根皮15 g	炙甘草10 g	制附子10 g^{（先煎）}
			7剂

煎服法：同前。

三诊（2019年1月25日）：患者大便日2行，质偏软，无黏液，无腹痛，形寒肢冷及倦怠乏力减轻，腰膝酸软减轻，纳食增加，寐安，夜尿1次；舌淡暗，苔白腻，边齿痕，脉沉细。原方去败酱草、鸡冠花、椿根皮，加生黄芪30 g、凤凰衣10 g、生蒲黄10 g以加强健脾、生肌愈溃的功效，处方如下：

肉豆蔻10 g	补骨脂10 g	五味子10 g	吴茱萸5 g
云茯苓15 g	淮山药15 g	芡实15 g	莲子肉15 g
炒白术10 g	炮姜10 g	凤凰衣10 g	制附子10 g^{（先煎）}
仙鹤草30 g	生黄芪30 g	炙甘草10 g	生蒲黄10 g^{（包煎）}
			7剂

煎服法：同前。

四诊（2019年2月1日）：患者大便日一两行，基本成形，无黏液，无腹痛，形寒肢冷减轻，精神体力好转，腰膝酸软减轻，纳可寐安，夜尿1次；舌淡暗，苔薄白，边齿痕，脉沉细。原方续服7天，症状进一步改善，后以此方为基础酌情对症加减用药，继续治疗6个多月，大便正常，诸症均除。

患者2019年8月22日于我院复查电子肠镜，结果示"升结肠、肝曲、横结肠、脾曲、降结肠、乙状结肠黏膜光滑，血管纹理清晰，结肠袋皱襞正常存在，未见溃疡及肿物；距肛周9 cm以下直肠见散在充血红斑，血管纹理欠清晰，诊断：直肠多发充血红斑"。

【按语】该患者为溃疡性结肠炎的病情缓解期，治疗目的为尽量减少疾病复发和促进黏膜愈合。本病病程较长，即使初期以邪实为主，到疾病后期也多伴有正虚表现，或者虚实夹杂，因此，在治疗上应注重扶助正气，或健脾，或补肾，或脾肾双补。《景岳全书》云："凡治痢疾，最当察虚实、辨寒热，此泻痢中最大关系。"该患者病情反复发作，迁延日久，伤及脾胃，脾失健运，故见纳差；脾主四肢肌肉，脾虚则肢体失于濡养，故见倦怠乏力、形体消瘦；脾不能运化水湿，故见口淡、舌苔白腻；水湿下注，肠道传导失司，故见解黏液便；湿阻气滞，故见腹痛；脾病日久，伤及肾阳，肾阳亏虚，故见形寒肢冷、腰膝酸软、夜尿频多;舌淡暗、苔白腻、边齿痕、脉沉细乃脾肾阳虚,寒湿阻滞之象。综上所述,辨其证为脾肾阳虚、寒湿阻滞之久痢,治宜健脾温肾、祛寒化湿,投以八神汤。

八神汤为吴耀南教授自创的临床经验方,将古方"四神丸"和闽南流行的治疗脾虚泄泻、消化不良的古方"四神汤"合并,再加上临床经验用药而成。

"四神丸"由《普济本事方》中的二神丸与五味子散两方组合而成,药物有补骨脂、肉豆蔻、吴茱萸、五味子、生姜、大枣,用于治疗脾肾阳虚的久泻。

"四神汤"出自清代顾世澄所著的《疡医大全》,由茯苓、淮山、芡实、莲子组成,有健脾益气、利湿止泻的功效。但"四神丸"温肾尚可,健脾不足,故将"四神丸"合并"四神汤"组成"八神汤":茯苓、淮山、芡实、莲子、补骨脂、肉豆蔻、吴茱萸、五味子,用于治疗脾肾阳虚久泻,每获佳效。方中补骨脂、吴茱萸、肉豆蔻、五味子补肾助阳;茯苓、淮山、芡实、莲子健脾化湿止泻;加炮姜以温阳止泻;加败酱草、仙鹤草、鸡冠花、椿根皮以清湿热,止脓血,治腹泻。

二诊时,患者仍形寒肢冷,倦怠乏力,腰膝酸软,纳少,夜尿频,为肾阳不足及脾失健运,故加附子以助阳补火、温肾缩尿。

三诊时,患者诸症改善,故原方去败酱草、鸡冠花、椿根皮,加黄芪、生蒲黄、凤凰衣以加强健脾愈溃生肌的功效,促进黏膜愈合。

四诊时,患者诸症平顺,且苔腻已褪,湿邪已化,故守原方,酌情加减用药续服6个多月,巩固疗效。

【医案2】

初诊:2018年7月11日。

患者:陈某某,男,28岁,工人。

主诉:反复解黏液脓血便6年余,再发1周。

病史:反复解黏液脓血便6年余,每因饮食不节或劳累而发作或加重,大便夹黏液和鲜血,日解大便3次至十几次,伴腹痛;曾在外院查肠镜,诊断为"溃疡性结肠炎",予美沙拉嗪、强的松等治疗后症状可缓解,但反复发作;2017年6月16日于我院行肠镜检查,结果示"升结肠、肝曲、横结肠、脾曲黏膜光滑,血管纹理清晰,肠袋皱襞正常存在,未见溃疡及肿物;距肛周40 cm以下降结肠、乙状结肠、直肠黏膜充血水肿,细颗粒状欠光滑,血管纹理模糊,可见散在不规则浅表小溃疡。诊断:溃疡性结肠炎(左半结肠为主)"。患者1周前因饮食不节,再次出现解黏液脓血便,大便一日达六七次,口服美沙拉嗪,症状未见缓解,故来就诊。

症状:大便溏泻,日六七行,夹有脓血,血色鲜红,腹痛隐隐,神疲乏力,形寒肢冷,口干口苦,纳差寐可;舌质淡晦,舌苔黄腻,脉象细弦。

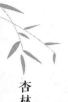

诊断：久痢（溃疡性结肠炎）。

辨证：寒热错杂、虚实夹杂。

治法：寒热并调、攻补兼施。

处方：（1）久痢方；（2）肠露灌肠液。

（1）久痢方：

乌梅 12 g	细辛 5 g	炮姜 10 g	制附子 15 g(先煎)
黄柏 10 g	川黄连 6 g	当归 6 g	党参 15 g
大血藤 15 g	仙鹤草 30 g	黄芪 30 g	蒲黄 10 g(包煎)
木棉花 15 g	鸡冠花 12 g	椿皮 15 g	甘草 10 g

7 剂

煎服法：每日 1 剂，煎 2 次，每次加水淹过中药平面，煎至 200 mL，早晚温服。

（2）肠露灌肠液：

补骨脂 15 g	黄芪 15 g	白及 10 g	马齿苋 20 g
仙鹤草 15 g	丹参 10 g	败酱草 20 g	小茴香 5 g
鬼针草 30 g			

7 剂

煎服法：每日 1 剂，水煎，取汁 200 mL，保留灌肠。

二诊（2018 年 7 月 18 日）：患者药后症状缓解，大便日三四行，质稀，黏液脓血较前明显减少，腹痛、口干、形寒肢冷均减轻，仍感倦怠乏力，纳差寐安；舌质淡，苔薄黄腻，脉弦细。原方去细辛，加茯苓 15 g，以增强健脾的功效；并继续予肠露灌肠液保留灌肠。处方如下：

乌梅 12 g	茯苓 15 g	炮姜 10 g	制附子 15 g(先煎)
黄柏 10 g	川黄连 6 g	当归 6 g	党参 15 g
大血藤 15 g	仙鹤草 30 g	黄芪 30 g	蒲黄 10 g(包煎)
木棉花 15 g	鸡冠花 12 g	椿皮 15 g	甘草 10 g

7 剂

煎服法：同前。

三诊（2018 年 7 月 25 日）：患者服上方后症状进一步缓解，大便日两三行，基本成形，已无明显黏液脓血，腹痛减轻，口干减轻，形寒肢冷减轻，倦怠乏力改善，纳增寐安；舌质淡红，苔薄黄腻，脉弦细。二诊方去鸡冠花，加铁苋菜 30 g，以增强清热解毒、利湿收敛的功效；并继续予肠露灌肠液保留灌肠。处方如下：

乌梅 12 g	茯苓 15 g	炮姜 10 g	制附子 15 g(先煎)
黄柏 10 g	川黄连 6 g	当归 6 g	党参 15 g
大血藤 15 g	仙鹤草 30 g	黄芪 30 g	蒲黄 10 g(包煎)
木棉花 15 g	铁苋菜 30 g	椿皮 15 g	甘草 10 g
			7 剂

煎服法:同前。

四诊(2018 年 8 月 1 日):患者症状缓解,大便日两行,基本成形,无黏液脓血,无腹痛,无明显口干,无形寒肢冷,倦怠乏力进一步改善,纳可寐安;舌质淡红,苔薄黄腻,脉弦细。以上方为基础,酌情对症加减用药,继续巩固治疗半年。患者病情稳定,大便正常,体重由 55 kg 增至 62.5 kg,增加了 7.5 kg。

患者于 2019 年 3 月 1 日在我院复查肠镜,结果示"升结肠、肝曲、横结肠、脾曲、降结肠黏膜光滑,血管纹理清晰,结肠袋皱襞正常存在,未见溃疡及肿物;距肛周 20 cm 以下乙状结肠、直肠见散在充血红斑,血管纹理欠清晰,诊断:乙状结肠直肠多发充血红斑"。

【按语】溃疡性结肠炎为消化科的疑难病,该患者便前腹痛,便后痛减,乃肝气乘脾之象;脾失健运,故见纳差;肢体失于温煦濡养,故见形寒肢冷、倦怠乏力;脾虚不能运化水湿,湿浊内生,郁而化热,湿热内蕴,肠道传导失司,故见大便次数增多;热灼津伤,故见口干;湿热之邪灼伤肠络,故见解黏液脓血便;舌淡晦、苔黄腻、脉弦细乃寒热错杂之象。辨其证为寒热错杂、虚实夹杂之久痢,治宜寒热并调、攻补兼施,投以久痢方。

久痢方是吴耀南教授的临床经验方,以古方"乌梅丸"为基础,加上临床经验用药而成。

《伤寒论·厥阴病篇》云:"蛔厥者,乌梅丸主之,又主久利。"方中乌梅敛肝柔肝、涩肠止利;炮姜、细辛、附子、桂枝温中助阳散寒;黄连、黄柏、败酱草苦寒以清热燥湿止痢;党参健脾益气,补脾以制肝;茯苓健脾胃;当归养血和血;铁苋菜清热止血止泻;三七粉化瘀止血。

肠露灌肠液亦为吴耀南教授自创的临床经验方,用肠露灌肠液保留灌肠,可益气健脾、清热燥湿、行气活血、收敛止血,直达病所,收效迅速,对溃疡性结肠炎有很好的疗效。

二诊时,患者口干减轻,黏液脓血便减少,仍倦怠乏力,气虚明显,舌苔转为薄黄腻,湿热之象减轻,故去细辛,加茯苓 15 g 以增强健脾止泻的功效。

三诊时,患者形寒肢冷及倦怠乏力改善,去鸡冠花,加铁苋菜 30 g 以增强清热解毒、利湿收敛的功效。

四诊时,患者诸症改善,病情平稳,药症对路,故守原方,酌情对症加减用药,续服半年,终获良效。

第十九节　便　秘

【医案】

初诊:2021 年 5 月 12 日。

患者:黄某某,男,72 岁,退休工人。

主诉:便秘 11 个月。

病史:患者去年 6 月 29 日因胸闷胸痛在厦门市××医院放置支架和进行药物治疗,病情好转后出院,但出院后出现便秘,大便 7～10 天 1 行,状若羊屎,坚硬难排,每天须服乳果糖并用开塞露挤入肛门,或用手抠才能排便,患者不堪其苦,求诊我院。

症状:大便秘结,状若羊屎,坚硬难排,腹胀胸闷,痰黄而多,口干咽干,纳食减少,夜寐不安,神疲乏力;舌质暗红,苔黄花剥,脉细弦数。

诊断:便秘(老年习惯性便秘)。

辨证:气阴两虚、痰瘀内阻。

治法:养阴益气、行气导滞、祛痰化瘀、润肠通便。

处方:便秘 1 号方。

玄参 30 g	麦冬 20 g	生地黄 20 g	广木香 10 g^(后下)
枳实 20 g	乌药 10 g	生白术 40 g	沉香 3 g^(后下)
杏仁 15 g	桃仁 15 g	火麻仁 15 g	莱菔子 30 g^(包煎)
莪术 10 g			

7 剂

煎服法:每日 1 剂,煎 2 次,每次加水淹过中药平面,煎至 200 mL,早晚温服。

二诊(2021 年 5 月 19 日):患者服药后症状明显改善,大便变软,2 天 1 行,不必用乳果糖和开塞露,但仍排出无力,神疲乏力,痰已减少,口干减轻,纳食稍增,夜寐改善;舌质暗红,苔黄花剥,脉细弦数。效不更方,上方加炙黄芪20 g,以增强补气排便的功效,处方如下:

玄参30 g	麦冬20 g	生地黄20 g	广木香10 g^(后下)
枳实20 g	乌药10 g	生白术40 g	沉香3 g^(后下)
杏仁15 g	桃仁15 g	火麻仁15 g	莱菔子30 g^(包煎)
莪术10 g	炙黄芪20 g		

7 剂

煎服法:同前。

三诊(2021年5月26日):患者服药后症状进一步改善,大便1天或2天1行,不必用乳果糖和开塞露,排出虽顺畅但仍无力,神疲倦怠,痰涎已无,口干著减,纳食尚可,夜寐已安;舌质暗红,苔薄白,脉细弦数。药已中病,前方去沉香,加肉苁蓉15 g,以增强补肾润肠通便的功效,处方如下:

玄参30 g	麦冬20 g	生地黄20 g	广木香10 g^(后下)
枳实20 g	乌药10 g	肉苁蓉15 g	生白术30 g
杏仁15 g	桃仁15 g	炙黄芪20 g	莱菔子30 g^(包煎)
莪术10 g	火麻仁15 g		

7 剂

煎服法:同前。

四诊(2021年6月2日):患者服药后症状基本消除,大便通畅,1天或2天1行,不必用乳果糖和开塞露,纳寐均可,精力好转。以上方为基础酌情对症加减用药,继续调治1个多月,便秘已愈,未再复发。

【按语】《兰室秘藏·大便结燥》云:"盖肾主五液,津液润则大便如常,若饥饱失节,劳逸过度,损伤胃气及食辛热味厚之物而助火邪,伏于血中,耗散真阴,津液亏少,故大便结燥。"患者年老体弱,气阴两虚,阴虚水浅舟停,气虚传导无力,则大便秘结。《丹溪心法·燥结》云:"燥结血少不能润泽,理宜养阴。"综上所述,辨其证为气阴两虚、痰瘀内阻之便秘,治宜养阴益气、祛痰化瘀、润肠通便,投以便秘方(属阴虚水停者)。

便秘1号方是吴耀南教授的临床经验方,由古方"增液汤""四磨汤"加上临床经验用药而成。

增液汤出自《温病条辨》,是治疗津液亏虚便秘的方剂,具有增水行舟的功效,方中重用玄参以滋阴润下、生津降火、清除肠道热邪,使大便变得柔软而较易排出;麦冬甘寒滋润,能够润燥,可补充肠道津液;生地黄滋阴生津、清热润燥。三药合用,使肠道津液充足,水满则舟自行。

四磨汤出自《济生方》,方中木香、乌药行气,沉香降气,枳实破气行滞,四药合用,有行气、消积、导滞的功效。本方重用生白术、炙黄芪、火麻仁、肉苁蓉,以健脾益气、润肠通便;患者痰多,加莱菔子、杏仁,既能化痰,又能下气通便;患者心脏放置支架,故加桃仁、莪术,既能活血化瘀,又能导滞通便。诸药合用,共奏养阴益气、行气导滞、祛痰化瘀、润肠通便之功,故获良效。

第二十节　肝　着

【医案】

初诊:2018 年 5 月 8 日。

患者:陈某某,女,56 岁,退休工人。

主诉:反复肝功能异常 1 年。

病史:患者 2016 年 1 月 12 日因胃印戒细胞癌于厦门市××医院行胃大部切除术,术后未再进行化疗或其他西药治疗,自己服私人诊所的中药 1 年多;2017 年 5 月出现黄疸,查肝功能示"丙氨酸氨基转移酶 1071 U/L↑,天冬氨酸转氨酶 1075 U/L↑",在我院肝科治疗 1 个多月,肝功能改善出院;2018 年 3 月 12 日又因肝功能异常再次住院,经中药和西药治疗 1 个多月,肝功能无改善而自动出院,出院前查肝功能示"丙氨酸氨基转移酶 394 U/L↑,天冬氨酸转氨酶 285 U/L↑,r-谷氨酰基转移酶 105 U/L↑,总胆汁酸 33 μmol/L↑,白蛋白 33 g/L↓"。

症状:右胁胀,心烦躁,人疲倦,食欲差,纳食少,小便黄,大便溏,寐不安,面不华,体消瘦;舌淡晦,边齿痕,苔黄腻,脉弦细。

诊断:肝着(慢性肝炎)。

辨证:肝郁脾虚、湿热血瘀。

治法:疏肝健脾、清热利湿、活血化瘀。

处方:慢性肝炎方。

生黄芪 30 g	云茯苓 15 g	炒白术 12 g	北柴胡 10 g
广郁金 15 g	炒栀子 10 g	白毛藤 30 g	仙鹤草 30 g
炒白芍 15 g	女贞子 15 g	五味子 10 g	田基黄 30 g
蓬莪术 15 g	马鞭草 20 g	生甘草 10 g	

7 剂

煎服法:每日 1 剂,煎 2 次,每次加水淹过中药平面,煎至 200 mL,早晚温服。

二诊(2018 年 5 月 15 日):患者服药后病情有所改善,诉夜尿三四次,胁胀轻,纳食增,仍神疲,小便清,夜尿频,大便溏,夜寐差;舌淡晦,边齿痕,苔黄腻,脉弦细。上方去炒白芍,加椿根皮 15 g、鸡冠花 10 g,以增强止泻的功效,处方如下:

生黄芪 30 g	云茯苓 15 g	炒白术 12 g	北柴胡 10 g
广郁金 15 g	炒栀子 10 g	白毛藤 30 g	仙鹤草 30 g
女贞子 15 g	五味子 10 g	田基黄 30 g	蓬莪术 15 g
马鞭草 20 g	椿根皮 15 g	鸡冠花 10 g	生甘草 10 g

14 剂

煎服法:同前。

三诊(2018 年 5 月 29 日):患者病情显著改善,胁胀除,精力好,纳食可,小便清,夜尿频,大便调;舌淡晦,边齿痕,苔薄黄,脉弦细;5 月 28 日复查肝功能,结果有所改善,"丙氨酸氨基转移酶 115 U/L↑,天冬氨酸转氨酶 81 U/L↑,r-谷氨酰基转移酶 56 U/L,总胆汁酸 16.4 μmol/L,白蛋白 34 g/L↓"。上方去炒栀子,加益智仁 15 g,共 14 剂,服法如前,以补肾缩尿,处方如下:

生黄芪 30 g	云茯苓 15 g	炒白术 12 g	北柴胡 10 g
广郁金 15 g	益智仁 15 g	白毛藤 30 g	仙鹤草 30 g
女贞子 15 g	五味子 10 g	田基黄 30 g	蓬莪术 15 g
马鞭草 20 g	椿根皮 15 g	鸡冠花 10 g	生甘草 10 g

14 剂

煎服法:同前。

四诊(2018 年 6 月 11 日):患者病情进一步改善,无诉任何不适,夜尿 1 次;6 月 15 日复查肝功能,结果显著改善,"丙氨酸氨基转移酶 59 U/L↑,

天冬氨酸转氨酶 53 U/L↑，r-谷氨酰基转移酶 46 U/L，总胆汁酸 12.4 μmol/L，白蛋白 36 g/L↓"。上方再进 14 剂，以巩固疗效。

五诊（2018 年 6 月 30 日）：患者诸症平顺，纳寐均可，二便正常；6 月 29 日复查肝功能，结果正常，"丙氨酸氨基转移酶 37 U/L，天冬氨酸转氨酶 30 U/L，r-谷氨酰基转移酶 27 U/L，总胆汁酸 10.4 μmol/L，白蛋白 38 g/L"；嘱再服六味地黄丸 1 个月以调补肝肾，巩固疗效。2 个月后及半年后患者 2 次复查肝功能，结果均正常。

【按语】《金匮要略·脏腑经络先后病脉证并治第一》曰："见肝之病，知肝传脾，当先实脾，四季脾旺不受邪……中工不晓相传，见肝之病，不解实脾，惟治肝也……故实脾，则肝自愈，此治肝补脾之要妙也。"患者胃癌术后自服民间中药治癌偏方而致肝功能异常，两次住院治疗，但肝功能没有改善。观其住院用药，皆以清利肝胆湿热之品为多，攻邪有余，扶正不足。患者胃癌术后正气已伤，虽有湿热血瘀，但慢性肝炎迁延已久，仍属正虚邪实。辨其证为肝郁脾虚、湿热血瘀，治宜扶正祛邪、疏肝健脾、清热利湿、活血化瘀，投以肝炎方。

慢性肝炎方是吴耀南教授的临床经验方，遵《金匮要略》所训："夫肝之病，补用酸，助用焦苦，益用甘味之药调之。"而创立。方中女贞子、五味子、白芍酸以入肝补肝，且现代药理研究表明，女贞子、五味子这两味药有保肝、降转氨酶的作用；以炒白术、炒栀子助用焦苦；以黄芪、甘草甘味之药调之；以田基黄、马鞭草、白毛藤清利肝胆湿热；以柴胡、郁金、莪术疏肝行气，活血化瘀。方中黄芪、茯苓、炒白术实脾，"故实脾，则肝自愈，此治肝补脾之要妙也"。以此方治疗肝脏疾病证属肝郁脾虚、湿热血瘀者，可谓理法方药切中病情，故能获得良好的疗效。

二诊时，患者症状改善，诉夜尿频，大便溏，故去白芍，加入鸡冠花、椿根皮，两药皆有收涩固下的功效。

三诊时，患者大便正常，仍有尿频，再加入益智仁，以增补肝肾、固小便之效。

最后以六味地黄丸调补肝肾，巩固疗效。

第二十一节 肝 积

【医案】

初诊:2021年3月20日。

患者:许某某,男,64岁,渔民。

主诉:反复右胁胀闷2年。

病史:患者有多年"乙肝大三阳"史,近2年反复出现右胁胀痛、肝功能异常,但未进行系统治疗;2021年3月17日于石狮市××医院查磁共振成像,做肝胆特异性照影(普美显)平扫+增强(1.5T),结果示"肝脏体积缩小,肝裂增宽,肝脏边缘欠光滑、波浪状,肝内见多发小结节状短T1、短T2异常信号,肝内尚见多发小圆形明显长T1、长T2异常信号,较大者位于S7段,直径约0.7 cm,增强后未见强化,肝内外胆管未见扩张,胆囊未见扩大,胆囊内未见明显异常信号。脾脏稍增大,左肾见一囊样异常信号,大小约1.3 cm×1.1 cm,腹腔内未见明显异常信号及强化影,腹膜后、腹主动脉旁未见明显异常肿大的淋巴结。MRI印象:1.肝硬化,肝内多发硬化结节;建议随访。2.肝多发小囊肿。3.左肾囊肿"。2021年3月11日查肝功能,有以下几项异常:总蛋白76.4 g/L,白蛋白38.2 g/L↓,球蛋白38.2 g/L,白/球蛋白比1.00↓,直接胆红素15.7 μmol/L↑,丙氨酸氨基转移酶87 U/L↑,天冬氨酸转氨酶60 U/L↑,r-谷氨酰基转移酶145 U/L↑。2021年3月15日查肿瘤标志物,结果示"甲胎蛋白41.73 ng/mL↑,癌胚抗原3.41 ng/mL。

症状:胁胀,胸闷,神疲,乏力,心烦,口苦,纳少,尿黄,便溏,寐差,面黯,消瘦;舌红,有瘀痕,苔黄,脉弦。

诊断:肝积(肝硬化)。

辨证:肝郁脾虚、湿热血瘀。

治法:疏肝健脾、清热利湿、活血化瘀。

处方:肝硬化方加减。

| 生黄芪30 g | 炒白术12 g | 白茯苓15 g | 郁金15 g |
| 藤梨根15 g | 白毛藤30 g | 仙鹤草30 g | 白芍20 g |

女贞子15 g	五味子10 g	田基黄30 g	莪术15 g
马鞭草20 g	生甘草10 g	炙鳖甲15 g^(先煎)	

14 剂

煎服法:每日 1 剂,煎 2 次,每次加水淹过中药平面,煎至 200 mL,早晚温服。

二诊(2021 年 4 月 3 日):患者诉服药后症状有所改善,胁胀减轻,精神体力好转,但仍纳少便溏,舌质脉象如前。上方去田基黄、莪术,加焦神曲 15 g、炮姜 10 g,处方如下:

生黄芪30 g	炒白术12 g	白茯苓15 g	郁金15 g
藤梨根15 g	白毛藤30 g	仙鹤草30 g	白芍20 g
女贞子15 g	五味子10 g	焦神曲15 g	炮姜10 g
马鞭草20 g	炙鳖甲15 g^(包煎)	生甘草10 g	

14 剂

煎服法:同前。

三诊(2021 年 4 月 17 日):患者症状进一步改善,纳食增加,二便正常,舌脉如前;2021 年 4 月 14 日于石狮市××医院查肝功能,结果示"白蛋白 41.3 g/L,直接胆红素 7.9 μmol/L↑,丙氨酸氨基转移酶 13.9 U/L,天冬氨酸转氨酶 25.9 U/L,r-谷氨酰基转移酶 74.8 U/L↑",肿瘤标志物检查示"甲胎蛋白 33.48 ng/mL↑,癌胚抗原 2.50 ng/mL"。继续予以肝硬化方加减治疗,处方如下:

生黄芪30 g	炒白术12 g	白茯苓15 g	郁金15 g
藤梨根15 g	白毛藤30 g	仙鹤草30 g	白芍20 g
女贞子15 g	五味子10 g	田基黄30 g	莪术15 g
马鞭草20 g	生甘草10 g	炙鳖甲15 g^(先煎)	

14 剂

煎服法:同前。

四诊(2021 年 5 月 3 日):患者病情显著改善,诸症平顺,纳可寐安,二便正常,遂以肝硬化方加减为基础,酌情对症加减治疗,继续治疗 3 个多月,总疗程 5 个月。

患者 2021 年 9 月 3 日于石狮市××医院做肺部螺旋 CT＋三维重建、上腹部螺旋 CT＋三维重建,结果:"肺窗示气管及双肺支气管通畅,未见狭窄。双侧肺门影未见增大。双侧肺野透亮度正常。双肺纹理清晰,走行自然,未见异常密度影。纵隔窗示胸廓形态正常,未见异常密度影,纵隔内未见增大淋巴结影。

双侧胸腔未见积液征象。心脏大小、形态及密度未见异常。肝脏大小形态未见异常，表面光滑，各叶比例适中，密度均匀，肝实质未见异常密度影。胆囊不大，内未见异常密度影。肝内外胆管未见扩张。门脉血管显示清楚。胰腺形态及密度未见异常，胰管未见扩张。脾脏、双肾形态、大小及密度未见异常。腹膜后未见肿大淋巴结。CT印象：1. 双肺CT平扫未见明显异常；2. 上腹部CT平扫未见明显异常。"

患者2021年9月3日检查肝、肾功能，结果正常：总蛋白78.1 g/L，白蛋白45.0 g/L，球蛋白33.1 g/L，白/球蛋白比1.36，总胆红素17.7 μmol/L，直接胆红素6.8 μmol/L，间接胆红素10.9 μmol/L，丙氨酸氨基转移酶19.1 U/L，天冬氨酸转氨酶17.2 U/L，r-谷氨酰基转移酶46.8 U/L，肌酐50.2 μmol/L，尿素氮2.9 μmol/L。肿瘤标志物检查结果正常：甲胎蛋白3.23 ng/mL，癌胚抗原2.48 ng/mL。

【按语】《灵枢·五邪》曰："邪在肝，则两胁中痛……恶血在内。"患者的磁共振成像结果示"肝脏体积缩小，肝裂增宽，肝脏边缘欠光滑、波浪状，肝内见多发小结节"，西医诊为肝硬化，中医归属肝积范畴。患者因久病而心情不畅、肝气郁结，故见胁胀、胸闷、心烦、寐差、口苦、脉弦；久病伤脾，脾气虚弱，故见神疲、乏力、纳少、便溏；脾失健运，水湿内停，郁久化热，湿热内蕴，故见尿黄、舌红、苔黄；久病入络，瘀血内阻，故见面黯、舌有瘀痕。综上所述，辨其证为肝郁脾虚、湿热血瘀之肝积，治宜疏肝健脾、清热利湿、活血化瘀，投以肝硬化方加减。

肝硬化方为吴耀南教授的临床经验方，遵《金匮要略》所训："见肝之病，知肝传脾，当先实脾，四季脾旺不受邪……中工不晓相传，见肝之病，不解实脾，惟治肝也。""故实脾，则肝自愈，此治肝补脾之要妙也。""夫肝之病，补用酸，助用焦苦，益用甘味之药调之。"结合自己的体会和临床经验而创立。

方中女贞子、五味子、白芍酸以入肝补肝，且现代药理研究表明，女贞子、五味子这两味药有保肝、降转氨酶的作用；以炒白术、炒栀子助用焦苦；以黄芪、甘草甘味之药调之；以田基黄、马鞭草、白毛藤清利肝胆湿热；以柴胡、郁金、莪术疏肝行气，活血化瘀；以炙鳖甲软坚散结。理法方药切中病情，故能获良效。

藤梨根性凉，味酸、涩，归胃、大肠、肺、肝经，具有清热解毒、祛风除湿、利湿退黄、消肿止血的功效，对各种消化系统肿瘤，如胃癌、食管癌、肝癌、胆管癌、大肠癌等，以及乳腺癌、宫颈癌、白血病、脑转移癌等也有一定的辅助治疗作用。现代药理研究表明，藤梨根能影响癌基因表达，防止正常细胞突变，诱导癌细胞凋亡，抗肿瘤转移，调节人体免疫功能，增强患者自身抵抗肿瘤的能力，降低肿瘤细胞对化疗药物的耐药性，可抑制肿瘤的发展。另外，藤梨根还含有熊果酸、齐墩果酸等元素，有保护肝细胞、改善肝损伤、降低转氨酶、促进肝功能恢复的作用，可用于治疗湿热黄疸。

二诊时，患者诉服药后症状有所改善，胁胀减轻，精神体力好转，但仍纳少便溏，故去田基黄、莪术，以免过于寒凉攻伐，并加焦神曲以消食开胃，加炮姜以温中止泻。

三诊时，患者症状进一步改善，纳食增加，二便正常，仍舌红、有瘀痕、苔黄、脉弦，复查肝功能，各指标已有明显改善，甲胎蛋白降低，说明药已中病，故继续予以自拟肝硬化方，酌情对症加减治疗，总疗程 5 个半月。复查上腹部螺旋 CT＋三维重建示：肝脏大小形态未见异常，表面光滑，各叶比例适中，密度均匀，肝实质未见异常密度影；复查肝功能、甲胎蛋白，各指标均正常，顽疾告愈。

第二十二节　鼓　胀

【医案 1】

初诊：2018 年 3 月 26 日。

患者：蔡某某，男，44 岁，农民。

主诉：腹大胀满 3 个月余。

病史：患者嗜酒 20 多年，每日午餐和晚餐都要饮高度白酒半斤至一斤，8 年前曾因肝功能异常住院治疗，治愈后仍天天饮酒，多次查肝功能异常仍不引以为戒；既往有外伤致脾脏破裂手术史；3 个月前出现腹部胀满，逐渐胀大，腹部静脉曲张，形体消瘦，神疲倦怠，动则气短。2018 年 1 月 19 日于泉州市××医院做彩色多普勒超声检查，结果示"1. 肝内弥漫性病变；2. 胆囊壁毛糙稍增厚；3. 腹腔大量积液（肝周、盆腔肠间隙均可探及液性暗区，盆腔最大深径约 13.7 cm）；4. 脾脏未探及；5. 胰腺未见明显异常"。肿瘤标志物：甲胎蛋白 15.12 ng/mL↑，癌胚抗原 12.35 ng/mL↑，糖基抗原 125 为 53.58 U/mL,糖基抗原 199 为 7.84 U/mL。肝纤维化指标:透明质酸 162.460 ng/mL↑,层粘连蛋白 216.340 ng/mL↑,Ⅲ型前胶原氨基端肽 165.760n g/mL↑,Ⅳ型胶原 198.540 ng/mL↑。生化肝功能+生化肾功能:总蛋白 62.3 g/L↓,白蛋白 33.5 g/L↓,球蛋白 28.8 g/L,白球比值 1.16↓,总胆红素 32.40 μmol/L↑,直接胆红素 14.00 μmol/L↑,间接胆红素 18.40 μmol/L,丙氨酸氨基转移酶 94.5 U/L↑,天冬氨酸转氨酶 63.2 U/L↑,谷草/谷丙 0.67,r-谷氨酰基转移酶 188.6 U/L↑,碱性磷酸酶 112.4 U/L,总胆汁酸 10.0 μmol/L,胆碱酯酶 7102.0 U/L,胱抑素 C 0.98 mg/dL,尿素 7.25 mmol/L,肌酐 86.3 μmol/L,尿素/肌酐 0.08,尿酸 584.0 μmol/L↑。经西药保肝、利尿等治疗以及私人中医诊所中药治疗,症状没有改善。

症状:腹大胀满,脉络怒张,脘腹撑急,形体消瘦,神疲乏力,动则气短,食欲不振,烦热口苦,渴不欲饮,夜寐不安,大便干结,小便短黄;舌质暗红,边有瘀痕,舌苔黄腻,舌下青筋,脉细弦数。

诊断:鼓胀(酒精性肝硬化腹水)。

辨证:脾虚湿热、气滞瘀血。

治法:健脾益气、清热利湿、化瘀行水。

处方:肝硬化腹水方。

绵茵陈 30 g	白茯苓 30 g	炒白术 12 g	猪苓 10 g
建泽泻 15 g	生黄芪 30 g	大腹皮 15 g	龙葵 30 g
马鞭草 20 g	薏苡仁 50 g	郁金 15 g	生蒲黄 10 g(包煎)
赤小豆 50 g	藤梨根 15 g	田基黄 30 g	车前子 20 g(包煎)

14 剂

煎服法:每日 1 剂,煎 2 次,每次加水淹过中药平面,煎至 200 mL,早晚温服。

二诊(2018 年 4 月 9 日):患者服药后症状有所改善,小便清长,大便通畅,腹胀稍轻,余症仍然,舌脉如前。上方去车前子、郁金,加益母草 20 g,泽兰 12 g,以增强活血利水的功效,处方如下:

绵茵陈 30 g	白茯苓 30 g	炒白术 12 g	猪苓 10 g
建泽泻 15 g	生黄芪 30 g	大腹皮 15 g	龙葵 30 g
马鞭草 20 g	薏苡仁 50 g	泽兰 12 g	生蒲黄 10 g(包煎)
赤小豆 50 g	藤梨根 15 g	田基黄 30 g	益母草 20 g

14 剂

煎服法:同前。

三诊（2018 年 4 月 23 日）：患者服药后症状明显改善，腹大减小，腹胀减轻，二便正常，精力好转，纳食正常；舌质暗红，边有瘀痕，舌苔薄黄，舌下青筋，脉细弦数。上方生黄芪增至 50 g，以增强益气健脾、扶正祛邪的功效，处方如下：

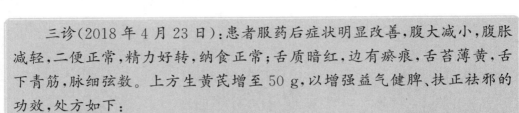

绵茵陈 30 g	白茯苓 30 g	炒白术 12 g	猪苓 10 g
建泽泻 15 g	生黄芪 50 g	大腹皮 15 g	龙葵 30 g
马鞭草 20 g	薏苡仁 50 g	泽兰 12 g	生蒲黄 10 g（包煎）
赤小豆 50 g	藤梨根 15 g	益母草 20 g	田基黄 30 g

14 剂

煎服法：同前。

四诊（2018 年 5 月 7 日）：患者症状进一步改善，腹大胀满，脘腹撑急，显著缓解，精力好转，纳便正常，夜寐自安；以上方为基础，酌情对症加减用药，继续治疗 4 个月，总疗程 5 个半月。患者腹大胀满消除，体重增加 6 kg，已能下田干较轻的农活。

患者 2018 年 9 月 12 日于泉州市××医院复查彩色多普勒超声检查，结果示"1. 肝内弥漫性病变；2. 胆囊壁毛糙；3. 胰腺未见明显异常；4. 脾脏未探及；5. 腹腔扫查未见明显积液"。肿瘤标志物：甲胎蛋白 3.54 ng/mL，癌胚抗原 4.87 ng/mL，糖基抗原 125 为 8.78 U/mL，糖基抗原 199＜0.60 U/mL。肝纤维化指标正常：透明质酸 81.760 ng/mL，层粘连蛋白 116.840 ng/mL，Ⅲ型前胶原氨基端肽 87.380 ng/mL，Ⅳ型胶原 87.710 ng/mL。生化肝功能＋生化肾功能除了尿酸略高外，其余各项指标均正常：总蛋白 74.4 g/L，白蛋白 43.8 g/L，球蛋白 30.6 g/L，白球比值 1.43，总胆红素 8.10 μmol/L，直接胆红素 3.00 μmol/L，间接胆红素 5.10 μmol/L，丙氨酸氨基转移酶 15.6 U/L，谷草转氨酶 20.3 U/L，谷草/谷丙 1.30，r-谷氨酰基转移酶 22.7 U/L，碱性磷酸酶 69.7 U/L，总胆汁酸 10.0 μmol/L，胆碱酯酶 5206.0 U/L，胱抑素 C 0.93 mg/dL，尿素 4.12 mmol/L，肌酐 69.4 μmol/L，尿素/肌酐 0.06，尿酸 438.0 μmol/L↑。

【按语】《灵枢·水胀》曰："臌胀何如？岐伯曰：腹胀身皆大，大与肤胀等也。色苍黄，腹筋起，此其候也。"患者腹大胀满，脉络怒张，脘腹撑急，故诊为鼓胀。《景岳全书·肿胀》曰："少年纵酒无节，多成水鼓。盖酒为水谷之液，血亦水谷之液，酒入中焦，必求同类，故直走血分。"患者嗜酒多年，饮酒过度，滋生湿热，损伤脾胃，脾虚则运化失司，水湿内停，酒湿之浊气壅滞中焦，气机失调，气血瘀滞，血与水互结，渐积渐多，遂成鼓胀，故见腹大胀满、脘腹撑急；久病脾虚，则见形体消瘦、神疲乏力、动则气短、食欲不振；湿蕴久化热，则见烦热口苦、渴不欲饮、大便干结、小便短黄、舌质红、苔黄腻；久病入络，瘀血内阻，则见脉络怒张、舌质暗红、边有瘀痕、舌下青筋。诚如《医门法律》所云："胀病亦不外水裹、气结、血瘀。"观患者脉证，辨为脾虚湿热、气滞瘀血之鼓胀。《医学入门·臌胀》："凡胀初起是气，久则成水……治胀必补中行湿，兼以消积。"故治宜健脾益气、清热利湿、化瘀行水，投以肝硬化腹水方。

肝硬化腹水方是吴耀南教授的临床经验方，以古方"茵陈四苓汤"为基础，加上临床经验用药而成。

茵陈四苓汤出自《杏苑生春》，主治湿热黄疸、小便短少。《金匮要略·脏腑经络先后病脉证并治第一》曰："故实脾，则肝自愈，此治肝补脾之要妙也。"方中重用黄芪、薏苡仁、赤小豆、车前子以健脾利湿，治肝硬化腹水；绵茵陈、龙葵、马鞭草、生蒲黄清热解毒，活血散瘀，利水退黄，现代医学研究表明，龙葵、马鞭草有调节免疫力、保护肾脏、抗炎、抗氧化等作用，对癌症腹水、肝硬化腹水、肾病腹水等也有一定的治疗效果；大腹皮下气宽中、行水消肿，主治湿阻气滞、水肿胀满；藤梨根清热解毒、祛风除湿、利湿退黄、消肿止血。现代药理研究表明，藤梨根含熊果酸、齐墩果酸等元素，有保护肝细胞、改善肝损伤、促进肝功能恢复的作用，也可用于治疗湿热黄疸、痈疮肿毒等。

二诊时加入益母草，益母草具有活血调经、利水消肿、清热解毒的功效，可治水肿尿少、月经不调、痛经、闭经等；泽兰具有活血调经、祛瘀消痈、利水消肿的功效，可治闭经、痛经、腹中包块、身面浮肿等。两药合用，增强活血利水的功效，故能缓解腹水。

三诊时加重黄芪的用量，以增强益气健脾、扶正祛邪的功效，坚持治疗，终获良效。

【医案2】

初诊：2021年12月10日。

患者：陈某某，男，54岁，个体户。

主诉：腹胀膨隆2个月余。

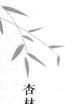

病史：患者 2021 年 10 月 18 日至 10 月 26 日在厦门市××医院住院，诊断为"肝多发恶性肿瘤，伴门静脉主干及分支栓子形成，下腔静脉受累侵，左侧第 5、7 肋骨转移可能，肝门区及腹膜后淋巴结转移不除外"，采用靶向治疗和免疫治疗 1 个月，病情没有改善，反而出现腹部胀满膨隆、目黄身黄、小便短赤、神疲乏力。2021 年 12 月 7 日于泉州市××医院做彩色多普勒超声检查，结果示"1. 肝实质弥漫性病变——肝硬化？2. 肝左右叶多发实质性占位性病变——肝 Ca；3. 主干及左右支内充满絮状低回声——Ca 栓？4. 胆囊壁增厚欠光滑；5. 脾轻度肿大；6. 腹腔积液（肝周、盆腔肠间隙均可探及液性暗区，盆腔最大液深 6.3 cm）；7. 胰腺未见明显异常"。肿瘤标志物：甲胎蛋白 8.47 ng/mL，癌胚抗原 12.35 ng/mL，糖基抗原 125 为 53.58 U/mL，糖基抗原 199 为 7.84 U/mL。肝纤维化指标：透明质酸 162.460 ng/mL，层粘连蛋白 216.340 ng/mL，Ⅲ型前胶原氨基端肽 165.760 ng/mL，Ⅳ型胶原 198.540 ng/mL。生化肝功能＋生化肾功能：总蛋白 62.3 g/L↓，白蛋白 36.5 g/L↓，球蛋白 28.8 g/L，白球比值 1.16↓，总胆红素 32.4 μmol/L↑，直接胆红素 11.3 μmol/L↑，间接胆红素 21.1 μmol/L，丙氨酸氨基转移酶 94.5 U/L↑，天冬氨酸转氨酶 58 U/L↑，谷草/谷丙 0.67，r-谷氨酰基转移酶 120 U/L↑，碱性磷酸酶 112.4 U/L，总胆汁酸 10.0 μmol/L，胆碱酯酶 7102.0 U/L，胱抑素 C 0.98 mg/dL，尿素 7.25 mmol/L，肌酐 86.3 μmol/L，尿素/肌酐 0.08，尿酸 584.0 μmol/L↑。血常规：白细胞 4.12×10⁹/L，淋巴细胞 0.91×10⁹/L，血红蛋白 125 g/L↓，红细胞比容 36.2%，平均红细胞体积 82.6 fL，平均红细胞血红蛋白含量 27.6 pg，平均红细胞血红蛋白浓度 334 g/L，红细胞分布宽度 18.7%，血小板计数 93×10⁹/L↓。经朋友介绍，求诊我院。

症状：腹胀膨隆，形体消瘦，纳食减少，夜难入寐，神疲倦怠，大便溏薄，日四五行，小便短赤，双足水肿，按之凹陷；舌淡晦红，舌苔黄腻，舌下青筋，脉弦滑数。

诊断：鼓胀（肝癌伴腹水）。

辨证：脾虚湿热、气滞瘀血。

治法：健脾益气、清热利湿、化瘀行水。

处方:肝硬化腹水方加减。

绵茵陈 30 g	白茯苓 30 g	炒白术 12 g	猪苓 10 g
建泽泻 15 g	生黄芪 30 g	大腹皮 15 g	龙葵 30 g
马鞭草 20 g	薏苡仁 50 g	郁金 15 g	生蒲黄 10 g^(包煎)
赤小豆 50 g	藤梨根 15 g	田基黄 30 g	车前子 20 g^(包煎)

7剂

煎服法:每日 1 剂,煎 2 次,每次加水淹过中药平面,煎至 200 mL,早晚温服。

二诊(2021 年 12 月 17 日):患者服药后,症状改善,小便增多,腹胀减轻,纳食稍增,大便溏薄,日二三行;舌淡晦红,舌苔黄腻,舌下青筋,脉弦滑数。上方去赤小豆,加鬼箭羽 15 g,生蒲黄增至 20 g,以加强活血利水消臌胀的功效,处方如下:

绵茵陈 30 g	白茯苓 30 g	炒白术 12 g	猪苓 10 g
建泽泻 15 g	生黄芪 30 g	大腹皮 15 g	龙葵 30 g
马鞭草 20 g	薏苡仁 50 g	郁金 15 g	生蒲黄 20 g^(包煎)
鬼箭羽 15 g	藤梨根 15 g	田基黄 30 g	车前子 20 g^(包煎)

7剂

煎服法:同前。

三诊(2021 年 12 月 24 日):患者服药后腹胀症状明显改善,饮食、二便正常,精神体力好转。原方生黄芪增至 50 g,以增强补气健脾利水的功效,处方如下:

绵茵陈 30 g	白茯苓 30 g	炒白术 12 g	猪苓 10 g
建泽泻 15 g	生黄芪 50 g	大腹皮 15 g	龙葵 30 g
马鞭草 20 g	薏苡仁 50 g	郁金 15 g	生蒲黄 20 g^(包煎)
鬼箭羽 15 g	藤梨根 15 g	田基黄 30 g	车前子 20 g^(包煎)

14剂

煎服法:同前。

四诊(2022 年 1 月 7 日):今日上午于厦门市××医院做磁共振成像检查,结果示"1.肝多发占位,考虑转移可能;2.肝内胆管、肝总管、胆总管扩张;3.胃底静脉曲张;4.肝外缘欠光滑,各叶比例失调,肝裂增宽,考虑肝硬化可能;5.脾脏未探及;6.胰腺、双肾未见明显异常;7.腹腔未见积液"。血常规：白细胞 $4.3×10^9$/L，淋巴细胞 $1.01×10^9$/L，血红蛋白 131 g/L，红细胞比容 36.2%，平均红细胞体积 86.7 fL，平均红细胞血红蛋白含量 30.5 pg，平均红细胞血红蛋白浓度 352 g/L，红细胞分布宽度 16.1%，血小板计数 $99×10^9$/L↑。生化肝功能＋生化肾功能：总蛋白 73.7 g/L，白蛋白 38.9 g/L↓，球蛋白 34.8 g/L，白球比值 1.12↑，总胆红素 15.93 μmol/L，直接胆红素 9.81 μmol/L↑，间接胆红素 6.12 μmol/L，丙氨酸氨基转移酶 24.9 U/L，天冬氨酸转氨酶 35.6 U/L，谷草/谷丙 0.67，r-谷氨酰基转移酶 120.1 U/L↑，碱性磷酸酶 112.4 U/L，总胆汁酸 10.0 μmol/L，胆碱酯酶 7102.0 U/L，胱抑素 C 0.98 mg/dL，尿素 7.25 mmol/L，肌酐 86.3 μmol/L，尿素/肌酐 0.08，尿酸 584.0 μmol/L。肿瘤标志物：甲胎蛋白 6.23 ng/mL。

【按语】本例患者为肝癌晚期，伴门静脉主干及分支栓子形成、腹腔积液（肝周、盆腔肠间隙均可探及液性暗区，盆腔最大液深 6.3 cm），用中药肝硬化腹水方治疗 4 周，腹腔积液完全消失，肝功能好转，虽然无法治愈患者的肝癌，但能使其临床症状得到显著缓解，达到了治疗目的。

第二十三节　石　淋

【医案】

初诊：2011 年 11 月 14 日。

患者：林某某，男，36 岁，销售人员。

主诉：尿涩、尿痛、腰酸 2 天。

病史：平素身体健康，但工作劳累，四处奔波，饮食不节，2 天前无明显诱因出现小便涩痛、腰酸，遂求诊我院。尿常规：白细胞（＋＋），尿隐血（＋）。B 超示"左肾窦上部可见一强回声光团，大小约 0.5 cm×0.3 cm，诊断：左肾结石"。

症状:尿涩痛,小便频,左腰酸,纳食可,大便调,寐不安,口干苦;舌质红,苔黄腻,脉滑数。

诊断:石淋(左肾结石)。

辨证:湿热蕴结。

治法:清热利湿、通淋排石。

处方:肾结石方。

石苇 30 g	薏苡仁 30 g	瞿麦 15 g	滑石 30 g^(包煎)
鸡内金 15 g	续断 10 g	怀牛膝 15 g	冬葵子 20 g^(包煎)
金钱草 30 g	叶下珠 20 g	猫须草 30 g	车前子 20 g^(包煎)

7 剂

煎服法:每日 1 剂,煎 2 次,每次加水淹过中药平面,煎至 200 mL,早晚温服。

二诊(2011 年 11 月 21 日):患者服药后症状改善,小便通畅,但排尿时尿道仍有轻微涩痛感,腰酸,口苦,舌脉如前。上方加威灵仙 15 g,处方如下:

石苇 30 g	薏苡仁 30 g	瞿麦 15 g	滑石 30 g^(包煎)
鸡内金 15 g	续断 10 g	怀牛膝 15 g	冬葵子 20 g^(包煎)
金钱草 30 g	叶下珠 20 g	猫须草 30 g	车前子 20 g^(包煎)
威灵仙 15 g			

7 剂

煎服法:同前。

三诊(2011 年 11 月 28 日):患者诉药后症状均除,小便正常,3 天前(服药第 11 天)排尿时尿道突然感觉一阵灼痛,然后有一小砂粒状物体随小便排入尿槽。当日即予查 B 超,结果示"双肾、输尿管、膀胱未见明显异常"。肾结石已排出,上方再进 7 剂以巩固疗效。

【按语】《千金方》:"石淋之为病,茎中痛,溺不得卒出。"说明淋病以小便不爽、尿道刺痛为主症。患者小便不爽,尿道涩痛,B 超诊断为肾结石,故诊为石淋。症见口干苦、舌质红、苔黄腻、脉滑数,辨其证为湿热蕴结,治宜清热利湿、通淋排石,投以肾结石方。

肾结石方为吴耀南教授的临床经验方,以古方"石苇散"加上临床经验用

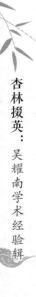

药而成。

石苇散出自《外台秘要》，方中石苇、冬葵子、瞿麦、车前子、滑石具有清热利湿、通淋排石的功效，主治下焦湿热之淋证；鸡内金利水通淋、化滞排石；肾强壮才有能力祛邪排石，故加续断以补肝益肾；怀牛膝养肝补肾，又引药下行、利尿通淋；薏苡仁既利水渗湿，又健脾止泻，可防大队清热利湿、通淋排石之药伤脾致泻；金钱草，叶下珠、猫须草均有很好的清热利湿、通淋排石功能。

二诊时加威灵仙，因思其既有去除诸骨鲠喉之功，则必有排除结石之用。现代药理研究表明，威灵仙具有镇痛、抗炎、降糖、利胆、排石的作用，故借其"走窜十二经络"之特性促进结石排出。

诸药合用，共奏清热利湿、通淋排石之功，故能将肾结石排出。

第二十四节　不　寐

【医案1】

初诊：2017年6月7日。

患者：高某某，女，66岁，退休教师。

主诉：失眠2年余，加重1周。

病史：既往体健，近2年来睡眠质量逐渐变差，常常失眠，入睡困难，夜半易醒；1周前因多食海鲜及生冷瓜果后，痰涎增多，失眠加重，每夜只能睡2～3小时，遂求诊我院，予查甲状腺功能、脑电图，均未见明显异常。

症状：夜难入寐，寐中多梦，醒后难眠，身重乏力，痰涎较多，不思饮食，二便尚调，神疲乏力，口干咽干；舌边尖红，舌苔黄腻，脉象滑数。

诊断：不寐（失眠症）。

辨证：痰热内扰。

治法：清热化痰、和中安神。

处方：不寐1号方。

川黄连 6 g	法半夏 15 g	茯苓 30 g	龙骨 30 g(先煎)
炒枳实 10 g	竹茹 15 g	蝉蜕 10 g	僵蚕 10 g
生大黄 3 g(后下)	姜黄 12 g	甘草 6 g	陈皮 10 g
元宝草 20 g	贯叶金丝桃 15 g		

7剂

煎服法：每日1剂，煎2次，每次加水淹过中药平面，煎至200 mL，早晚温服。

二诊(2017年6月14日)：患者病情改善，痰涎少，入眠易，夜梦少，寐增长，每夜能睡3～5小时，二便调，仍神疲，口咽干，不多饮；舌质红，苔黄腻，脉滑数。上方法半夏减至10 g，茯苓增至50 g，以增强健脾化痰安神的功效，处方如下：

川黄连 6 g	法半夏 10 g	茯苓 50 g	龙骨 30 g(先煎)
炒枳实 10 g	竹茹 15 g	蝉蜕 10 g	僵蚕 10 g
酒大黄 3 g	姜黄 12 g	甘草 6 g	陈皮 10 g
元宝草 20 g	贯叶金丝桃 15 g		

14剂

煎服法：同前。

三诊(2017年6月28日)：患者服药半月，症状显著改善，睡眠正常；为求长效，守原方再服半个月，疾病告愈。

【按语】正常的睡眠需要依赖人体的"阴平阳秘"，阴阳平衡，脏腑调和，气血充足，则心神安定。《景岳全书·不寐》曰："痰火扰乱，心神不宁，思虑过伤，火炽痰郁，而致不眠者多唉。"本案乃久病失眠，耗伤气阴，复因多食海鲜及生冷瓜果，聚湿生痰，郁久化热，痰热内蕴，上扰心神，故夜难入寐，寐中多梦，醒后难眠，身重乏力，痰涎较多；痰湿困脾，脾运无力，胃纳不佳，则不思饮食；口干咽干、舌边尖红、苔黄腻、脉滑数乃痰热内扰之象。综上所述，辨其证为痰热内扰之不寐，治宜清热化痰、和中安神，投以不寐1号方。

本方是吴耀南教授的临床经验方，将古方"黄连温胆汤""升降散"合并，加上临床经验用药而成。

黄连温胆汤出自《六因条辨略》，方中黄连苦寒，清热燥湿，除烦安神，《本草新编》谓其"入心与胞络，最泻火，亦能入肝，大约同引经之药，俱能入之，入心，尤专经也"；半夏辛温，长于燥湿化痰、降逆和胃；竹茹清热化痰除烦，《本草思辨录》谓其"乃少阳腑热之药，古方疗胆热多用竹茹，而后人无知其为胆药者"。黄连、半夏、竹茹三药相合,化痰浊,清邪热,和胆胃,心神安。治痰当理气,气顺则痰消,故以枳实破气消痰,使痰随气下。陈皮辛苦而温,燥湿化痰,助半夏化痰,又可理气健脾,可增枳实行气之功,《本草纲目·果部》云:"橘皮,苦能泄能燥,辛能散,温能和。其治百病,总是取其理气燥湿之功。"痰之所成,邪之本在湿,脏之本在脾。以茯神易茯苓,健脾渗湿、宁心安神之功更强,以杜生痰之源。陈念祖云:"痰之本,水也,茯苓制水以治本;痰之动,湿也,茯苓渗湿以镇其动。"甘草益气和中,助茯苓健脾渗湿、化痰安神。

升降散出自《伤寒瘟疫条辨》,方中僵蚕轻浮而升阳中之阳,能胜风除湿,清热解郁,散逆浊结滞之痰;蝉蜕祛风胜湿,涤热解毒;姜黄行气散郁,祛邪伐恶,泻火祛邪。僵蚕、蝉蜕升阳中之清阳,姜黄、大黄降阴中之浊阴,一升一降,内外通和,气机顺畅,阴平阳秘,夜寐自安。现代药理研究表明,僵蚕有催眠、抗惊厥的作用;蝉蜕有抗惊厥的作用,对中枢神经系统有广泛的抑制作用和显著的镇静作用。

方中龙骨质重,入心、肝、肾经,有镇惊安神、平肝潜阳之功,阳潜则寐安,主治神志不安、心悸失眠;元宝草有解郁安神的作用。

二诊时,患者症状较前好转,但痰热症状仍明显,故减少温热之品——法半夏的用量;加大竹茹的用量,以增强清热化痰安神的功效;加大茯苓的用量以增强健脾化痰安神的功效;因患者二便自调,故去泻火通便的生大黄,改用偏于活血化瘀的酒大黄。扶正祛邪同施,祛痰热,理气机,和胆胃,心神安。

【医案2】

初诊:2019年4月6日。

患者:潘某某,女,50岁,建筑设计师。

主诉:失眠半年多,加剧2天。

病史:患者自半年前月经停止来潮后出现心烦急躁、烘热汗出、睡眠不佳,服用中成药静心口服液、丹栀逍遥丸后烘热汗出消除,但失眠没有改善反而加重,难入睡且易醒,有时甚至彻夜不眠,服用中成药复方酸枣仁颗粒有时可以改善睡眠;2天前因工作上的事情与同事争执后,连续2天彻夜不眠,服复方酸枣仁颗粒不能改善睡眠,遂求诊我院。

症状:夜难入寐,彻夜不眠,胸胁胀满,急躁易怒,头晕耳鸣,烦热盗汗,腰膝酸软,神疲乏力,口干咽干,纳食不馨,大便较干;舌边尖红,舌苔薄少,脉象细数。

诊断:不寐(失眠症)。

辨证:肝郁血虚、心肾不交。

治法:疏肝养血、交通心肾。

处方:不寐2号方。

川芎 12 g	知母 15 g	茯神 15 g	酸枣仁 30 g [先煎]
生栀子 12 g	豆豉 12 g	黄连 6 g	肉桂粉 3 g [冲服]
紫丹参 15 g	元宝草 20 g	生甘草 6 g	龙骨 30 g [先煎]
贯叶金丝桃 20 g			

7剂

煎服法:每日1剂,煎2次,每次加水淹过中药平面,煎至200 mL,早晚温服。

二诊(2019年4月13日):患者服药后症状有所改善,虽然仍难以入眠,但一晚可睡3~4个小时,急躁易怒、神疲乏力减轻,但情绪抑郁,口干咽干,大便较干,纳食不馨;舌红少苔,脉象细数。上方加百合30 g、生地黄20 g,以养阴清热、除烦安神,处方如下:

川芎 12 g	知母 15 g	茯神 15 g	酸枣仁 30 g [先煎]
生栀子 12 g	豆豉 12 g	黄连 6 g	肉桂粉 3 g [冲服]
紫丹参 15 g	元宝草 20 g	生甘草 6 g	龙骨 30 g [先煎]
贯叶金丝桃 20 g	炙百合 30 g	生地黄 20 g	

7剂

煎服法:同前。

三诊(2019年4月20日):患者诉服药后症状进一步改善,较易入寐,一晚能睡6个多小时,饮食、二便正常,精神体力好转;舌质红,苔薄白,脉细数。以上方为基础,酌情对症加减用药,继续治疗1个月,睡眠保持正常,诸症平顺。

【按语】患者失眠半年多,加剧2天,故诊为不寐;平素心烦急躁,又因与同事争执,郁怒伤肝,肝气郁结,郁而化热,郁热扰神,魂不守舍,所以夜难入寐,彻夜不眠;肝失疏泄,则胸胁胀满、急躁易怒;患者时值围绝经期,天癸已绝,肝肾阴虚,肾水亏于下,则心火炎于上,水不得上济,火不得下降,心肾无以交通,故夜难入寐,彻夜不眠;肾精亏虚,则头晕耳鸣、烦热盗汗、腰膝酸软、神疲乏力、舌边尖红、舌苔薄少、脉象细数。综上所述,辨其证为肝郁血虚、心肾不交,治宜疏肝养血、交通心肾,投以不寐2号方。

本方是吴耀南教授的临床经验方,以古方"酸枣仁汤""栀子豉汤""交泰丸"合并,加上临床经验用药而成。

酸枣仁汤出自《金匮要略》，具有养血安神、清热除烦、镇静安眠的功效，主治不寐、惊悸等。方中酸枣仁养血、补肝、敛气，现代药理研究表明，酸枣仁含有的皂苷、总黄酮、生物碱等成分有宁心安神的作用，能有效调节中枢神经；知母清热、滋阴、除烦；川芎调畅气血、疏达肝气；茯苓健脾安神，但本方中以茯神易茯苓，健脾宁心安神之力更强。

栀子豉汤出自《伤寒论》，具有清热除烦、宣发郁热的功效，主治热郁胸膈不寐证，方中栀子泄热除烦、降中有宣，既能上入心胸、清透郁热而除烦，又可导火下行以除热；豆豉升散调中、宣中有降，既能宣泄胸中郁热而助栀子除烦，又能开壅散满而和胃。二药合用，共奏清热除烦之功。

交泰丸出自《韩氏医通》，具有交通心肾、清火安神的功效，主治虚阳上浮、心火亢盛之不寐。方中黄连清热燥湿、清泻心火，肉桂补火助阳、引火归元。两药合用，相辅相成，共奏交通心肾而安神之效。

气郁气滞则血瘀，血瘀则血不足以养心安神，故方中加丹参以活血养血、除烦安神；加龙骨以镇静安神；元宝草、贯叶金丝桃具有疏肝、解郁、清热的功效，主治肝气郁结、情志不畅、心情郁闷。现代药理研究表明，元宝草具有抗忧郁的作用，贯叶金丝桃能提高夜间褪黑素的水平，调整昼夜节律，改善睡眠，对中枢神经亦有松弛作用。两者合用，有很好的疏肝清热、解郁安神，以及治疗失眠和围绝经期综合征的作用。

二诊时，患者睡眠已有所改善，但情绪抑郁，口干咽干，大便较干，纳食不馨，舌红少苔，脉象细数，表明有心肺阴虚内热之象，加百合地黄汤以增强养阴清热、除烦安神之功效，故能获得良好的疗效。

第二十五节　汗　证

【医案】

初诊：2020 年 4 月 22 日。

患者：林某某，女，51 岁，工程师。

主诉：汗多 2 个多月。

病史:患者2个月前月经停止,遂出现汗出淋漓,白天及夜间均易出汗,一昼夜需更换六七套衣服,多次于外院进行收敛止汗(具体用药不详)治疗,症状无缓解而转诊我院。查体:生命体征平稳,心肺查体未见异常,腹平软,全腹无压痛及反跳痛。

症状:自汗盗汗,汗出淋漓,烘热阵作,口干口苦,头晕乏力,神疲倦怠,极易感冒,纳可,夜寐不安,夜尿3次,大便干燥;舌质晦红,苔少根剥,脉细弦数。

诊断:汗证(围绝经期综合征)。

辨证:阴虚火旺、卫表不固。

治法:滋阴泻火、固表止汗。

处方:止汗方。

当归 10 g	生黄芪 20 g	川黄连 6 g	黄芩 10 g
黄柏 10 g	生地黄 15 g	熟地黄 15 g	防风 10 g
炒白术 15 g	浮小麦 30 g	麻黄根 15 g	甘草 10 g
五倍子 10 g^(包煎)			

14 剂

煎服法:每日1剂,煎2次,每次加水淹过中药平面,煎至200 mL,早晚温服。

二诊(2020年5月6日):患者药后潮热盗汗止,自汗显著改善,一昼夜只需更换两三套衣服,仍神疲乏力,口干及头晕减轻,纳可寐安,大便自调,小便频多,夜尿3次,舌脉如前。效不更方,原方黄芪增至30 g,加金樱子15 g、芡实15 g,以增强益气止汗、补肾固摄的功效,处方如下:

当归 10 g	生黄芪 30 g	川黄连 6 g	黄芩 10 g
黄柏 10 g	生地黄 15 g	熟地黄 15 g	防风 10 g
炒白术 15 g	浮小麦 30 g	麻黄根 15 g	甘草 10 g
五倍子 10 g^(包煎)	金樱子 15 g	芡实 15 g	

14 剂

煎服法:同前。

三诊(2020年5月20日):患者药后盗汗、自汗均愈,精神体力好转,纳可寐安,头晕已除,二便自调;舌质晦红,舌苔薄黄,脉细弦数。以上方为基础,酌情对症加减用药,继续治疗2周,诸症悉除,予中成药知柏地黄丸续服2周以巩固疗效。

【按语】《素问·评热病论篇》曰:"阴虚者,阳必凑之,故少气时热而汗出也。"《明医指掌·自汗盗汗心汗证》云:"夫自汗者,朝夕汗自出也。盗汗者,睡而出,觉而收,如寇盗然,故以名之。"该患者白天和夜间均汗出,故属自汗与盗汗并见。自汗、盗汗多由阴阳失调、腠理不固以致汗液外泄失常引起。患者盗汗伴有烘热阵作、舌质晦红、苔少根剥、脉细弦数,乃阴虚火旺之征;汗出伴有头晕乏力、神疲倦怠、极易感冒为气虚卫表不固之象。综上所述,辨其证为阴虚火旺、卫表不固之汗证,治宜滋阴泻火、固表止汗,投以止汗方。

止汗方是吴耀南教授的临床经验方,以古方"当归六黄汤""玉屏风散"为基础,加上临床经验用药而成。

当归六黄汤出自《兰室秘藏》,方中当归、生地黄、熟地黄滋阴养血,壮水之主,以制阳光;黄连、黄芩清心肺之火;黄柏泻相火而坚阴。

玉屏风散出自《丹溪心法》,方中黄芪补气固表、实卫止汗;白术健脾化湿以实表;防风走表,而助黄芪固表之力。

《景岳全书·汗证》云:"收敛止汗之剂,如麻黄根、浮小麦、乌梅、五味子、小黑豆、龙骨、牡蛎之属,皆可随宜择用。"故方中加用麻黄根、浮小麦、五倍子以收敛止汗。

二诊时,患者夜尿较多,考虑为肾气不固所致,故增大黄芪用量,加入金樱子、芡实,以增强补肾固摄止汗之功效。患者服药1周后症状显著改善,困扰其2个月之顽疾豁然而愈。

第二十六节　内伤发热

【医案1】

初诊:2019年12月18日。

患者:汤某,男,7岁,学生。

主诉:反复夜间低热1年余。

病史:患者近1年来反复在夜间9点左右出现低热,腋下温度波动于37.5～38.5℃之间,无寒战,无出汗,无鼻塞流涕,无咳嗽咳痰,无腹痛腹泻,无尿频尿急尿痛等不适,清晨体温自行恢复正常,身体全面体检均无异常;曾多方求治,西医予以消炎退热等药治疗,中医予以清热、泻火、解毒等方剂(具体不详)治疗,症状无缓解,故前来求诊。查体:生命体征平稳,心肺未见异常,腹平软,全腹无压痛及反跳痛。

症状:夜间低热,夜热早凉,身有恶寒,神疲乏力,口燥咽干,时有呕恶,夜寐不安,神情郁郁,食欲不振,二便正常;舌红,少苔,脉细弦数。

诊断:发热(发热原因待查)。

辨证:阴虚发热、邪入少阳。

治法:滋阴清热、和解少阳。

处方:青蒿鳖甲汤合小柴胡汤加减。

青蒿 6 g	生地黄 10 g	知母 10 g	鳖甲 10 g(先煎)
丹皮 6 g	姜半夏 6 g	柴胡 6 g	党参 10 g
黄芩 6 g	大枣 10 g	生甘草 6 g	

7 剂

煎服法:每日 1 剂,煎 2 次,每次加水淹过中药平面,煎至 120 mL,早晚温服。

二诊(2019 年 12 月 25 日):患者服药当晚体温即正常,1 周以来有 2 天体温为 37.1 ℃和 37.2 ℃,有 5 天夜间体温为 37.0 ℃,纳食可,夜寐安,二便调;舌淡红,苔薄白,脉弦细,仍神疲乏力。原方加麦冬 10 g、五味子 6 g,与党参合成生脉饮,以增强益气养阴的功效,处方如下:

青蒿 6 g	生地黄 10 g	知母 10 g	鳖甲 10 g(先煎)
丹皮 6 g	姜半夏 6 g	柴胡 6 g	党参 10 g
黄芩 6 g	五味子 6 g	大枣 10 g	麦冬 10 g
生甘草 6 g			

7 剂

煎服法:同前。

三诊(2020 年 1 月 2 日):患者体温已持续 2 周维持正常,纳可寐安,二便正常;予中成药生脉口服液治疗 2 周以巩固疗效。

【按语】《诸病源候论·虚劳古蒸候》曰:"夫蒸病有五,一曰骨蒸,其根在肾,旦起体凉,日晚即热,烦躁,寝不能安,食无味,小便赤黄,忽忽烦乱,细喘无力,腰疼,两足逆冷,手心常热。"患者反复夜间低热 1 年余,无感染症状,未诉特殊不适,故考虑为内伤发热。中医通常把西医中一些各种化验、检查均无法找到原因,无法明确诊断的发热都归属于"内伤发热"范畴,本病以内伤为病因,以脏腑功能失调,气、血、阴、阳失衡为基本病机。患者夜间低热、口

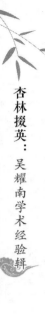

燥咽干、手足心热、舌红、少苔、脉细数为阴虚内热之象。平旦卫气行于表，阳出于阴，则夜热早凉；阴液耗损无以作汗，故见热退无汗；肾阴虚，心独亢于上，故见寐差；胃失和降，气逆于上，故见呕吐；手足心热乃虚热内扰所致；舌尖红、苔白、脉沉为阴虚内热之征。

《温病条辨》曰："夜热早凉，热退无汗，热自阴来者，青蒿鳖甲汤主之。"

患者均于夜间发热，有定时发作之特点，热退后有微恶寒之象，且默默不欲饮食，其发作有"往来寒热、定时发作"之特点，根据"……有柴胡证，但见一证便是，不必悉具……"，投以青蒿鳖甲汤合小柴胡汤加减，滋阴透热、和解少阳以退热。

青蒿鳖甲汤方中青蒿苦寒清热、辛香透散，长于清透阴分伏热，引邪外出；鳖甲咸寒益阴、培补肝肾，有滋阴清热之功。两药相配，滋阴清热，内清外透，使阴分之邪热有外出之机，吴瑭云："此方有先入后出之妙，青蒿不能直入阴分，有鳖甲领之入也；鳖甲不能独出阳分，有青蒿领之出也。"生地黄甘凉，滋阴凉血，知母苦寒质润，滋阴降火，共助鳖甲养阴退虚热。丹皮辛苦性凉，《本草纲目》言其"治血中伏火，除烦热"，使火退而阴生，以助青蒿清透阴分伏热。

小柴胡汤出自《伤寒论》，方中柴胡芳香疏泄，味苦，性微寒，善于疏散少阳半表半里之邪，可治邪在少阳、往来寒热；黄芩苦寒，长于解肌表之热，《本草正》载其"退往来寒热"。柴胡之升散得黄芩之降泄，使邪热外透内清，达到和解少阳的目的。姜半夏和胃降逆止呕；党参、大枣益气健脾，一者取其扶正以祛邪，二者取其益气以御邪内传，使正气旺盛，则邪无内传之机。甘草助参、枣扶正，且能调和诸药。诸药相合，滋、清、透、和、补并进，标本兼顾，药症得当，热除病愈，效如桴鼓。

【医案2】

初诊：2020年3月9日。

患者：郭某某，男，58岁，公司经理。

主诉：反复低热1个月余。

病史：患者2020年1月15日至2月13日在上海××医院住院，诊断为"十二指肠乳头占位，胰头恶性肿瘤，高血压病，胆囊切除术后"，予行开腹根治性胰腺十二指肠切除术，术后患者于2020年2月2日出现发热，每日体温波动于 37.5～38.3 ℃,用多种抗生素及其他药物治疗 3 周均无效,2020 年 2 月 24 日起服用中成药新癀片(每次 3 片,每天 3 次)可以退热,但停服新癀片后体温复升,故目前自服新癀片维持治疗已 2 周。

症状:神疲倦,身乏力,自汗多,纳食少,腹胀满,大便溏,小便清,寐不安;舌淡晦,边齿痕,苔薄黄,脉细弱。

诊断:内伤发热(气虚发热、瘀血内阻);发热原因待查、胰头恶性肿瘤(根治性胰腺十二指肠切除术后)、高血压病、胆囊切除术后。

辨证:中气不足、气虚发热。

治法:益气健脾、甘温除热。

处方:补中益气汤化裁。

生黄芪 30 g	党参 15 g	炒白术 12 g	当归 10 g
北柴胡 10 g	陈皮 10 g	焦神曲 15 g	升麻 6 g
大血藤 15 g	莪术 15 g	炮姜 10 g	白花蛇舌草 30 g
炙甘草 10 g			

7 剂

煎服法:每日 1 剂,煎 2 次,每次加水淹过中药平面,煎至 200 mL,早晚温服。

二诊(2020 年 3 月 16 日):患者服药后症状改善,将新癀片减量为每次 1 片、每天 3 次即可维持不发热;腹胀,肠鸣,便溏,每日 3 次,色黄;神疲,口干,纳可,寐安,舌脉如前。药已中病,效不更方,原方加仙鹤草 30 g,以补虚止泻,处方如下:

生黄芪 30 g	党参 15 g	炒白术 12 g	当归 10 g
北柴胡 10 g	陈皮 10 g	焦神曲 15 g	升麻 6 g
大血藤 15 g	莪术 15 g	炮姜 10 g	白花蛇舌草 30 g
炙甘草 10 g	仙鹤草 30 g		

7 剂

煎服法:同前。

三诊(2020 年 3 月 23 日):患者停止服用新癀片亦不发热,人疲倦,口咽干,腹胀除,大便调,纳食可,寐已安,舌脉如前。前方去焦神曲,生黄芪增至 50 g,加麦冬 12 g、五味子 6 g,与方中党参合成生脉饮,以增强益气养阴的功效,处方如下:

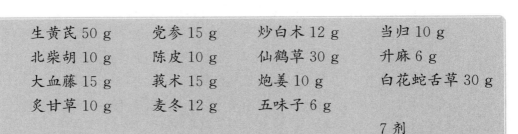

生黄芪50 g	党参15 g	炒白术12 g	当归10 g
北柴胡10 g	陈皮10 g	仙鹤草30 g	升麻6 g
大血藤15 g	莪术15 g	炮姜10 g	白花蛇舌草30 g
炙甘草10 g	麦冬12 g	五味子6 g	
			7剂

煎服法:同前。

四诊(2020年3月30日):患者已停用新癀片2周,不再发热,纳食正常,胃胀消除,夜寐已安,夜尿2次,大便成形,舌脉如前;原方再进7剂以巩固疗效。

【按语】《诸病源候论·虚劳客热候》曰:"虚劳之人,血气微弱,阴阳俱虚,小劳则生热,热因劳而生,故以名客热也。"说明血气虚弱,阴阳俱虚,稍有劳损,则可发热。

本例患者在行根治性胰腺十二指肠切除术后出现低热不退,持续3周,不伴恶寒,无鼻塞流涕,无咽痛咳嗽等,故不属于外感发热,而是内伤发热。内伤发热指以内伤为病因,以脏腑功能失调、气血阴阳失衡为病机,以发热为主要表现的病症。患者原有胰腺恶性肿瘤,兼术后耗伤正气,导致中气不足、虚火内生,而成气虚发热之证;脾气亏虚,失于健运,故见腹胀、便溏、纳少;脾失健运,水湿不化,故见口干;脾主四肢肌肉,中气不足,故见神疲乏力;手术伤及脉络,致瘀血内阻,故见舌晦;舌晦红、苔薄黄、脉弱乃气虚郁火,瘀血内阻之象。辨其证为气血虚瘀之内伤发热。《医学入门·发热》云:"内伤劳役发热,脉虚而弱,倦怠无力,不恶寒,乃胃中真阳下陷,内生虚热,宜补中益气汤。"

补中益气汤出自《脾胃论》,具有补中益气、甘温除热的功效。患者舌红,苔黄,考虑有郁久化火之象,加用白花蛇舌草以清热泻火;莪术、大血藤具有行气活血之功,现代药理学研究表明,二者对肿瘤也有一定的辅助治疗作用,故常配伍用于肿瘤或者癌前病变的治疗;患者纳差、便溏,故加用焦神曲以健脾消食,加用炮姜以温脾止泻。

二诊时,患者将新癀片减至1片即可维持不发热,表明中药甘温除热法有效,但仍神疲、泄泻,故续予补中益气汤加仙鹤草治疗。仙鹤草又名脱力草,适用于体质虚弱、神疲乏力患者,能增强体力,又有止泻之功。

三诊时,患者停用新癀片已不发热,腹胀除,大便调,纳食可,治疗效果显著,但仍疲倦、口咽干,故原方去焦神曲,生黄芪增至50 g,加麦冬12 g、五味子

6 g,与方中党参合成生脉饮,以增强益气养阴的功效。

四诊时,患者发热未再反复,故予原方续服 1 周以巩固疗效。

辨证论治为中医治疗之精髓,对该患者辨证为气虚发热,果断投以甘温除热之补中益气汤,效如桴鼓。

第二十七节　腰　痛

【医案】

初诊:2012 年 3 月 15 日。

患者:张某某,男,68 岁,退休工人。

主诉:反复腰部酸痛伴左下肢酸麻 10 年,再发 1 周。

病史:患者既往有腰肌劳损史 10 年,经常出现腰部酸痛伴左下肢酸麻,曾求诊多家医院,经治疗症状可缓解;1 周前因夜卧翻身体位不当而再发腰痛腿麻,求诊于居家附近的诊所,经治疗症状没有改善而求诊我院。查体:直腿抬高试验阳性,第 4、第 5 腰椎棘突两旁及沿左侧坐骨神经走向有压痛。CT 腰椎平扫:腰椎退行性改变,L4/5 椎间盘突出。

症状:腰部酸痛,痛有定处,日轻夜重,左腿酸麻,步履艰难,神疲气短,纳寐均可,二便尚调;舌质暗红,边有瘀斑,脉象弦滑。

诊断:腰痛(腰椎间盘突出)。

辨证:气滞血瘀。

治法:活血祛瘀、理气通络。

处方:身痛逐瘀汤加减。

桃仁 10 g	红花 10 g	川芎 10 g	鸡血藤 15 g
白芍 30 g	当归 10 g	地龙 10 g	穿山龙 15 g
羌活 6 g	秦艽 10 g	牛膝 15 g	醋没药 10 g
甘草 10 g			

7 剂

煎服法:每日 1 剂,煎 2 次,每次加水淹过中药平面,煎至 200 mL,早晚温服。

　　二诊（2012年3月22日）：患者药后腰痛缓解，左下肢酸麻明显减轻，余症如前。药已中病，原方去羌活、秦艽，加续断15 g、一条根15 g，处方如下：

桃仁10 g	红花10 g	川芎10 g	鸡血藤15 g
白芍30 g	当归10 g	地龙10 g	穿山龙15 g
续断15 g	一条根15 g	牛膝15 g	醋没药10 g
甘草10 g			

7剂

　　煎服法：同前。

　　三诊（2012年3月29日）：患者药后腰腿痛消失，现腰部酸软，少气乏力，动则汗出，夜尿频频；舌淡，苔薄白，脉细尺弱。投以补中益气汤加减，处方如下：

炙黄芪20 g	潞党参15 g	炒白术12 g	当归10 g
盐陈皮10 g	北柴胡12 g	红景天12 g	升麻12 g
桑葚子15 g	金樱子15 g	干姜10 g	益智仁15 g^(包煎)
蓬莪术10 g	白花蛇舌草12 g		

28剂

　　煎服法：同前。

　　随访半年，未见复发。

　　【按语】《杂病源流犀烛·腰脐病源流》曰："腰痛，精气虚而邪客病也……肾虚其本也，风寒湿热痰饮，气滞血瘀闪挫其标也……"腰痛的病位在肾，病理以虚为主。清代《七松岩集·腰痛》记载："然痛有虚实之分，所谓虚者，是两肾之精神气血虚也，凡言其虚证，皆两肾自病耳。所谓实者，非肾家自实，是两腰经络血脉之中，为风寒湿热之所侵，闪肭挫气之所碍，腰内空腔之中，为湿痰瘀血凝滞，不通而为痛。"本例患者由于闪挫导致腰部经脉气血运行不畅，气血阻滞不通、瘀血留着而发生疼痛；瘀为阴邪，夜间卫气入里，与其相抗争，故见痛有定处、日轻夜重；瘀血阻滞，经脉不通，四肢末端失于濡养，故有酸麻感；老年人肾虚精亏，气血不足，故见气短神疲。四诊合参，辨其证为气滞血瘀证之腰痛，故治疗当遵循"急则治其标，缓则治其本"的原则，法拟活血祛瘀、理气通络，投以身痛逐瘀汤。

　　身痛逐瘀汤源自王清任的《医林改错》，具有活血行气、祛瘀通络、通痹止痛的作用。方中桃仁破血行滞；红花活血祛瘀以止痛；川芎通行血脉、行气止痛；《景岳全书·本草正》载当归"其味甘而重，故能专补血，其气轻而辛，故又能行血，补中有动，行中有补，诚血中之气药，亦血中之圣药也……"；牛膝入血分，性善下行，祛瘀血，通血脉，且有补肝肾、强腰膝之功，与地龙相合，补益肾气兼顾通经脉；羌活、秦艽皆为辛散之品，有祛风除湿、舒筋通络之功，实邪去则痹痛除。方中加入大剂量的白芍，与甘草合成芍药甘草汤以缓急止痛；加入鸡血藤以行血补血、舒筋活络，《本草纲目拾遗》载其"最活血，暖腰膝，已风瘫""壮筋骨，已酸痛……"，《饮片新参》载其"祛瘀血，生新血，流利经脉，治暑痧，风血痹症"；加入没药以增强活血止痛的功效；加入穿山龙以祛风散寒燥湿、通行经络。以上诸药入血分，散瘀血，补新血，散而不伤正，补而不壅滞。

本方活血与养血同施，活血而无耗血之虑；祛瘀止痛与补肾培元相结合，标本兼施，腰痛易解。

二诊时，患者病情明显改善，原方去羌活、秦艽，加续断、一条根，增强壮腰膝、通经络之效，以巩固疗效。

三诊时，患者腰腿痛消除，病情显著好转，但腰部酸软，少气乏力，缘于患者年老，肾气本虚，再加中气不足，推动无力；脾肾两虚，统摄无力，故见动则汗出；夜尿频频、舌淡、苔薄白、脉沉细乃中气亏虚证。治以补中益气汤加补肾之品，养后天之本以资先天。方中黄芪补中气、固表气；党参补肺脾之气，且能补血，《本草正义》载其"力能补脾养胃，润肺生津，健运中气，本与人参不甚相远，其尤可贵者"；炒白术补气健脾。以上三药共奏健脾益气之功，助脾运化，使得气血生化有源，从而滋养先天肾精。气虚者，营血易亏，当归补养营阴，可使所补之气有所依附；陈皮理气和胃，使诸药补而不滞；《本草纲目》云"升麻引阳明清气上行，柴胡引少阳清气上行，此乃禀赋虚弱，元气虚馁，及劳役饥饱，生冷内伤，脾胃引经最要药也"，故以二药补益中焦脾胃之气，且引诸药入脾、胃经。干姜入脾、胃经，温中散寒，温脾阳以暖肾阳；桑葚子、盐金樱子、盐益智仁三药共入肾经，可补肾之气血阴阳。以上诸药，先后天兼顾，肾强则腰痛除。红景天、莪术都入血分，具有活血化瘀、行气止痛之功。白花蛇舌草清热解毒，缓诸辛热之品伤阴。如此坚持调治，并嘱患者注意腰部保暖，避免重劳，故能收到良好的疗效且未再复发。

第二十八节　痹　证

【医案】

初诊:2017 年 5 月 16 日。

患者:邱某某,男,48 岁,私企老板。

主诉:反复右脚大拇趾红肿热痛 3 年,再发 2 天。

病史:患者嗜饮冰啤酒,经常吃海鲜,既往有痛风病史 3 年,经常出现右脚大拇趾红肿热痛,曾求诊多家医院,经秋水仙碱、别嘌醇等治疗症状可缓解;1 周前接待客户,在饮酒和吃海鲜后痛风又发作,右脚大拇趾红肿热痛,行走不便而求诊我院。生化肝功能＋生化肾功能有以下指标异常:r-谷氨酰基转移酶 216 U/L,尿酸 584.0 μmol/L,甘油三酯 2.84 mmol/L,总胆固醇 6.98 mmol/L,高密度脂蛋白胆固醇 1.56 mmol/L,低密度脂蛋白胆固醇 4.65 mmol/L。彩色多普勒超声检查:中度脂肪肝。

症状:右脚大拇趾疼痛,红肿发热,行走不便,神疲乏力,口干口苦,纳可便调,夜寐尚安;舌质晦红,舌苔黄腻,脉弦滑数。

诊断:痹证(痛风)。

辨证:湿热痹阻。

治法:清热利湿、通络宣痹。

处方:痛风方。

薏苡仁 30 g	知母 15 g	桂枝 10 g	生石膏 50 g(先煎)
川牛膝 15 g	苍术 10 g	黄柏 10 g	金钱草 30 g
威灵仙 15 g	泽泻 15 g	忍冬藤 15 g	鱼腥草 30 g
猫须草 30 g	甘草 10 g	路路通 15 g	

7 剂

煎服法:每日 1 剂,煎 2 次,每次加水淹过中药平面,煎至 200 mL,早晚温服。嘱患者不可饮酒,控制饮食,少吃膏汤及贝壳类海鲜。

二诊(2017 年 5 月 23 日):患者服药后右脚大拇趾红肿热痛显著减轻,余症、舌脉如前;上方石膏减至 30 g,处方如下:

薏苡仁 30 g	知母 15 g	桂枝 10 g	生石膏 30 g^(先煎)
川牛膝 15 g	苍术 10 g	黄柏 10 g	金钱草 30 g
威灵仙 15 g	泽泻 15 g	忍冬藤 15 g	鱼腥草 30 g
猫须草 30 g	甘草 10 g	路路通 15 g	

7 剂

煎服法：同前。

三诊(2017 年 5 月 30 日)：患者右脚大拇趾红肿热痛已除；上方去石膏、知母、桂枝，加红曲 12 g，以增强活血降脂的功效，处方如下：

薏苡仁 30 g	川牛膝 15 g	苍术 10 g	黄柏 10 g
金钱草 30 g	威灵仙 15 g	泽泻 15 g	忍冬藤 15 g
鱼腥草 30 g	猫须草 30 g	甘草 10 g	路路通 15 g
红曲 12 g			

14 剂

煎服法：同前。

患者共服药 4 周，2017 年 6 月 20 日复查生化肝功能＋生化肾功能，结果示"r-谷氨酰基转移酶 128 U/L，尿酸 415.0 μmol/L，甘油三酯 1.98 mmol/L，总胆固醇 6.35 mmol/L，高密度脂蛋白胆固醇 1.50 mmol/L，低密度脂蛋白胆固醇 3.96 mmol/L"。血中尿酸已降至正常，原本异常升高的甘油三酯、总胆固醇和 r-谷氨酰基转移酶均有改善。

【按语】《丹溪心法·痛风》曰："四肢百节走痛是也，他方谓之白虎历节风证。"患者反复右脚大拇趾红肿热痛 3 年，尿酸增高，西医诊为痛风，中医属痹证范畴。因患者经常饮酒，湿热内盛，且舌质晦红，舌苔黄腻，脉弦滑数，故辨其证为湿热痹阻，治宜清热、利湿、通络，投以痛风方。

痛风方为吴耀南教授的临床经验方，以"白虎桂枝汤""四妙丸"化裁，加上临床经验用药而成。

白虎桂枝汤出自《金匮要略》。方中石膏甘寒清热，知母清热养阴，桂枝疏风通络；以薏苡仁易粳米，既能利湿健脾，又能疏筋除痹；甘草和中，使其热清而不伤正气。全方共奏清热通络、疏风胜湿之功效。

四妙丸出自《成方便读》，由二妙散(黄柏、苍术)加牛膝、薏苡仁而成，具有清热利湿、舒筋壮骨的功效，主治湿热痿证、两足麻木肿痛。

方中金钱草具有利湿退黄、利尿通淋、解毒消肿的功效，泽泻具有利水渗湿、泄热、化浊、降脂的功效，两药合用，通过利尿化浊排出尿酸。忍冬藤具有清热解毒、疏风通络的功效。路路通具有祛风通络,利水通经的功效,既能治疗风湿痹痛,又能利水,促进尿酸排出。威灵仙祛风湿、通经络,主治风湿痹痛、筋脉拘挛、肢体麻木、屈伸不利、诸骨鲠喉等,现代药理研究表明,威灵仙具有促进尿酸排泄等作用。鱼腥草具有清热解毒、排脓消肿、利尿除湿、健胃消食的功效,现代药理研究表明,鱼腥草煎水内服能加快血液流动,促进尿酸代谢和排出,可用于治疗痛风;将鱼腥草捣碎外敷于肿痛部位,可以消肿止痛。猫须草具有清热排毒、利尿排石的功效,现代药理研究表明,猫须草可以加快身体内尿液的生成速度,防止尿酸在身体内滞留,还能净化肾脏、清除毒素,减少多种毒素对人体的伤害;此外,它还有助于身体将聚集在关节和肌肉的尿酸与毒素排出,缓解痛风所致的疼痛。

二诊时,患者右脚大拇趾红肿热痛已显著减轻,故守原方,将石膏用量减为 30 g,以免过于寒凉而伤胃。

三诊时,患者右脚大拇趾红肿热痛已除,故原方去白虎桂枝汤,加红曲以活血降脂,红曲与泽泻合用有很好的降血脂作用。

本病案用纯中药治疗痛风取得了显著的疗效,关键在于辨证准确、用药得当,所选用的中药材既符合中医治疗的理法方药,又被现代药理研究证实有促进尿酸排泄、治疗痛风的作用,故获良效。

第二十九节　痛　经

【医案】

初诊:2016 年 3 月 28 日。

患者:庄某某,女,18 岁,学生。

主诉:痛经 5 年,加剧 3 年。

病史:患者自月经来潮后,月经周期正常,一般为 28～30 天,每次来经少腹都隐隐作痛,经量正常,有少许血块,4～5 天干净;初中毕业前夕,因准备中考,学习紧张,心理压力大,遂出现剧烈痛经,曾就诊于某院妇科,被诊为"子宫腺肌症",予布洛芬等西药治疗,症状可以缓解,但反复发作,每次来月经都要在腹部贴"暖宝宝",服止痛片,甚至请假卧床休息。

末次月经:2016 年 3 月 8 日。

症状:行经腹痛,疼痛剧烈,经色紫暗,夹有血块,经前乳胀,心烦焦虑,急躁易怒,纳寐尚可,口干口苦,二便自调;舌质淡红,舌苔薄黄,舌下青筋,脉象弦数。

诊断:痛经(子宫腺肌症)。

辨证:肝郁气滞、瘀血内阻。

治法:疏肝理气、活血止痛。

处方:痛经 1 号方。

北柴胡 12 g	炒白芍 30 g	全当归 10 g	茯苓 15 g
炒白术 12 g	醋延胡索 15 g	川楝子 10 g	姜黄 12 g
两面针 15 g	益母草 15 g	五灵脂 10 g	薄荷 6 g[后下]
制香附 10 g	炙甘草 10 g	生蒲黄 10 g[包煎]	

7 剂

煎服法:每日 1 剂,煎 2 次,每次加水淹过中药平面,煎至 200 mL,早晚温服。

二诊(2016 年 4 月 11 日):患者服药后症状显著改善,4 月 6 日来经,4 月 10 日经净,本次来经没有经前乳房胀痛,痛经明显减轻,仅下腹部隐隐作痛,腹部无须贴"暖宝宝",不用服止痛片,但经色较暗,夹有血块,神疲乏力,纳可便调;舌质淡红,舌苔薄黄,舌下青筋,脉象细弦。月经刚净,气血损伤,治宜益气养血兼活血化瘀,故改用圣愈汤合失笑散加减,并嘱患者下次月经来潮的前一周前来就诊。处方如下:

人参 10 g[另煎]	黄芪 15 g	全当归 10 g	酒川芎 10 g
熟地黄 15 g	白芍 30 g	五灵脂 10 g	生蒲黄 10 g[包煎]
桃仁 10 g	红花 10 g	鸡血藤 15 g	益母草 15 g
香附 10 g	姜黄 10 g	炙甘草 10 g	

7 剂

煎服法:同前。

三诊(2016 年 4 月 27 日):患者时值经前,没有任何不适,要求继续治疗痛经。效不更方,仍予痛经 1 号方,处方如下:

北柴胡 12 g	炒白芍 30 g	全当归 10 g	茯苓 15 g
炒白术 12 g	醋延胡索 15 g	川楝子 10 g	姜黄 12 g
两面针 15 g	益母草 15 g	五灵脂 10 g	薄荷 6 g[后下]
制香附 10 g	炙甘草 10 g	生蒲黄 10 g[包煎]	

7 剂

煎服法:同前。

四诊(2016 年 5 月 11 日)：患者诉药后 5 月 5 日来经，准时，5 月 9 经净，本次来经没有经前乳房胀痛，没有痛经，月经血色鲜红，有少许血块，纳可，便调，寐安，精神体力好转。继续治以益气养血兼活血化瘀，仍用圣愈汤合失笑散加减，处方如下：

人参 10 g (另煎)	黄芪 15 g	全当归 10 g	酒川芎 10 g
熟地黄 15 g	白芍 30 g	五灵脂 10 g	生蒲黄 10 g (包煎)
桃仁 10 g	红花 10 g	鸡血藤 15 g	益母草 15 g
香附 10 g	姜黄 10 g	炙甘草 10 g	

7 剂

煎服法：同前。

嘱患者服完中药后继服中成药逍遥丸 2 周以巩固疗效。治疗结束后痛经治愈，未再复发。

【按语】《医学入门》曰："瘀血痛有常处，或忧思逆郁，跌扑伤瘀，或妇女经来产后，恶瘀不尽而凝，四物汤去地黄，加桃仁、红花、大黄。又血虚郁火燥结阻气，不运而痛者，四物汤倍芍药加炒干姜，凡痛多属血涩，通用芍药甘草汤为主。"

痛经 1 号方是吴耀南教授的临床经验方，以古方"逍遥散""金铃子散""失笑散"为基础，加上临床经验用药而成。

逍遥散出自《太平惠民和剂局方》，方中柴胡疏肝解郁；白芍养血敛阴，柔肝缓急；当归养血和血；茯苓、白术、甘草健脾益气；薄荷疏肝行行，透达肝经郁热。全方共奏疏肝解郁、养血健脾之功，擅治肝郁气滞、脾虚血虚之月经不调。

金铃子散出自《太平圣惠方》，具有疏肝清热、活血止痛的功效。方中川楝子疏肝气、泻肝火，延胡索行气活血，长于止痛。两药相配，气行血畅，疼痛自止，为治疗气滞血瘀而致诸痛的常用组合。

失笑散出自《太平惠民和剂局方》，具有活血祛瘀、散结止痛的功效。方中五灵脂通利血脉、散瘀止痛，蒲黄行血消瘀。两药相合，具有活血祛瘀、通利血脉的功效，可止瘀痛，主治瘀血阻滞痛经、心腹刺痛、胸脘疼痛、产后腹痛等。

方中两面针活血化瘀、行气止痛。益母草活血祛瘀，擅治妇科病，故名益母，主治血滞痛经、经闭、月经不调；香附疏肝解郁、调经止痛，主治月经不调、痛经、闭经、乳腺增生等。两药同为治疗妇产科病的要药。姜黄具有破血、行气、通经、止痛的功效,主治胸痹心痛、腹满胀痛、胸胁刺痛、肩臂疼痛、癥瘕、痛经、闭经、产后腹痛、跌打损伤、疮疡痈肿等。《新修本草》称姜黄"主心腹结积,下气,破血,除风热,消痈肿,功力烈于郁金",《日华子本草》谓姜黄"治癥瘕血块,痈肿,通月经,治跌扑瘀血,消肿毒,止暴风痛冷气,下食"。方中重用芍药与甘草,组成芍药甘草汤,两药相伍,甘酸化阴,调和肝脾,缓急止痛,增强治疗痛经的作用。诸药合用,共奏疏肝理气、活血化瘀、行气止痛之功效,故治疗肝郁气滞、瘀血内阻之痛经效果显著。

二诊时,月经刚净,治以益气养血兼活血化瘀,改用圣愈汤合失笑散加减。

圣愈汤出自《兰室秘藏》,由四物汤加人参、黄芪而成。方中人参、黄芪益气健脾;当归、川芎、熟地黄、白芍补血活血;失笑散活血祛瘀、通经止痛;桃仁、红花、姜黄活血破瘀,通经止痛;鸡血藤活血补血、调经止痛;益母草、香附乃调经必不可少之要药。

中医古训:"经前理气,经后补虚。"治疗痛经的最佳时期在经前一周,经前用药以疏肝理气为主,兼以活血止痛。月经干净后的用药以补气血为主,兼以活血止痛,则能获得显著疗效。

第三十节 闭 经

【医案】

初诊:2017 年 8 月 31 日。

患者:孙某某,女,31 岁,会计。

主诉:停经 3 个月。

病史:患者平素月经正常,每次来经前后相差 1～2 天,月经色、量均正常,无痛经;半年前因准备职称晋升考试而夜夜攻读,复习专业知识到深夜才睡觉。末次月经为 2017 年 5 月 9 日,6 月份月经未潮,但未予以重视,不料 7 月份和 8 月份的月经也均没有来潮,连续停经 3 个月,遂求诊我院。尿妊娠试验(一)。

症状：月经停潮，三月未行，神疲乏力，时有头晕，面色不华，腰酸腿软，夜寐不安，纳食尚可，二便自调；舌质淡红，边有齿痕，舌苔薄白，舌下青筋，脉象细弦。

诊断：闭经（月经不规则）。

辨证：血虚血瘀、肝肾亏虚。

治法：补血活血、补益肝肾、化瘀通经。

处方：通经2号方。

桃仁10 g	红花10 g	熟地黄15 g	生白芍15 g
当归10 g	川芎10 g	炙黄芪20 g	潞党参15 g
三棱10 g	莪术10 g	女贞子20 g	淫羊藿15 g
甘草10 g	香附10 g	益母草15 g	

14 剂

煎服法：每日1剂，煎2次，每次加水淹过中药平面，煎至200 mL，早晚温服。

二诊（2017年9月14日）：患者服药第13天（9月13日）来月经，但量很少，点滴而下，经色暗红，2天即净；仍神疲乏力，时有头晕，面色不华，腰酸腿软，舌脉如前。药已中病，原方续服，酌情对症加减用药，继续治疗1个月。

患者2017年10月16日来经，月经色、量正常，4天经净；11月15日来经，月经色、量正常，5天经净。闭经已告治愈。

【按语】患者备考职称晋升，刻苦攻关，秉烛夜读，劳伤心脾，气血暗耗，致气血亏虚、月经乏源，故停经不潮；停经日久，久病入络，致瘀血内停，冲脉空虚，故停经持续3个月；神疲乏力，时有头晕，面色不华，腰酸腿软，夜寐不安，舌质淡红，边有齿痕，舌苔薄白，脉象细弦，均为气血亏虚之兆；腰酸腿软为肝肾亏虚之征；舌下青筋乃久病入络之象。综上所述，辨其证为血虚血瘀、肝肾亏虚之闭经，治宜补血活血、补益肝肾、化瘀通经，投以通经2号方。

本方是吴耀南教授的临床经验方，以古方桃红四物汤为基础，加上临床经验用药而成。

桃红四物汤出自《医垒元戎》，原名"加味四物汤"，即四物汤加桃仁、红花而成，具有养血活血的功效，主治血虚兼血瘀证，常用于妇女经期超前、月经后期、闭经、血多有块、色紫黏稠、腹痛，甚或癥块硬结，或跌打损伤等有血虚血瘀者。

方中炙黄芪、潞党参补益气血;三棱、莪术破瘀行气,活血通经,二药合用可治气滞血瘀之闭经;益母草活血祛瘀,专擅调经,故名益母,主治血滞痛经、闭经、月经不调;香附疏肝解郁、调经止痛,主治月经不调、痛经、闭经、乳腺增生等,与益母草同为治疗妇产科疾病的要药。

方中加入女贞子、淫羊藿乃画龙点睛之笔,其意有二:一方面,肾藏精,主生殖,肾精充足则月事以时下;另一方面,精血同源,气血亏虚者单纯以补益气血之法治疗但效果不好时,从补肾入手治疗可以增强补血的效果。女贞子可滋补肝肾,淫羊藿可补肾壮阳,女贞子与淫羊藿,一滋阴,一补阳,两药合用,把阴阳双补的作用发挥到极致,可用于治疗月经后期、闭经,或卵巢功能衰退直至消失所引起的内分泌失调和自主神经紊乱症状,疗效良好。

第三十一节 崩 漏

【医案】

初诊:2022 年 4 月 29 日。

患者:许某某,女,50 岁,个体户。

主诉:经行 1 个多月未能停止,经量过多。

病史:患者平素生意繁忙,工作紧张,自 2021 年 10 月起月经先后不定期,或经行延长,或经量过多,紊乱已半年;本次月经自 2022 年 3 月 25 日来潮,至今已 1 个多月,仍未停止,经量时而点滴而下,淋漓不尽,时而暴下如注,最多时一天用了约 10 块卫生巾;曾求诊于石狮市××医院、晋江市××医院、泉州市××医院,用黄体酮及止血药治疗,月经仍不能停潮,这 3 家医院都认为要进行手术治疗,建议刮宫或切除子宫,患者拒绝而求诊于余。

症状:经行不止,时逾月余,暴下如注,淋漓不尽,经色暗红,夹有血块,神疲倦怠,头晕心悸,面色苍白,唇甲色淡,夜寐不安,纳可便调;舌质淡晦,舌苔薄白,舌下青筋,脉象沉细。

诊断：崩漏。

辨证：气不摄血、血虚血瘀。

治法：益气补血、止血消瘀。

处方：调经 2 号方加减。

人参 10 g (另煎)	黄芪 50 g	全当归 10 g	酒川芎 10 g
熟地黄 15 g	白芍 15 g	苎麻根 15 g	蒲黄炭 15 g (包煎)
续断 15 g	白及 10 g	益母草 20 g	仙鹤草 30 g
香附 10 g	阿胶 10 g (烊化)	三七粉 6 g (冲服)	

7 剂

煎服法：每日 1 剂，煎 2 次，每次加水淹过中药平面，煎至 200 mL，早晚温服。

二诊（2022 年 5 月 6 日）：患者服药第 4 天经量明显减少，服药第 7 天经血止，精神体力明显好转，头晕心悸缓解，舌脉如前。药已中病，守原方再进 1 周以巩固疗效。

【按语】患者年已五旬，时值更年，肝肾不足，冲任失调，故月经紊乱；劳累过度，耗伤气血，血失统摄，故经行延长、淋漓不尽、暴下如注；离经之血则为瘀，故经色暗红，夹有血块；经血不止，气血更虚，故神疲倦怠、头晕心悸、面色苍白、唇甲色淡；舌质淡晦、舌苔薄白、脉象沉细为气血亏虚之征；舌下青筋乃瘀血内阻之象。综上所述，辨其为气不摄血、血虚血瘀之崩漏，治宜益气摄血、补血活血，投以调经 2 号方加减。

本方是吴耀南教授的临床经验方，以古方"圣愈汤"为基础，加上临床经验用药而成。

圣愈汤出自《兰室秘藏》，由四物汤加人参、黄芪组成，具有益气、补血、摄血的功效，主治气血亏虚，血失统摄之月经先期、月经过多、崩漏者。

方中益母草活血祛瘀，专擅调经，故名益母，主治血滞痛经、闭经、月经不调；香附疏肝解郁、调经止痛，主治月经不调、痛经、闭经、乳腺增生等，据报道，香附对围绝经期综合征也有良效。两药同为治疗妇产科疾病的要药。

三七化瘀止血、消肿止痛，主治各种出血、跌打肿痛；生蒲黄功擅凉血止血、活血消瘀，主治各种出血、瘀血痛证，蒲黄炭为蒲黄的炮制品，其止血作用更强于生蒲黄。三七与蒲黄炭合用，既能止血，又能消瘀。

白及具有补肺、止血、生肌、敛疮的功效，主治各种出血，被誉为"止咯血之要药"。阿胶具有养血止血、固冲安胎、养阴润肺的功效,适用于虚劳咳嗽、久咳咯血、吐血、鼻衄、便血、崩漏、妊娠出血、阴血亏虚的治疗。阿胶补血作用较佳,能提高红细胞数量和血红蛋白含量,增强造血功能,为治疗血虚之要药,并有显著的止血作用。仙鹤草别名脱力草,具有收敛止血、消炎、止痢、解毒、杀虫、益气强心的功效,其为血分药,能收敛止血,主治吐血、咯血、鼻血、便血、尿血、崩漏、功能性子宫出血、痢疾、胃肠炎、劳伤无力等。三七、阿胶、白及、蒲黄炭、仙鹤草五药合用,取其卓著止血之功,以治患者经血暴下如注之崩。

贮麻根具有清热解毒、止血安胎的功效,主治吐血下血、胎动不安、漏胎下血等,《日华子本草》载其"治漏胎下血,产前后心烦闷"。续断具有补益肝肾、强筋健骨、安胎止血的功效,主治肝肾不足、风湿痹痛、腰膝酸软、筋伤骨折、胎动漏血。贮麻根与续断两药合用,取其专治胎漏下血之效,以治患者经血点滴而下、淋漓不尽之漏。

诸药合用,共奏益气补血、止血消瘀之功。本方重用黄芪以补气,故治疗气不摄血、血虚血瘀之崩漏,其效如汤沃雪。

第三十二节　小儿消化不良

【医案】

初诊:2020 年 3 月 30 日。

患者:翁某某,女,8 岁,学生。

主诉:反复食欲不振 6 个月。

病史:患儿平素体质较弱,半年前扁桃体发炎,经西药治疗而愈,过后出现食欲不振,一餐仅进食小半碗饭,不吃鱼和蔬菜,形体消瘦,身材矮小,就诊时体重 23 kg、身高 128 cm。

症状:食欲不振,纳食减少,大便秘结,3 日 1 行,夜寐不安,偶有尿床,形体消瘦,身材矮小,精神疲倦;舌质淡红,舌苔薄白,脉细滑数。

诊断:消化不良。

辨证:脾气虚弱。

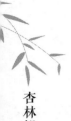

治法:健脾益气。

处方:小儿健脾方。

潞党参 6 g	生白术 12 g	陈皮 6 g	云茯苓 6 g
淮山药 6 g	莲子肉 6 g	芡实 6 g	蒲公英 10
焦神曲 10 g	炒鸡内金 10 g	爵床 10 g	鸡矢藤 10 g
炙甘草 3 g			

14 剂

煎服法:每日 1 剂,煎 2 次,每次加水淹过中药平面,煎至 120 mL,早晚温服。

二诊(2020 年 4 月 13 日):患儿服药后食欲有所改善,纳食稍增,一餐可进食大半碗饭,且开始吃鱼和蔬菜,体重达 23.5 kg,增加了 0.5 kg(1 斤),大便 1 天或 2 天 1 行,仍便干不畅;昨天受凉感冒,症见鼻塞、流清涕、打喷嚏、咽喉痛,无畏寒,无发热,舌淡红,苔薄白,脉浮滑。证属脾气虚弱、外感风寒,仍予小儿健脾汤,去莲子、陈皮、芡实、蒲公英,加紫苏叶 6 g、辛夷 6 g、牛蒡子 6 g、鱼腥草 12 g,以炒白术易生白术,以解表散寒,处方如下:

潞党参 6 g	炒白术 12 g	茯苓 6 g	牛蒡子 6 g
淮山药 6 g	紫苏叶 6 g	辛夷 6 g	鱼腥草 12 g
焦神曲 10 g	炒鸡内金 10 g	爵床 10 g	鸡矢藤 10 g
炙甘草 3 g			

5 剂

煎服法:同前。

三诊(2020 年 4 月 20 日):患儿服药后鼻塞、流涕、喷嚏、咽痛等感冒症状均除,仍纳食不馨,大便较干,1 日 1 行,夜寐不安,时有尿床;舌淡红,苔薄白,脉滑数。仍予小儿健脾汤,去莲子、陈皮,加金樱子 6 g、菟丝子 6 g,以补肾缩尿,处方如下:

潞党参 6 g	生白术 12 g	茯苓 6 g	菟丝子 6 g
淮山药 6 g	金樱子 6 g	芡实 6 g	蒲公英 10
焦神曲 10 g	炒鸡内金 10 g	爵床 10 g	鸡矢藤 10 g
炙甘草 3 g			

14 剂

煎服法:同前。

四诊(2020年5月4日):患儿服药后诸症平顺,纳食正常,一餐可吃一碗饭,且不偏食,大便正常,偶有尿床,夜寐自安;仍予小儿健脾汤,生白术12g改为炒白术6g,处方如下:

潞党参6g	炒白术6g	芡实6g	云茯苓6g
淮山药6g	莲子肉6g	爵床10g	鸡矢藤10g
焦神曲10g	炒鸡内金10g	陈皮6g	蒲公英10
炙甘草6g			

14剂

煎服法:同前。

五诊(2020年5月18日):患儿服药后诸症平顺,纳寐均可,二便正常,不再尿床;予小儿健脾方14剂以巩固疗效。

患儿2020年7月17日因感冒再来求诊,体重达26 kg,身高达133 cm。该小儿服药2个半月,体重增加3 kg,身高增长5公分;一年后体重达28.5 kg,身高达140 cm。

【按语】"小儿肝常有余,脾常不足",小儿食欲不振,形体消瘦,身材矮小,多因脾气虚弱,运化失司,水谷不化精微,机体失养,治宜益气健脾,投以小儿健脾方。

小儿健脾方为吴耀南教授的临床经验方,由经方"五味异功散""四神汤"加上临床经验用药而成。

五味异功散出自《小儿药证直诀》,由党参、炒白术、茯苓、陈皮、炙甘草组成,主治脾虚气滞、饮食减少、神疲气短、身体羸瘦等。

四神汤出自清代顾世澄所著《疡医大全》,由茯苓、淮山、芡实、莲子组成,具有健脾益气、利湿养胃的功效。

方中加入有消食滞、治疳积作用的鸡矢藤和爵床;有清热解毒、和胃健脾作用,可治食滞化热的蒲公英;有消食和胃作用的焦神曲、炒鸡内金,故对小儿消化不良有显著的疗效。

二诊时,患儿感冒,症见鼻塞、流清涕、打喷嚏、咽喉痛等,证属气虚外感。小儿健脾汤去莲子、芡实、陈皮、蒲公英;加入紫苏叶,与党参相配,有治疗气虚感冒的"参苏饮"之意;加入辛夷以通鼻窍;加入牛蒡子以利咽喉;鱼腥草擅治上呼吸道感染。诸药合用,共奏良效。

三诊时,患儿感冒已愈,仍纳食不馨,大便较干,夜寐不安,时有尿床,因小儿稚阴稚阳,脾常不足,且肾气未充,故予小儿健脾汤去莲子、陈皮,加金樱子、菟丝子,于健脾益气的基础上增加补肾之品。其中,金樱子和芡实组成水陆二仙丹,具有固肾缩尿的功效,故服药1个月后诸症平顺,纳寐均可,二便正常。

四诊时,患儿大便已正常多日,故以炒白术易生白术,以加强健脾消导的功效。

第三十三节　虚　劳

【医案1】

初诊:2011年1月5日。

患者:黄某某,男,76岁,退休教师。

主诉:反复神疲倦怠6个月。

病史:患者2010年8月被厦门××医院诊断为"慢性淋巴细胞性白血病",经西药治疗后病情无明显改善,且出现恶心欲呕、食欲不振、腹痛腹泻、贫血心悸、神疲倦怠等反应,患者不能耐受西药的不良反应,要求用中药治疗。2011年1月5日在我院查血常规:白细胞计数 $25.3×10^9$/L↑,淋巴细胞计数 $18.2×10^9$/L↑,淋巴细胞比率71.8%↑,中间细胞数 $18.2×10^9$/L,中间细胞比率10.00%,中性粒细胞计数 $2.50×10^9$/L,中性粒细胞比率4.6%,红细胞计数 $3.57×10^{12}$/L,血红蛋白97 g/L↓,红细胞比容0.3%,血红蛋白平均含量27.2 pg,红细胞平均体积87.7 fL,血红蛋白平均浓度310 g/L,红细胞分布宽度(CV)0.134%,红细胞分布宽度(SD)44.80 fL,血小板计数 $179×10^9$/L,大型血小板比率18.7%,平均血小板体积9.0 fL,血小板分布宽度11.4%。血压112/68 mmHg,体重44 kg。

症状:神疲倦怠,四肢乏力,面色苍白,气短懒言,形体消瘦,头晕心悸,夜寐不安,食欲不振,大便溏薄;舌质淡晦,舌苔薄白,脉细无力。

诊断:虚劳(慢性淋巴细胞性白血病)。

辨证:脾气虚弱。

治法:健脾益气。

处方:补中益气汤加味。

党参 15 g	黄芪 30 g	炒白术 15 g	全当归 10
陈皮 10 g	升麻 10 g	北柴胡 10 g	仙鹤草 30 g
茯苓 20 g	焦神曲 10 g	红景天 15 g	青黛 10 g^(包煎)
莪术 15 g	白花蛇舌草 30 g	炙甘草 10 g	

7 剂

煎服法:每日 1 剂,煎 2 次,每次加水淹过中药平面,煎至 120 mL,早晚温服。

二诊(2011 年 1 月 12 日):患者服药后症状稍有改善,纳食略增,大便仍溏,较前成形,余症如前。药有起效,守方再服,黄芪增至 50 g,以增强补气健脾、扶正祛邪的功效,处方如下:

党参 15 g	黄芪 50 g	炒白术 15 g	全当归 10
陈皮 10 g	升麻 10 g	北柴胡 10 g	仙鹤草 30 g
茯苓 20 g	焦神曲 10 g	红景天 15 g	青黛 10 g^(包煎)
莪术 15 g	白花蛇舌草 30 g	炙甘草 10 g	

7 剂

煎服法:同前。

三诊(2011 年 1 月 19 日):患者服药后症状改善,纳食正常,二便自调,精力稍有好转,仍神疲乏力,气短懒言,形体消瘦,头晕心悸,干咳无痰,关节酸痛;舌质淡晦,舌苔薄白,脉细无力。上方去茯苓、焦神曲,加百合 20 g 以补中益气、止咳平喘,加鸡血藤 15 g 以补血活血、舒筋活络,处方如下:

党参 15 g	黄芪 50 g	炒白术 15 g	全当归 10
陈皮 10 g	升麻 10 g	北柴胡 10 g	仙鹤草 30 g
炙百合 20 g	鸡血藤 15 g	红景天 15 g	青黛 10 g^(包煎)
莪术 15 g	白花蛇舌草 30 g	炙甘草 10 g	

7 剂

煎服法:同前。

此后以上方为基础方,酌情对症略有加减,总共治疗 1 年 8 个月,患者诸症消失,纳可便调,夜寐自安,精力好转,体重增至 49 kg,增加了 5 kg,定期复查血常规,白细胞计数、淋巴细胞比率、淋巴细胞计数均逐渐下降。

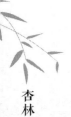
2011 年 2 月 15 日，患者服药 40 天，于厦门市××医院查血常规：白细胞计数 24.70×10^9/L↑，红细胞计数 3.52×10^{12}/L，血红蛋白 109 g/L↓，血小板计数 142×10^9/L，中性粒细胞比率 20.5%，中间细胞比率 5.8%，淋巴细胞比率 73.7%↑，红细胞比容 32.3%，红细胞平均容量 91.8 pg，平均血红蛋白量 31.0 pg，平均血红蛋白浓度 337 g/L，红细胞体积分布宽度 13.70 fL，淋巴细胞计数 18.20×10^9/L↑，中间细胞计数 0.4×10^9/L，中性粒细胞计数 5.10×10^9/L，血小板分布宽度 12.9%，血小板平均体积 10.1 fL，大型血小板比率 0.260%，未见幼稚细胞。

2011 年 3 月 14 日，患者服药 70 天，于厦门市××医院查血常规：白细胞计数 22.10×10^9/L↑，红细胞计数 3.42×10^{12}/L，血红蛋白 99 g/L↓，血小板计数 159×10^9/L，中性粒细胞比率 18.0%，中间细胞比率 3.0%，淋巴细胞比率 79.0%↑，红细胞比容 31.4%，红细胞平均容量 91.8 pg，平均血红蛋白量 28.9 pg，平均血红蛋白浓度 315 g/L，红细胞体积分布宽度 13.40%，淋巴细胞计数 17.90×10^9/L↑，中间细胞计数 0.3×10^9/L，中性粒细胞计数 4.19×10^9/L，血小板分布宽度 11.8%，血小板平均体积 9.6 fL，大型血小板比率 0.203%。

2011 年 5 月 23 日，患者服药 4 个半月，于厦门市××医院查血常规：白细胞计数 16.70×10^9/L↑，红细胞计数 3.34×10^{12}/L，血红蛋白 94 g/L↓，血小板计数 155×10^9/L，中性粒细胞比率 20.0%，中间细胞比率 3.2%，淋巴细胞比率 80.0%↑，红细胞比容 28.6%，红细胞平均容量 85.6 pg，平均血红蛋白 28.1 pg，平均血红蛋白浓度 329 g/L，红细胞体积分布宽度 13.20%，淋巴细胞计数 13.40×10^9/L↑，中间细胞计数 0.2×10^9/L，中性粒细胞计数 3.18×10^9/L，血小板分布宽度 13.3%，血小板平均体积 9.5 fL，大型血小板比率 0.231%，未见幼稚细胞。

2011 年 8 月 15 日，患者服药 7 个多月，于厦门市××医院查血常规：白细胞计数 15.80×10^9/L↑，红细胞计数 3.28×10^{12}/L，血红蛋白 100 g/L↓，血小板计数 113×10^9/L，中性粒细胞比率 20.0%，中间细胞比率 1.0%，淋巴细胞比率 79.0%，红细胞比容 28.3%，红细胞平均容量 86.3 pg，平均血红蛋白 30.5 pg，平均血红蛋白浓度 353 g/L，红细胞体积分布宽度 13.8%，淋巴细胞计数 12.48×10^9/L↑，中间细胞计数 0.2×10^9/L，中性粒细胞计数 3.16×10^9/L，血小板分布宽度 12.9%，血小板平均体积 9.6 fL，大型血小板比率 0.241%，未见幼稚细胞。

2012 年 7 月 3 日，患者服药 1 年半，于厦门市××医院查血常规：白细胞计数 $12.63×10^9/L$↑，红细胞计数 $2.54×10^{12}/L$，单核细胞比率 2.20%，中性粒细胞比率 32.00%，单核细胞计数 $0.28×10^9/L$，中性粒细胞计数 $4.04×10^9/L$，淋巴细胞数 $7.85×10^9/L$↑，淋巴细胞比率 62.2%↑，血红蛋白 98 g/L↓，红细胞比容 32.60%，红细胞平均体积 89.2 fL，平均血红蛋白含量 29.90 pg，平均血红蛋白浓度 311.00 g/L，红细胞体积分布宽度 17.00 fL，血红蛋白含量分布宽度 24.40 pg，血小板计数 $270×10^9/L$，平均血小板体积 8.30 fL，血小板体积分布宽度 40.60%。

2014 年 8 月 27 日，患者于厦门市××医院查血常规：白细胞计数 $10.38×10^9/L$，红细胞计数 $3.58×10^{12}/L$，单核细胞比率 3.74%，中性粒细胞比率 21.1%，单核细胞计数 $0.28×10^9/L$，中性粒细胞计数 $4.04×10^9/L$，淋巴细胞数 $7.85×10^9/L$，淋巴细胞比率 73.40%，血红蛋白 95 g/L↓，红细胞比容 31.30%，红细胞平均体积 87.40 fL，平均血红蛋白含量 26.50 pg，平均血红蛋白浓度 304 g/L，红细胞体积分布宽度 44.60 fL，血红蛋白含量分布宽度 24.40 pg，血小板计数 $152×10^9/L$，平均血小板体积 8.80 fL，血小板体积分布宽度 9.0%。

【按语】中医学无"白血病"这一病名，患者的症状可归属于虚劳的范畴。《灵枢·决气》曰："中焦受气取汁，变化而赤，是谓血。"《济阴纲目》曰："血生于脾，故曰脾统血。"《金匮要略》曰："四季脾旺不受邪。"因此，血液疾病可以从治脾入手。

患者被诊断为慢性淋巴细胞性白血病，临床症见神疲倦怠、四肢乏力、面色苍白、气短懒言、形体消瘦、头晕心悸、夜寐不安、食欲不振、大便溏薄；舌质淡晦，舌苔薄白，脉细无力；辨其证为脾气虚弱，治宜健脾益气，投以补中益气汤加味。

补中益气汤出自《脾胃论》，具有补中益气、升阳举陷的功效，是专治脾气虚弱的名方。因患者食欲不振，大便溏薄，故加茯苓、焦神曲以加强健脾开胃、利湿止泻的功效。仙鹤草具有止血、止痢、解毒、补虚的功效，主治各种出血、痢疾、肠炎、阴痒带下、脱力劳伤等病症，疗效显著。目前研究发现，仙鹤草对疲乏症、各种肿瘤、血小板减少症等也有一定的辅助治疗作用。青黛具有清热解毒、凉血消斑、泻火定惊等功效，张之南等在《血液病治疗学》一书中揭示了用青黛治疗慢性粒细胞白血病取得了一定的疗效（北京：科学技术文献出版社,2005：425)。现代药理研究表明,青黛具有抗炎、抗病原微生物、抗肿瘤、抗溃疡、镇痛、保护肝脏等作用,目前,青黛被用于治疗慢性粒细胞白血病、银屑病。红景天具有健脾益气、补气养血、活血化瘀、防老抗癌的功效。现代药理研究表明,红景天有抗氧化、抗肿瘤、抗诱变、提高免疫力、抗疲劳、抗衰老等作用,红景天提取物对多种肿瘤的生长及癌细胞的转移有明显的抑制作用,能提高 DNA 的修复能力,防止染色体畸变。莪术具有破血行气、消积止痛的功效,现代药理研究表明,莪术有抗癌作用。白花蛇舌草具有清热解毒、活血祛瘀、消痈散结、利湿通淋的功效,主治各种热毒,尤善治疗肺热喘咳、咽喉肿痛、湿热黄疸、大肠脓肿、疔肿疮疡等,对毒蛇咬伤、各种癌症等也有一定的辅助治疗作用。现代药理研究表明,体外实验中,白花蛇舌草对急性淋巴细胞性白血病、粒细胞性白血病、单核细胞性白血病以及慢性粒细胞性白血病有较强的抑制作用。炙甘草具有补脾益气、清热解毒、祛痰止咳的功效。现代药理研究表明,甘草有增强免疫、抗肿瘤作用,还有糖皮质激素样作用。

二诊时,患者服药后症状稍有改善,纳食略增,大便仍溏,较前成形,余症如前,原方中黄芪增至 50 g 以增强补气健脾、扶正祛邪的功效。

三诊时,患者服药后症状改善,纳食正常,二便自调,精力稍有好转,仍神疲乏力,气短懒言,形体消瘦,头晕心悸,干咳无痰,关节酸痛;舌质淡晦,舌苔薄白,脉细无力。上方去茯苓、焦神曲,加百合 20 g 以补中益气、止咳平喘,加鸡血藤 15 g 以补血活血、舒筋活络。现代药理研究表明,炙百合含有大量的生物碱,可防止人体内白细胞数量减少,能提高红细胞的数量,增强人体免疫力,而且能防止细胞癌变,有抗癌作用,在临床上常用于白血病等癌症的辅助治疗。现代药理研究表明,鸡血藤有补血作用,鸡血藤总黄酮能促进机体的造血功能,能升高血红蛋白,增加血细胞数量,目前被用于治疗再生障碍性贫血,对实验性关节炎也有显著疗效,还有抗肿瘤作用,可以抑制肿瘤生长、提高免疫力及协助其他治疗药物,增效减毒。

本病案辨证准确,用药得当,所选用的中药材既符合中医治疗的理法方药,又被现代药理研究证实有抗白血病的作用,而且患者配合,坚持治疗,故获良效。

【医案 2】

初诊：2020 年 5 月 19 日。

患者：陈某某,男,87 岁,退休公务员。

主诉:反复神疲倦怠6个月。

病史:患者半年来反复神疲倦怠,2020年5月4日以"间断性排黑便3天"为主诉被厦门市××医院消化病科收治入院。入院查体:体温36.2℃,脉搏107次/分,呼吸23次/分,血压115/47 mmHg;神志清楚,结膜无苍白,皮肤巩膜无黄染,双肺呼吸音清,未闻及干湿性啰音,心率107次/分,律齐,各瓣膜听诊区未闻及杂音,腹软,无压痛,无反跳痛,肝、脾肋下未触及,腹部叩诊呈鼓音,肝、肾区无叩击痛,移动性浊音阴性,肠鸣音4次/分,双下肢无浮肿。血常规:白细胞计数42.27×10⁹/L↑,淋巴细胞计数37.49×10⁹/L↑,嗜酸性粒细胞计数0.63×10⁹/L↑,嗜碱性粒细胞计数0.13×10⁹/L↑,中性粒细胞比值8.5%↓,淋巴细胞比值88.7%↑,单核细胞比值1.0%↓,红细胞计数3.03×10¹²/L↓,血红蛋白77 g/L↓,红细胞比容25.90%↓,平均红细胞血红蛋白含量25.4 pg↓,平均红细胞血红蛋白浓度297 g/L↓,血小板计数220×10⁹/L。急诊生化:总蛋白58.10 g/L↓,白蛋白36.27 g/L↓,丙氨酸氨基转移酶7.9 U/L,高密度脂蛋白胆固醇0.82 mmol/L,载脂蛋白A1为0.77 g/L,葡萄糖10.63 mmol/L↑。CT示"1.小叶中心型肺气肿;2.左肺上叶纤维结节灶;3.双上胸膜增厚;主动脉及冠状动脉硬化;4.纵隔及右腋窝多发稍大淋巴结;5.肝Ⅲ段新发稍低密度灶(2.5 cm×2.0 cm,CT值26 HU);6.肝脏介入、胃底静脉栓塞术后改变;肝硬化、脾大,胃底—脾门静脉曲张;7.肝脏多发囊肿,胆囊多发结石,左肾囊肿"。常规心电图示"1.窦性心律;2.正常心电图"。外周血流式免疫分型示"异常成熟B淋巴细胞占有核细胞79%,表达CD5、CD19、CD20(dim)、单克隆表达胞膜kappa,不表达CD10、胞膜Lambda。考虑:成熟B淋巴细胞增值性疾病(CLL或MCL可能)"。入院诊断:"1.消化道出血——胃底静脉曲张伴出血?2.肝占位性病变;3.肝硬化,脾大;4.肝囊肿;5.慢性非萎缩性胃炎;6.胆囊结石;7.右肾囊肿;8.白细胞增多;9.糖尿病"。患者入院后予抑酸、护胃、止吐、抗感染等对症治疗,症状有所改善,但患者淋巴细胞异常升高,考虑淋巴细胞增值性疾病,转入血液科进一步治疗,建议行PET-CT、骨髓穿刺+活检、淋巴结活检等检查,明确诊断后决定下一步治疗。患者表示拒绝,要求出院,经劝阻无效,2020年5月18日予办理出院。出院诊断:"1.淋巴细胞增值性疾病;2.消化道出血——胃底静脉曲张伴出血?3.肝占位性病变;4.肝硬化,脾大;5.肝囊肿;6.糖尿病;7.慢性非萎缩性胃炎;8.胆囊结石;9.右肾囊肿"。患者希望用中医治疗,遂求诊于余。

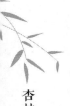

症状：神疲倦怠，形体消瘦，面色苍白，动则气喘，胸闷心悸，心烦易怒，口干咽干，夜寐不安，纳食减少，大便溏薄；舌质暗红，舌苔薄黄，舌下青筋，脉细弦数。

诊断：虚劳(1.淋巴细胞增值性疾病；2.消化道出血——胃底静脉曲张伴出血？3.肝占位性病变；4.肝硬化，脾大；5.肝囊肿；6.慢性非萎缩性胃炎；7.胆囊结石；8.右肾囊肿；9.糖尿病)。

辨证：脾气虚弱、瘀血内阻。

治法：健脾益气、活血化瘀。

处方：补中益气汤加味。

党参 15 g	生黄芪 30 g	炒白术 15 g	北柴胡 10 g
当归 10 g	麦冬 12 g	五味子 10 g	仙鹤草 30 g
云茯苓 20 g	蒲黄炭 10 g	鸡血藤 15 g	莪术 15 g
青黛 10 g(包煎)	炙百合 20 g	生甘草 10 g	白花蛇舌草 30 g
			7 剂

煎服法：每日 1 剂，煎 2 次，每次加水淹过中药平面，煎至 120 mL，早晚温服。

二诊(2020 年 5 月 26 日)：患者服药后症状稍有改善，纳食略增，大便不畅，余症如前。守方再服，去党参，加人参 6 g 以增强补气健脾、扶正祛邪的功效，炒白术 15 g 改为生白术 20 g，以健脾通便，处方如下：

人参 6 g(另煎)	生黄芪 30 g	生白术 20 g	北柴胡 10 g
当归 10 g	麦冬 12 g	五味子 10 g	仙鹤草 30 g
云茯苓 20 g	蒲黄炭 10 g	鸡血藤 15 g	莪术 15 g
青黛 10 g(包煎)	炙百合 20 g	生甘草 10 g	白花蛇舌草 30 g
			7 剂

煎服法：同前。

以上方为基础酌情稍有加减用药，治疗 4 周。

2020 年 6 月 22 日血常规：白细胞计数 48.83×10^9/L↑，中性粒细胞计数 5.12×10^9/L，淋巴细胞计数 43.04×10^9/L↑，单核细胞计数 0.38×10^9/L，嗜酸性粒细胞计数 0.29×10^9/L，嗜碱性粒细胞计数 0.00×10^9/L，中性粒细胞比值 10.5%，淋巴细胞比值 88.2%↑，单核细胞比值 0.7%，嗜酸性粒细胞比值 0.6%，嗜碱性粒细胞比值 0.0%，红细胞计数 3.42×10^{12}/L↓，血红蛋白 81 g/L↓，红细胞比容 25.8%↓，平均红细胞体积 75.31 fL↓，平均红细胞血红蛋白含量 23.71 pg↓，平均红细胞血红蛋白浓度 314 g/L↓,红细胞分布宽度 19.1%↓,血小板计数 215×10⁹/L,平均血小板体积 8.0 fL↓,血小板分布宽度 15.6 fL,血小板压积 0.173%↓。

患者服药后精神体力有所改善,纳寐尚可,二便正常,仍动则气喘,胸闷心悸,心烦易怒,口干咽干;舌质暗红,舌苔薄黄,舌下青筋,脉弦滑数。以上方为基础,酌情对症加减用药,继续治疗 8 个月。

2020 年 8 月 19 日血常规:白细胞计数 75.33×10⁹/L↑,中性粒细胞计数 5.64×10⁹/L,淋巴细胞计数 68.85×10⁹/L↑,单核细胞计数 0.44×10⁹/L,嗜酸性粒细胞计数 0.40×10⁹/L,嗜碱性粒细胞计数 0.00×10⁹/L,中性粒细胞比值 7.5%↓,淋巴细胞比值 91.4%↑,单核细胞比值 0.6%↓,嗜酸性粒细胞比值 0.5%,嗜碱性粒细胞比值 0.0%,红细胞计数 3.98×10¹²/L,血红蛋白 92 g/L↓,红细胞比容 29.4%↓,平均红细胞体积 73.81 fL↓,平均红细胞血红蛋白含量 23.2 pg↓,平均红细胞血红蛋白浓度 314 g/L↓,红细胞分布宽度 22.1%↓,血小板计数 236×10⁹/L,平均血小板体积 8.0 fL↓,血小板分布宽度 15.76 fL,血小板压积 0.188%↓。

2020 年 10 月 14 日血常规:白细胞计数 80.55×10⁹/L↑,中性粒细胞计数 5.63×10⁹/L,淋巴细胞计数 74.25×10⁹/L↑,单核细胞计数 0.48×10⁹/L,嗜酸性粒细胞计数 0.19×10⁹/L,嗜碱性粒细胞计数 0.00×10⁹/L,中性粒细胞比值 7.0%↓,淋巴细胞比值 92.2%↑,单核细胞比值 0.61%,嗜酸性粒细胞比值 0.2%,嗜碱性粒细胞比值 0.0%,红细胞计数 3.75×10¹²/L,血红蛋白 88 g/L↓,红细胞比容 28.1%,平均红细胞体积 74.81 fL,平均红细胞血红蛋白含量 23.4 pg,平均红细胞血红蛋白浓度 313 g/L,红细胞分布宽度 20.5%,血小板计数 222×10⁹/L,平均血小板体积 7.6 fL,血小板分布宽度 15.6 fL,血小板压积 0.169%。

2020 年 11 月 24 日血常规:白细胞计数 77.2×10⁹/L↑,中性粒细胞计数 10.0×10⁹/L,淋巴细胞计数 63.0×10⁹/L↑,单核细胞计数 2.62×10⁹/L,嗜酸性粒细胞计数 1.39×10⁹/L,嗜碱性粒细胞计数 0.15×10⁹/L,中性粒细胞比值 13.0%,淋巴细胞比值 81.6%↑,单核细胞比值 3.4%,嗜酸性粒细胞比值 1.8%,嗜碱性粒细胞比值 0.2%,红细胞计数 3.7×10¹²/L,血红蛋白 83 g/L↓,红细胞比容 27.2%,平均红细胞体积 72.71 fL,平均红细胞血红蛋白含量 22.2 pg,平均红细胞血红蛋白浓度 305 g/L,红细胞分布宽度 16.2%,血小板计数 187×10⁹/L,平均血小板体积 6.1 fL,血小板分布宽度 17.3 fL,血小板压积 0.11%。

2020 年 12 月 22 日血常规:白细胞计数 85.0×10⁹/L↑,中性粒细胞计数 40.8×10⁹/L,淋巴细胞计数 35.7×10⁹/L↑,单核细胞计数 4.8×10⁹/L,嗜酸性粒细胞计数 3.1×10⁹/L,嗜碱性粒细胞计数 0.6×10⁹/L,中性粒细胞比值 48.0%,淋巴细胞比值 42.0%↑,单核细胞比值 5.6%,嗜酸性粒细胞比值 3.7%,嗜碱性粒细胞比值 0.7%,红细胞计数 4.3×10¹²/L,血红蛋白 98 g/L↓,红细胞比容 36.1%,平均红细胞体积 84.71 fL,平均红细胞血红蛋白含量 23.0 pg,平均红细胞血红蛋白浓度 271 g/L,红细胞分布宽度 20.3%,血小板计数 236×10⁹/L,平均血小板体积 7.1 fL,血小板分布宽度 17.4 fL,血小板压积 0.17%。

2021 年 1 月 19 日血常规:白细胞计数 97.63×10⁹/L↑,中性粒细胞计数 6.45×10⁹/L,淋巴细胞计数 88.75×10⁹/L↑,单核细胞计数 0.87×10⁹/L,嗜酸性粒细胞计数 0.78×10⁹/L,嗜碱性粒细胞计数 0.78×10⁹/L,中性粒细胞比值 8.8%,淋巴细胞比值 90.9%↑,单核细胞比值 0.9%,嗜酸性粒细胞比值 0.8%,嗜碱性粒细胞比值 0.8%,红细胞计数 4.10×10¹²/L,血红蛋白 125 g/L↓,红细胞比容 36.5%,平均红细胞体积 89.0 fL,平均红细胞血红蛋白含量 30.5 pg,平均红细胞血红蛋白浓度 343 g/L,红细胞分布宽度 22.6%,血小板计数 191×10⁹/L,平均血小板体积 7.2 fL,血小板分布宽度 9.3 fL,血小板压积 0.137%。

2021 年 3 月 3 日血常规:白细胞计数 105.95×10⁹/L↑,中性粒细胞计数 6.78×10⁹/L,淋巴细胞计数 91.55×10⁹/L↑,单核细胞计数 5.93×10⁹/L,嗜酸性粒细胞计数 0.74×10⁹/L,嗜碱性粒细胞计数 0.95×10⁹/L,中性粒细胞比值 8.4%,淋巴细胞比值 86.4%↑,单核细胞比值 5.6%,嗜酸性粒细胞比值 0.7%,嗜碱性粒细胞比值 0.9%,红细胞计数 4.03×10¹²/L,血红蛋白 127 g/L↓,红细胞比容 37.7%,平均红细胞体积 93.5 fL,平均红细胞血红蛋白含量 31.5 pg,平均红细胞血红蛋白浓度 337 g/L,红细胞分布宽度 16.1%,血小板计数 185×10⁹/L,平均血小板体积 6.8 fL,血小板分布宽度 7.8 fL,血小板压积 0.125%。

患者服用中药治疗一年来精神体力改善,要求继续服用中药。

症状:精力好转,胸闷心悸,心烦易怒,口干口苦,夜寐不安,纳食尚可,小便色黄,大便稍干;舌质暗红,舌苔黄腻,舌下青筋,脉象弦数。

辨证:肝胆湿热、瘀血内阻。

治法:清肝胆、利湿热、化瘀血。

处方:龙胆泻肝汤加减。

龙胆草 12 g　　生栀子 10 g　　黄芩 10 g　　北柴胡 10 g

生地黄 15 g　　泽泻 15 g　　炙百合 20 g　　车前子 15 g(包煎)

生黄芪 30 g　　当归 10 g　　鬼箭羽 15 g　　白花蛇舌草 30 g

藤梨根 15 g　　预知子 15 g　　生甘草 10 g　　青黛 10 g(包煎)

　　　　　　　　　　　　　　　　　　　　　　7 剂

煎服法:同前。

以上方为基础酌情稍有加减用药,治疗 4 个月。

2021 年 4 月 6 日血常规:白细胞计数 $102.21×10^9$/L↑,中性粒细胞计数 $7.47×10^9$/L,淋巴细胞计数 $86.07×10^9$/L↑,单核细胞计数 $7.35×10^9$/L,嗜酸性粒细胞计数 $0.51×10^9$/L,嗜碱性粒细胞计数 $0.81×10^9$/L,中性粒细胞比值 7.3%,淋巴细胞比值 84.2%↑,单核细胞比值 7.2%,嗜酸性粒细胞比值 0.5%,嗜碱性粒细胞比值 0.8%,红细胞计数 $3.92×10^{12}$/L,血红蛋白 126 g/L↓,红细胞比容 37.3%,平均红细胞体积 95.2 fL,平均红细胞血红蛋白含量 32.3 pg,平均红细胞血红蛋白浓度 339 g/L,红细胞分布宽度 14.1%,血小板计数 $182×10^9$/L,平均血小板体积 6.9 fL,血小板分布宽度 7.8 fL,血小板压积 0.125%。

2021 年 5 月 19 日血常规:白细胞计数 $106.49×10^9$/L↑,中性粒细胞计数 $6.39×10^9$/L,淋巴细胞计数 $93.71×10^9$/L↑,单核细胞计数 $4.9×10^9$/L,嗜酸性粒细胞计数 $0.53×10^9$/L,嗜碱性粒细胞计数 $0.95×10^9$/L,中性粒细胞比值 8.0%,淋巴细胞比值 88.0%↑,单核细胞比值 4.6%,嗜酸性粒细胞比值 0.5%,嗜碱性粒细胞比值 0.9%,红细胞计数 $3.94×10^{12}$/L,血红蛋白 120 g/L↓,红细胞比容 36.7%,平均红细胞体积 92.9 fL,平均红细胞血红蛋白含量 30.5 pg,平均红细胞血红蛋白浓度 328 g/L,红细胞分布宽度 14.6%,血小板计数 $187×10^9$/L,平均血小板体积 7.4 fL,血小板分布宽度 8.7 fL,血小板压积 0.138%。

2021 年 7 月 21 日血常规:白细胞计数 $108×10^9$/L↑,中性粒细胞计数 $24.4×10^9$/L↑,淋巴细胞计数 $76.7×10^9$/L↑,单核细胞计数 $4.7×10^9$/L↑,嗜酸性粒细胞计数 $1.8×10^9$/L↑,嗜碱性粒细胞计数 $0.3×10^9$/L↑,中性粒细胞比值 22.6%↓,淋巴细胞比值 71.0%↑,单核细胞比值 4.4%,嗜酸性粒细胞比值 1.7%,嗜碱性粒细胞比值 0.3%,红细胞计数 $3.9×10^{12}$/L,血红蛋白 105 g/L↓,红细胞比容 36.9%,平均红细胞体积 93.9 fL,平均红细胞血红蛋白含量 26.7 pg↓,平均红细胞血红蛋白

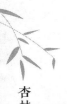
浓度 285 g/L↓,红细胞分布宽度 14.1%,血小板计数 139×10⁹/L,平均血小板体积 6.9 fL↓,血小板分布宽度 19.5 fL↑,血小板压积 0.10%。

症状:患者除了白细胞计数持续升高外,精神体力好转,饮食、二便正常;舌质暗红,舌苔黄腻,舌下青筋,脉象弦数。继续以龙胆泻肝汤加减治疗,加大青黛和百合的用量。

处方:

龙胆草 12 g	生栀子 10 g	黄芩 10 g	北柴胡 10 g
生地黄 15 g	泽泻 15 g	炙百合 30 g	车前子 15 g (包煎)
生黄芪 30 g	当归 10 g	鬼箭羽 15 g	白花蛇舌草 30 g
藤梨根 15 g	预知子 15 g	生甘草 10 g	青黛 20 g (包煎)

7 剂

煎服法:同前。

对症加减用药,继续治疗 6 周。

2021 年 8 月 25 日血常规:白细胞计数 103×10⁹/L↑,中性粒细胞计数 48.8×10⁹/L↑,淋巴细胞计数 42.7×10⁹/L↑,单核细胞计数 8.1×10⁹/L,嗜酸性粒细胞计数 3.0×10⁹/L,嗜碱性粒细胞计数 0.4×10⁹/L,中性粒细胞比值 47.3%↑,淋巴细胞比值 41.5%↑,单核细胞比值 7.9%,嗜酸性粒细胞比值 2.9%,嗜碱性粒细胞比值 0.4%,红细胞计数 3.6×10¹²/L,血红蛋白 92/L↓,红细胞比容 32.3%↑,平均红细胞体积 90.0 fL,平均红细胞血红蛋白含量 25.6 pg↑,平均红细胞血红蛋白浓度 285 g/L↑,红细胞分布宽度 13.6%,血小板计数 191×10⁹/L,平均血小板体积 5.9 fL↑,血小板分布宽度 17.8 fL,血小板压积 0.11%。血生化:总蛋白 63.8 g/L↓,白蛋白 42.9 g/L,球蛋白 20.9 g/L,白球比例 2.1,丙氨酸氨基转移酶 12 U/L,天冬氨酸转氨酶 13 U/L,r-谷氨酰基转移酶 16 U/L,总胆红素 10.41 μmol/L,直接胆红素 2.5 μmol/L,间接胆红素 7.9 μmol/L,碱性磷酸酶 76 U/L,甘油三酯 1.71 mmol/L,总胆固醇 4.79 mmol/L,高密度脂蛋白 0.99 mmol/L,低密度脂蛋白 3.16 mmol/L,葡萄糖 9.83 mmol/L,胆碱酯酶 4806 U/L,高密度脂蛋白胆固醇 0.86 mmol/L,载脂蛋白 A1 为 1.2 g/L,载脂蛋白 B 为 1.10 g/L,乳酸脱氢酶 173 U/L,肌酸激酶 57 U/L,肌酸激酶同工酶 23 U/L,尿素 4.16 mmol/L,肌酐 67 μmol/L,尿酸 332 μmol/L,钾 4.2 mmol/L,钠 139 mmol/L,氯 105 mmol/L,钙 2.38 mmol/L,镁 0.67 mmol/L,磷 0.98 mmol/L,甲胎蛋白 2.08 IU/mL。

2021 年 8 月 25 日 B 超:肝实质光点增粗,呈弥漫性改变,胆囊多发结石,大者约 15 mm×10 mm,胆囊壁毛糙,增厚约 6 mm,脾未见异常声像。

原来的肝占位性病变(2.5 cm×2.0 cm)经治疗已经完全消失。

2021年9月14日血常规:白细胞计数 55.82×10^9/L↑,中性粒细胞计数 8.04×10^9/L↑,淋巴细胞计数 46.89×10^9/L↑,单核细胞计数 0.84×10^9/L,嗜酸性粒细胞计数 0.00×109/L,嗜碱性粒细胞计数 0.06×10^9/L,中性粒细胞比值 14.4%↓,淋巴细胞比值 84.0%↑,单核细胞比值 1.5%↓,嗜酸性粒细胞比值 0.0%,嗜碱性粒细胞比值 0.1%,红细胞计数 3.4×10^{12}/L↓,血红蛋白 88 g/L↓,红细胞比容 27.9%↓,平均红细胞体积 82.1 fL,平均红细胞血红蛋白含量 25.9 pg↓,平均红细胞血红蛋白浓度 315 g/L↓,红细胞分布宽度 14.8%,血小板计数 117×10^9/L,平均血小板体积 9.7 fL,血小板分布宽度 9.6 fL,血小板压积 1.1%↑。血生化:总蛋白 63.5 g/L↓,白蛋白 38 g/L↓,球蛋白 25.55 g/L,白球比例 1.49,丙氨酸氨基转移酶 25.2 U/L,天冬氨酸转氨酶 19.5 U/L,r-谷氨酰基转移酶 15.5 U/L,总胆红素 19.10 μmol/L,直接胆红素 4.60 μmol/L,间接胆红素 14.50 μmol/L,碱性磷酸酶 71.2 U/L,甘油三酯 1.27 mmol/L,总胆固醇 3.75 mmol/L,高密度脂蛋白 1.02 mmol/L,低密度脂蛋白 2.46 mmol/L,胆碱酯酶 5729 U/L,高密度脂蛋白胆固醇 1.02 mmol/L,葡萄糖 11.9mmol/L↑。

2021年9月15日患者以"发热1天"为主诉被厦门市××医院呼吸与危重症医学科收治入院,肺部 CT 平扫诊断为"1. 右肺上叶炎症;2. 小叶中心型肺气肿,左肺上叶纤维结节灶;3. 双上胸膜增厚,主动脉及冠状动脉硬化;4. 纵隔及右腋窝多发稍大淋巴结"。

症状:神志清楚,急性面容,表情淡漠,精神倦怠,结膜无苍白,皮肤巩膜无黄染。

入院查体:体温 37.7 ℃,脉搏 112 次/分,呼吸 18 次/分,血压 120/80 mmHg;双肺叩诊清音,双肺呼吸音粗,未闻及干湿性啰音,无胸膜摩擦音;心律齐,心率 80 次/分,各瓣膜听诊区未闻及杂音,无心包摩擦音;腹软,无压痛,无反跳痛,肝、脾肋下未触及,肝、肾区无叩击痛,移动性浊音阴性,双下肢无浮肿。

血气分析:pH 值 7.48,二氧化碳分压 28.5 mmHg,氧分压 139.6 mmHg,实际碳酸氢盐 20.7 mmol/L,二氧化碳 21.5 mmol/L,动脉血氧含量 4.5 mmol/L,离子钙 1.09 mmol/L,葡萄糖 15.40 mmol/L↑,乳酸 2.12 mmol/L,D-二聚体 0.59 mg/L,C 反应蛋白 211.72/L。

血常规：白细胞计数 45.67×10⁹/L↑，中性粒细胞计数 6.35×10⁹/L，淋巴细胞计数 39.00×10⁹/L↑，嗜酸性粒细胞计数 0.00×10⁹/L↓，中性粒细胞比值 13.9%↓，淋巴细胞比值 85.4%↑，单核细胞比值 0.7%↓，嗜酸性粒细胞比值 0.0%，红细胞计数 3.43×10¹²/L↓，血红蛋白 88 g/L↓，血小板计数 124×10⁹/L↓。

血生化：总蛋白 52.6 g/L↓，白蛋白 30.8 g/L↓，丙氨酸氨基转移酶 59.5 U/L↑，天冬氨酸转氨酶 120.2 U/L↑，胆碱酯酶 4806 U/L，高密度脂蛋白胆固醇 0.86 mmol/L，载脂蛋白 A1 为 0.77 g/L，葡萄糖 14.53 mmol/L↑，乳酸脱氢酶 536.7 U/L，肌酸激酶 2349.1 U/L，尿素 16.1 mmol/L，尿酸 434 μmol/L↑。

肥达试验阴性，外斐反应阴性。

CT 增强（肝、胆、脾，多层，重建，组合）：肝硬化、肝内多发囊肿、胆囊多发结石；肝内及胃体内外多发致密影，术后改变可能；胃底部多发迂曲增粗血管团；脾脏增大。原来的肝占位性病变（2.5 cm×2.0 cm）已经完全消失。

彩超：双侧颈部多发肿大淋巴结。

入院后予抗感染、调控血糖以及对症治疗后，患者症状改善，体温正常且稳定 2 天，复查炎症指标较入院时明显下降，要求出院，准予办理。

出院诊断："1. 右肺上叶炎症；2. 成熟 B 淋巴细胞增值性疾病；3. 慢性阻塞性肺疾病待诊；4. 糖尿病；5. 肝硬化、脾大；6. 主动脉、冠状动脉硬化；7. 胆囊结石；8. 慢性非萎缩性胃炎；9. 右肾囊肿；10. 双侧颈部多发肿大淋巴结待查；11. 低蛋白血症。"

因用中药治疗取得明显疗效，故患者出院后继续前来求诊。观其舌质暗红，舌苔黄腻，舌下青筋，脉象弦数，故继续以龙胆泻肝汤为主方加减治疗。

处方：

龙胆草 12 g	生栀子 10 g	黄芩 10 g	北柴胡 10 g
生地黄 15 g	泽泻 15 g	炙百合 30 g	车前子 15 g⁽包煎⁾
生黄芪 30 g	当归 10 g	鬼箭羽 15 g	白花蛇舌草 30 g
藤梨根 15 g	预知子 15 g	生甘草 10 g	青黛 20 g⁽包煎⁾

7 剂

煎服法：同前。

酌情对症加减用药，继续治疗 6 周。

2021 年 10 月 20 日血常规：白细胞计数 16.7×10⁹/L↑，中性粒细胞计数 6.9×10⁹/L，淋巴细胞计数 7.6×10⁹/L↑，单核细胞计数 1.6×10⁹/L↑，

嗜酸性粒细胞计数 $0.5×10^9$/L,嗜碱性粒细胞计数 $0.1×10^9$/L,中性粒细胞比值 41.6%↓,淋巴细胞比值 45.5%↑,单核细胞比值 9.5%,嗜酸性粒细胞比值 3.0%,嗜碱性粒细胞比值 0.4%,红细胞计数 $4.1×10^{12}$/L,血红蛋白 96 g/L↓,红细胞比容 31.5%↓,平均红细胞体积 76.8 fL↓,平均红细胞血红蛋白含量 21.0 pg↓,平均红细胞血红蛋白浓度 273 g/L↓,红细胞分布宽度 15.1%↓,血小板计数 $223×10^9$/L,平均血小板体积 5.6 fL↓,血小板分布宽度 19.3 fL,血小板压积 0.12%。

2021 年 10 月 27 日血常规:白细胞计数 $15.4×10^9$/L↑,中性粒细胞计数 $6.8×10^9$/L,淋巴细胞计数 $6.5×10^9$/L↑,单核细胞计数 $1.4×10^9$/L,嗜酸性粒细胞计数 $0.6×10^9$/L,嗜碱性粒细胞计数 $0.1×10^9$/L,中性粒细胞比值 44.4%,淋巴细胞比值 42.2%,单核细胞比值 9.3%,嗜酸性粒细胞比值 3.7%,嗜碱性粒细胞比值 0.4%,红细胞计数 $4.1×10^{12}$/L,血红蛋白 98 g/L↓,红细胞比容 31.7%,平均红细胞体积 77.1 fL,平均红细胞血红蛋白含量 23.8 pg,平均红细胞血红蛋白浓度 309 g/L,红细胞分布宽度 16.2%,血小板计数 $170×10^9$/L,平均血小板体积 5.1 fL,血小板分布宽度 17.6 fL,血小板压积 0.09%。

2021 年 11 月 3 日血常规:白细胞计数 $12.8×10^9$/L↑,中性粒细胞计数 $5.6×10^9$/L,淋巴细胞计数 $5.7×10^9$/L↑,单核细胞计数 $0.9×10^9$/L,嗜酸性粒细胞计数 $0.5×10^9$/L,嗜碱性粒细胞计数 $0.1×10^9$/L,中性粒细胞比值 43.8%↓,淋巴细胞比值 45.3%↑,单核细胞比值 6.7%,嗜酸性粒细胞比值 3.8%,嗜碱性粒细胞比值 0.4%,红细胞计数 $4.6×10^{12}$/L,血红蛋白 134 g/L,红细胞比容 39.5%,平均红细胞体积 86.2 fL,平均红细胞血红蛋白含量 29.3 pg,平均红细胞血红蛋白浓度 339 g/L,红细胞分布宽度 19.0%↑,血小板计数 $143×10^9$/L,平均血小板体积 6.3 fL↓,血小板分布宽度 17.8 fL,血小板压积 0.09%↓。超声检查示"1. 肝脏弥漫性改变(肝硬化可能);2. 胆囊泥沙样结石、胆囊壁增厚(4 mm)毛糙;3. 脾、胰未见异常声像"。

2021 年 11 月 10 日血常规:白细胞计数 $9.9×10^9$/L,中性粒细胞计数 $4.4×10^9$/L,淋巴细胞计数 $4.3×10^9$/L↑,单核细胞计数 $0.9×10^9$/L,嗜酸性粒细胞计数 $0.3×10^9$/L,嗜碱性粒细胞计数 $0.00×10^9$/L,中性粒细胞比值 44.0%↓,淋巴细胞比值 43.7%↑,单核细胞比值 8.7%,嗜酸性粒细胞比值 3.3%,嗜碱性粒细胞比值 0.3%,红细胞计数 $4.1×10^{12}$/L,

血红蛋白 107 g/L↓，红细胞比容 32.4%↓，平均红细胞体积 78.5 fL↓，平均红细胞血红蛋白含量 25.9 pg↓，平均红细胞血红蛋白浓度 330 g/L，红细胞分布宽度 16.9%↑，血小板计数 170×10⁹/L，平均血小板体积 6.0 fL，血小板分布宽度 17.8 fL，血小板压积 0.10%。

患者使用中药治疗 1 年半，白细胞已降至正常，此后随访 9 个月，其中 3 次血常规检验结果如下所示。

2021 年 12 月 8 日血常规：白细胞计数 12×10⁹/L↑，中性粒细胞计数 6.1×10⁹/L，淋巴细胞计数 4.8×10⁹/L↑，单核细胞计数 0.6×10⁹/L，嗜酸性粒细胞计数 0.4×10⁹/L，嗜碱性粒细胞计数 0.1×10⁹/L，中性粒细胞比值 51.4%，淋巴细胞比值 40.0%，单核细胞比值 4.6%，嗜酸性粒细胞比值 3.4%，嗜碱性粒细胞比值 0.6%，红细胞计数 4.5×10¹²/L，血红蛋白 124 g/L，红细胞比容 37.9%，平均红细胞体积 84.8 fL，平均红细胞血红蛋白含量 27.7 pg↓，平均红细胞血红蛋白浓度 327 g/L，红细胞分布宽度 19.1%↑，血小板计数 113×10⁹/L，平均血小板体积 5.4 fL，血小板分布宽度 17.0 fL，血小板压积 0.06%。

2022 年 6 月 29 日血常规：白细胞计数 10.76×10⁹/L↑，中性粒细胞计数 4.09×10⁹/L，淋巴细胞计数 6.42×10⁹/L↑，单核细胞计数 0.12×10⁹/L，嗜酸性粒细胞计数 0.13×10⁹/L，嗜碱性粒细胞计数 0.00×10⁹/L，中性粒细胞比值 38.0%↓，淋巴细胞比值 59.7%↑，单核细胞比值 1.1%↓，嗜酸性粒细胞比值 1.2%，嗜碱性粒细胞比值 0.0%，红细胞计数 4.14×10¹²/L，血红蛋白 105 g/L↓，红细胞比容 32.7%↓，平均红细胞体积 79.0 fL↓，平均红细胞血红蛋白含量 25.3 pg↓，平均红细胞血红蛋白浓度 320 g/L，红细胞分布宽度 16.6%↑，血小板计数 207×10⁹/L，平均血小板体积 7.9 fL，血小板分布宽度 15.8 L，血小板压积 0.163%。

2022 年 8 月 10 日血常规：白细胞计数 10.56×10⁹/L↑，中性粒细胞计数 3.59×10⁹/L，淋巴细胞计数 6.59×10⁹/L↑，单核细胞计数 0.25×10⁹/L，嗜酸性粒细胞计数 0.13×10⁹/L，嗜碱性粒细胞计数 0.00×10⁹/L，中性粒细胞比值 34.0%↓，淋巴细胞比值 62.4%↑，单核细胞比值 2.4%↓，嗜酸性粒细胞比值 1.2%，嗜碱性粒细胞比值 0.0%，红细胞计数 4.54×10¹²/L，血红蛋白 111 g/L↓，红细胞比容 34.5%↓，平均红细胞体积 76.0 fL↓，平均红细胞血红蛋白含量 24.5 pg↓，平均红细胞血红蛋白浓度 322 g/L，红细胞分布宽度 18.0%↑，血小板计数 190×10⁹/L，平均血小板体积 7.8 fL，血小板分布宽度 15.8 fL，血小板压积 0.149%。

【**按语**】本例患者上消化道出血后即来求诊,辨其证为脾气虚弱、瘀血内阻,故治宜健脾益气、活血化瘀,坚持投以补中益气汤加味治疗,患者服中药后虽然临床症状明显改善,但白细胞计数却从 42.27×10⁹/L 上升至 108×10⁹/L,淋巴细胞计数从 37.49×10⁹/L 上升到 93.71×10⁹/L,淋巴细胞比值升到 92.2%。

后来患者脉证:心烦易怒,口干口苦,夜寐不安,小便色黄,大便稍干;舌质暗红,舌苔黄腻,舌下青筋,脉象弦数。辨其证为肝胆湿热、瘀血内阻,治法改为清肝胆、利湿热、化瘀血,投以龙胆泻肝汤加减。

《丹溪心法》曰:"凡气有余便是火。"改用龙胆泻肝汤加减治疗以后,患者症状逐渐好转,血常规逐渐改善,2021 年 7 月 21 日,白细胞计数 108×10⁹/L,淋巴细胞计数 93.71×10⁹/L,淋巴细胞比值 92.2%;2021 年 11 月 10 日,白细胞计数 9.9×10⁹/L,淋巴细胞计数 4.3×10⁹/L,淋巴细胞比值 40.0%,逐渐下降至正常;2022 年 6 月 29 日,白细胞计数 10.76×10⁹/L,中性粒细胞计数 4.09×10⁹/L,淋巴细胞计数 6.42×10⁹/L,基本正常;2022 年 8 月 10 日,白细胞计数 10.56×10⁹/L↑,中性粒细胞计数 3.59×10⁹/L,淋巴细胞计数 6.59×10⁹/L,亦基本正常,疗效稳定。原来的肝占位性病变(2.5 cm×2.0 cm)已经完全消失,"脾大"也恢复成"脾未见异常声像"。

龙胆泻肝汤出自《医方集解》,为清热剂,方中龙胆草清泻肝胆湿热、实火;黄芩、栀子清热燥湿;泽泻、木通、车前子使肝胆湿热从小便排出;当归、生地黄养血滋阴,以免实火伤及阴液;甘草调和诸药。诸药合用,共奏清脏腑内热、泻肝胆实火、清利肝经湿热之功,用于肝胆实火上炎证,其临床表现常见头痛目赤、胁肋疼痛、口苦口干、耳聋耳痛、小便短赤、舌红苔黄、脉象弦数。

方中黄芪具有显著的补气生血、补肺健脾功效。现代药理研究表明,黄芪具有调节免疫功能、抗应激、促进造血、延缓衰老的作用。百合具有抗肝损伤、降血糖、调血脂的功效。现代药理研究表明,炙百合含有大量的生物碱,可防止人体内白细胞数量减少,提高红细胞的数量,增强人体免疫力,还能防止细胞癌变,在临床上常用于白血病等癌症的辅助治疗。青黛具有抗炎、抗病原微生物、抗肿瘤、抗溃疡、镇痛、保护肝脏等作用,目前常被用于治疗慢性粒细胞白血病。现代药理研究表明,白花蛇舌草对急性淋巴细胞性白血病、粒细胞性白血病、单核细胞性白血病以及慢性粒细胞性白血病有较强的抑制作用。鬼箭羽具有抗肿瘤、抑制肿瘤细胞增殖、中枢镇痛的作用,与西药吗啡具有相似之处,可用于肺癌、胃癌、肠癌、乳腺癌、卵巢癌等多种癌症的进展期,是治疗癌症疼痛的良药。鬼箭羽还能加强胰岛素分泌,可用于糖尿病的辅助治疗。藤梨根性凉,味酸、涩,归胃、大肠、肺、肝经,具有清热解毒、祛风除湿、利湿退黄、消肿止血的作用,对各种消化系统肿瘤,如胃癌、食管癌、肝癌、胆管癌、大肠癌,以及乳腺癌、宫颈癌、白血病、脑转移癌等有一定的辅助治疗作用。现代药理研究表明,藤梨根能影响癌基因表达、防止正常细胞突变、诱导癌细胞凋亡、抗肿瘤转移、调节人体免疫功能、降低肿瘤对化疗药物的耐药性。藤梨根含熊果酸、齐墩果酸等元素,有保护肝细胞、改善肝损伤、促进肝功能恢复的作用,也可用于治疗湿热黄疸、痈疮肿毒等。预知子性寒,味苦,归肝、胆、胃、膀胱经,具有疏肝理气、软坚散结、活血止痛、通利小便的功效,主治瘰疬、肝胃气滞、脘腹胀满、两胁胀痛、下痢腹泻、小便不利、闭经、痛经、痰核痞块等,对乳腺癌、肝癌、食管癌、胃癌、肺癌等恶性肿瘤也有一定的辅助治疗作用,还可用于减轻癌性疼痛。现代药理研究表明,预知子具有调节人体免疫功能、抗肿瘤血管生成,以及抗菌、抗炎、抗抑郁等药理作用。

本案例提示,中医重在辨证施治、对证下药、疗程足够,方能获效。

第五章
参与制定的全国中医脾胃病专科诊疗常规

第一节 慢性胃炎中医诊疗专家共识意见(2017)①

中华中医药学会脾胃病分会

通讯作者:张声生,唐旭东

慢性胃炎是由多种原因引起的胃黏膜的慢性炎性反应,是消化系统常见病之一。该病症状易反复发作,严重影响患者的生活质量,慢性萎缩性胃炎伴肠上皮化生、上皮内瘤变者发生胃癌的危险度增加,在临床上越来越引起重视。中医药在本病的诊疗方面有着多年的积累,中华中医药学会脾胃病分会曾于2009年组织制定了《慢性浅表性胃炎中医诊疗共识意见》《慢性萎缩性胃炎中医诊疗共识意见》,对慢性胃炎的诊疗起到了一定的规范作用。近年来,中医药在诊治慢性胃炎方面取得诸多进展,有必要对共识意见进行更新,以满足临床需要,更好地指导临床工作。

中华中医药学会脾胃病分会于2014年8月在合肥牵头成立了《慢性胃炎中医诊疗专家共识意见》起草小组。小组成员依据循证医学的原理,广泛搜集循证资料,并先后组织国内脾胃病专家就慢性胃炎的证候分类、辨证治疗、诊治流程、疗效标准等一系列关键问题进行总结讨论,形成本共识意见初稿,之后按照国际通行的德尔斐法进行了3轮投票。2015年9月在重庆进行了第一次投票,并根据专家意见,起草小组对本共识意见进行了修改。2015年12月在北京进行了第二次投票。2016年6月在厦门中华中医药学会脾胃病

---

① 《中华中医药杂志》(原中国医药学报)2017年7月第32卷第7期:3060-3064。

分会召开核心专家审稿会，来自全国各地的20余名脾胃病学知名专家对本共识意见（草案）进行了第三次投票，并进行了充分地讨论和修改。2016年7月在哈尔滨第28届全国脾胃病学术会议上专家再次进行了讨论、修改和审定。并于2016年9月在北京召开了本共识的最终定稿会议，完成了本共识意见。（表决选择：①完全同意；②同意，但有一定保留；③同意，但有较大保留；④不同意，但有保留；⑤完全不同意。如果＞2/3的人数选择①，或＞85％的人数选择①＋②，则作为条款通过）。现将全文公布如下，供国内外同道参考，并冀在应用中不断完善。

概述

1. 病名　慢性胃炎中医病名诊断以症状诊断为主。以胃痛为主症者，诊为"胃脘痛"；以胃脘部胀满为主症者，诊为"痞满"。若胃痛或胃脘部胀满症状不明显者，可根据主要症状诊断为"反酸""嘈杂"等病[1-3]。

2. 西医诊断　慢性胃炎的确诊主要依赖于内镜与病理检查，尤以后者的价值更大。对慢性胃炎的诊断应尽可能地明确病因，特殊类型胃炎的内镜诊断必须结合病因和病理[4]。

2. 临床表现　慢性胃炎是胃黏膜的慢性炎性反应，多数慢性胃炎患者可无明显临床症状，有症状者主要表现为非特异性消化不良，如上腹部不适、饱胀、疼痛、食欲不振、嗳气、反酸等，部分还可有健忘、焦虑、抑郁等精神心理症状[1-4]。消化不良症状的有无及其严重程度与慢性胃炎的组织学所见和内镜分级无明显相关性[1-2,4]。

2.2　内镜及病理检查　内镜诊断：①非萎缩性胃炎：内镜下可见黏膜红斑、黏膜出血点或斑块、黏膜粗糙伴或不伴水肿、充血渗出等基本表现；②萎缩性胃炎：内镜下可见黏膜红白相间，以白相为主，皱襞变平甚至消失，部分黏膜血管显露，可伴有黏膜颗粒或结节状等表现；③如伴有胆汁反流、糜烂、黏膜内出血等，描述为萎缩性胃炎或非萎缩性胃炎伴胆汁反流、糜烂、黏膜内出血等。

病理诊断：根据需要可取2块或以上活检组织，内镜医师应向病理科提供取材的部位、内镜检查结果和简要病史。病理医师应报告每一块活检标本的组织学变化，对幽门螺杆菌感染、慢性炎性反应、活动性、萎缩、肠上皮化生和异型增生（上皮内瘤变）应予以分级。慢性胃炎活检显示有固有腺体的萎缩（包括化生性萎缩和非化生性萎缩），即可诊断为萎缩性胃炎，不必考虑活检标本的萎缩块数与程度。临床医师可结合病理结果和内镜所见,做出病变范围与程度的判断[4]。

2.3 实验室检查 ①幽门螺杆菌是引起慢性胃炎的最重要的原因,建议常规检测;②维生素B12、自身抗体等在诊断萎缩性胃体炎时建议检测;③血清胃泌素G17、胃蛋白酶Ⅰ和Ⅱ可能有助于判断有无胃黏膜萎缩和萎缩部位[4]。

病因病机

1.病因 胃在生理上以和降为顺,在病理上因滞而病[5],本病主要与脾胃虚弱、情志失调、饮食不节、药物、外邪(幽门螺杆菌感染)等多种因素有关,上述因素损伤脾胃,致运化失司,升降失常,而发生气滞、湿阻、寒凝、火郁、血瘀等,表现为胃痛、胀满等症状。

2.病位 慢性胃炎病位在胃,与肝、脾两脏密切相关。

3.病机 慢性胃炎的病机可分为本虚和标实两个方面。本虚主要表现为脾气(阳)虚和胃阴虚,标实主要表现为气滞、湿热和血瘀,脾虚、气滞是疾病的基本病机。血瘀是久病的重要病机,在胃黏膜萎缩发生发展乃至恶变的过程中起着重要作用。

4.病机转化 慢性胃炎的辨证应当审证求因,其病机与具体的临床类型有关,总体而言,在临床上常表现为本虚标实、虚实夹杂之证[1-2]。早期以实证为主,病久则变为虚证或虚实夹杂;早期多在气分,病久则兼涉血分。慢性非萎缩性胃炎以脾胃虚弱,肝胃不和证多见[6];慢性萎缩性胃炎以脾胃虚弱,气滞血瘀证多见[7-8];慢性胃炎伴胆汁反流以肝胃不和证多见[9];伴幽门螺杆菌感染以脾胃湿热证多见[10-11];伴癌前病变者以气阴两虚、气滞血瘀、湿热内阻证多见[12-13]。

辨证分型

结合现有共识和标准,采用定量的文献统计方法,对临床常用的相对单一证候进行统计,确定常用证候为肝胃不和证(包括肝胃气滞证和肝胃郁热证)、脾胃湿热证、脾胃虚弱证(包括脾胃气虚证和脾胃虚寒证)、胃阴不足证及胃络瘀阻证。上述证候可单独出现,也可相兼出现,临床应在辨别单一证候的基础上辨别复合证候。常见的复合证候有肝郁脾虚证、脾虚气滞证、寒热错杂证、气阴两虚证、气滞血瘀证、虚寒夹瘀证、湿热夹瘀证等。同时,随着病情的发展变化,证候也呈现动态变化的过程,临床需认真甄别。

1. 辨证标准

1.1　肝胃不和证

1.1.1　肝胃气滞证:主症:①胃脘胀满或胀痛;②胁肋部胀满不适或疼痛。次症:①症状因情绪因素诱发或加重;②嗳气频作。舌脉:①舌淡红,苔薄白;②脉弦。

1.1.2　肝胃郁热证:主症:①胃脘灼痛;②两胁胀闷或疼痛。次症:①心烦易怒;②反酸;③口干;④口苦;⑤大便干燥。舌脉:①舌质红,苔黄;②脉弦或弦数。

1.2　脾胃湿热证　主症:①脘腹痞满或疼痛;②身体困重;③大便黏滞或溏滞。次症:①食少纳呆;②口苦;③口臭;④精神困倦。舌脉:①舌质红,苔黄腻;②脉滑或数。

1.3　脾胃虚弱证

1.3.1　脾胃气虚证:主症:①胃脘胀满或胃痛隐隐;②餐后加重;③疲倦乏力。次症:①纳呆;②四肢不温;③大便溏薄。舌脉:①舌淡或有齿印,苔薄白;②脉虚弱。

1.3.2　脾胃虚寒证:主症:①胃痛隐隐,绵绵不休;②喜温喜按。次症:①劳累或受凉后发作或加重;②泛吐清水;③精神疲倦;④四肢倦怠;⑤腹泻或伴不消化食物。舌脉:①舌淡胖,边有齿痕,苔白滑;②脉沉弱。

1.4　胃阴不足证　主症:①胃脘灼热疼痛;②胃中嘈杂。次症:①似饥而不欲食;②口干舌燥;③大便干结。舌脉:①舌红少津或有裂纹,苔少或无;②脉细或数。

1.5　胃络瘀阻证　主症:①胃脘痞满或痛有定处。次症:①胃痛日久不愈;②痛如针刺。舌脉:①舌质暗红或有瘀点、瘀斑;②脉弦涩。

证候诊断:具备主症2项,次症2项,参考舌脉,即可诊断。

2. 微观辨证

微观辨证是以胃镜为工具,在胃镜直视下,观察胃黏膜的颜色、色泽、质地、分泌物、蠕动及黏膜血管等情况,来识别证型。研究显示,胃镜下辨证有一定的临床价值,尤其是对于临床无症状或长期治疗而疗效不佳者。鉴于文献报道的微观辨证分型标准并不完全一致,共识制定小组经过讨论,拟定了微观分型的参考标准,以供临床参考[14]。

①肝胃不和证:胃黏膜急性活动性炎性反应,或伴胆汁反流,胃蠕动较

快。②脾胃湿热证:胃黏膜充血水肿,糜烂明显,黏液黏稠混浊。③脾胃虚弱证:胃黏膜苍白或灰白,黏膜变薄,黏液稀薄而多,或有黏膜水肿,黏膜下血管清晰可见,胃蠕动减弱。④胃阴不足证:黏膜表面粗糙不平,变薄变脆,分泌物少。皱襞变细或消失,呈龟裂样改变,或可透见黏膜下小血管网。⑤胃络瘀阻证:胃黏膜呈颗粒或结节状,伴黏膜内出血点,黏液灰白或褐色,血管网清晰可见,血管纹暗红。

临床治疗

1.治疗目标 慢性胃炎中医药治疗以改善患者症状,提高患者生活质量为主,同时关注胃黏膜糜烂、萎缩、肠上皮化生、上皮内瘤变(异型增生)等病变。

2.治疗原则 中医药对慢性胃炎的主要干预手段有药物治疗、针灸疗法等,临床可根据具体情况选择合适的治疗方式,并配合饮食调节、心理疏导等方法综合调治。治疗过程中,应当审证求因,辨证施治;对于病程较长、萎缩、肠上皮化生者,在辨证准确的基础上,可守方治疗。

3.辨证论治

3.1 肝胃不和证

3.1.1 肝胃气滞证:治法:疏肝理气和胃。主方:柴胡疏肝散(《景岳全书》)。药物:柴胡、陈皮、枳壳、芍药、香附、川芎、甘草。加减:胃脘疼痛者可加川楝子、延胡索;嗳气明显者,可加沉香、旋覆花。

3.1.2 肝胃郁热证:治法:清肝和胃。主方:化肝煎(《景岳全书》)合左金丸(《丹溪心法》)。药物:青皮、陈皮、白芍、牡丹皮、栀子、泽泻、浙贝母、黄连、吴茱萸。加减:反酸明显者可加乌贼骨、瓦楞子;胸闷胁胀者,可加柴胡、郁金。

3.2 脾胃湿热证 治法:清热化湿。主方:黄连温胆汤(《六因条辨》)。药物:半夏、陈皮、茯苓、枳实、竹茹、黄连、大枣、甘草。加减:腹胀者可加厚朴、槟榔;嗳食酸腐者可加莱菔子、神曲、山楂。

3.3 脾胃虚弱证

3.3.1 脾胃气虚证:治法:益气健脾。主方:香砂六君子汤(《古今名医方论》)。药物:木香、砂仁、陈皮、半夏、党参、白术、茯苓、甘草。加减:痞满者可加佛手、香橼;气短、汗出者可加炙黄芪;四肢不温者可加桂枝、当归。

3.3.2 脾胃虚寒证:治法:温中健脾。主方:黄芪建中汤(《金匮要略》)

合理中汤（《伤寒论》）。药物：黄芪、芍药、桂枝、生姜、大枣、饴糖、党参、白术、干姜、甘草。加减：便溏者可加炮姜炭、炒薏苡仁；畏寒明显者可加炮附子。

3.4　胃阴不足证　治法：养阴益胃。主方：一贯煎（《续名医类案》）。药物：北沙参、麦冬、地黄、当归、枸杞子、川楝子。加减：胃痛明显者加芍药、甘草；便秘不畅者可加瓜蒌、火麻仁。

3.5　胃络瘀阻证　治法：活血化瘀。主方：失笑散（《太平惠民和剂局方》）合丹参饮（《时方歌括》）。药物：五灵脂、蒲黄、丹参、檀香、砂仁。加减：疼痛明显者加延胡索、郁金；气短、乏力者可加黄芪、党参。对于临床症状复杂、多个证候相兼的患者，用成方组成相应的切合病机的合方治疗可提高治疗的效果，简化处方的程序。如慢性非萎缩性胃炎，其病机表现为脾胃虚弱、肝胃不和，故可用脾胃虚弱证的主方香砂六君子汤与肝胃不和证的主方柴胡疏肝散合方化裁。慢性萎缩性胃炎、慢性胃炎伴胆汁反流等也可据此方法处方。

4. 辨病论治　辨病论治、专病专方是慢性胃炎中医临床实践的重要组成部分，其原理是在认识慢性胃炎基本病机的基础上，拟定方剂，并随证化裁。从临床用方的组成来看，多数为各单一证候用方所组成的合方。

对于无明显临床症状者，可采用辨病论治并结合舌脉、内镜下胃黏膜表现的辨证结果施治，具体病机可参考"病机转化"及"微观辨证"部分。

在幽门螺杆菌阳性的慢性胃炎患者中，如果有明显的临床症状，或伴萎缩、糜烂、肠上皮化生、上皮内瘤变等，或有胃癌家族史者，根除幽门螺杆菌是必要的[1,4]。关于幽门螺杆菌的根除指针及用药方案，具体可参照相关幽门螺杆菌共识意见。辨证属脾胃湿热证的患者也可配合使用具有清热化湿功效的方剂（如黄连温胆汤、半夏泻心汤）提高疗效。

慢性胃炎伴胃黏膜充血、糜烂时，可加用中药三七粉、白及粉、珍珠粉治疗（随汤药冲服或用温水调成糊状口服，空腹时服用），但建议在辨证的基础上使用。伴黏膜内出血者，可在处方中加入化瘀止血之品，如三七粉、白及粉。对慢性胃炎伴癌前病变者的治疗，非脾胃虚寒者可在复方中加入白花蛇舌草、半枝莲、半边莲，或配合使用活血化瘀类中药丹参、三七、莪术等。

5. 常用中成药

5.1　气滞胃痛颗粒　舒肝理气，和胃止痛。用于肝郁气滞，胸痞胀满，胃脘疼痛。

5.2　胃苏颗粒　理气消胀，和胃止痛。用于气滞型胃脘痛，症见胃脘胀痛，窜及两胁，得嗳气或矢气则舒，情绪郁怒则加重，胸闷食少，排便不畅及慢性胃炎见上述证候者。

5.3 温胃舒胶囊 温中养胃,行气止痛。用于中焦虚寒所致的胃痛,症见胃脘冷痛、腹胀嗳气、纳差食少、畏寒无力;慢性萎缩性胃炎、浅表性胃炎见上述证候者。

5.4 虚寒胃痛颗粒 益气健脾,温胃止痛。用于脾虚胃弱所致的胃痛,症见胃脘隐痛、喜温喜按、遇冷或空腹加重;十二指肠球部溃疡、慢性萎缩性胃炎见上述证候者。

5.5 健胃消食口服液 健胃消食。用于脾胃虚弱所致的食积,症见不思饮食,嗳腐吞酸,脘腹胀满;消化不良见上述证候者。

5.6 养胃舒胶囊 扶正固体,滋阴养胃,调理中焦,行气消导。用于慢性萎缩性胃炎、慢性胃炎所引起的胃脘灼热胀痛,手足心热,口干、口苦,纳差,消瘦等症。

5.7 荜铃胃痛颗粒 行气活血,和胃止痛。用于气滞血瘀引起的胃脘胀痛、刺痛;慢性胃炎见有上述证候者。

5.8 摩罗丹(浓缩丸) 和胃降逆,健脾消胀,通络定痛。用于慢性萎缩性胃炎症见胃疼、胀满、痞闷、纳呆、嗳气等症。

5.9 胃复春 健脾益气,活血解毒。用于治疗慢性萎缩性胃炎胃癌前期病变、胃癌手术后辅助治疗、慢性浅表性胃炎属脾胃虚弱证者。

5.10 达立通颗粒 清热解郁,和胃降逆,通利消滞。用于肝胃郁热所致痞满证,症见胃脘胀满、嗳气、纳差、胃中灼热、嘈杂泛酸、脘腹疼痛、口干口苦;动力障碍型功能性消化不良见上述症状者。

5.11 金胃泰胶囊 行气活血,和胃止痛。用于肝胃气滞,湿热瘀阻所致的急慢性胃肠炎、胃及十二指肠溃疡等。

5.12 胃康胶囊 行气健胃,化瘀止血,制酸止痛。用于气滞血瘀所致的胃脘疼痛、痛处固定、吞酸嘈杂、胃及十二指肠溃疡、慢性胃炎见上述症状者。

5.13 三九胃泰颗粒 清热燥湿,行气活血,柔肝止痛。用于湿热内蕴、气滞血瘀所致的胃痛,症见脘腹隐痛、饱胀反酸、恶心呕吐、嘈杂纳减;浅表性胃炎、糜烂性胃炎、萎缩性胃炎见上述证候者。

5.14 荆花胃康胶丸 理气散寒,清热化瘀。用于寒热错杂症,气滞血瘀所致的胃脘胀闷疼痛、嗳气、返酸、嘈杂、口苦;十二指肠溃疡见上述证候者。

5.15 甘海胃康胶囊 健脾和胃,收敛止痛。用于脾虚气滞所致的胃及十二指肠溃疡、慢性胃炎、反流性食管炎。

5.16　东方胃药胶囊　舒肝和胃,理气活血,清热止痛,用于肝胃不和,瘀热阻络所致的胃脘疼痛、嗳气、吞酸、嘈杂、饮食不振、燥烦易怒等,以及胃溃疡、慢性浅表性胃炎见上述证候者。

5.17　延参健胃胶囊　健脾和胃,平调寒热,除痞止痛。用于治疗本虚标实,寒热错杂之慢性萎缩性胃炎。症见胃脘痞满、疼痛、纳差、嗳气、嘈杂、体倦乏力等。

5.18　胆胃康胶囊　舒肝利胆,清利湿热。用于肝胆湿热所致的胁痛、黄疸,以及胆汁反流性胃炎、胆囊炎见上述症状者。

6.针灸治疗　针灸治疗对慢性胃炎的症状改善有作用,用温针配合艾灸,可有效地缓解慢性胃炎脾胃虚寒证患者的症状,提高生活质量[15-18]。

针灸治疗常用取穴有足三里、中脘、胃俞、脾俞、内关等。肝胃不和加肝俞、太冲、期门;伴郁热加天枢、丰隆;脾胃虚弱者加脾俞、梁丘、气海;胃阴不足加三阴交、太溪;脾胃虚寒重者,可灸上脘、中脘、下脘、足三里;兼有恶心、呕吐、嗳气者,加上脘、内关、膈俞;痛甚加梁门、内关、公孙;消化不良者加合谷、天枢、关元、三阴交;气滞血瘀证加太冲、血海、合谷;气虚血瘀证加血海、膈俞等;兼有实证者用针刺,虚证明显者用灸法;虚实夹杂,针灸并用。

7.心理干预　精神刺激是引起慢性胃炎的重要因素,而慢性胃炎患者的焦虑与抑郁量表评分也较正常人高。常见的心理障碍包括丧失治疗信心、恐癌心理及对特殊检查的恐惧等。加强对慢性胃炎患者的心理疏导对缓解慢性胃炎的发病、减轻症状,提高生活质量有一定的帮助[19-21]。

8.慢性胃炎诊治流程见图1。

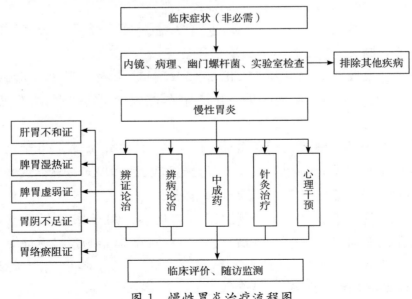

图1　慢性胃炎治疗流程图

疗效评定

1.明确主要疗效指标 慢性胃炎的疗效评价包括证候疗效评价、症状评价、内镜下胃黏膜表现评价、病理组织学评价、生活质量评价等。临床研究中应根据主要研究目的的不同,选择主要疗效指标与次要疗效指标。

1.1 证候疗效评价 证候疗效评价是体现中医临床疗效评价特色的部分,常用尼莫地平法进行疗效的评估,其是以症状,部分结合舌苔、脉象为基础的评定。尼莫地平法计算方法:疗效指数(%)=(治疗前积分－治疗后积分)/治疗前积分×100%。①临床痊愈:主要症状、体征消失或基本消失,疗效指数≥95%;②显效:主要症状、体征明显改善;70%≤疗效指数<95%;③有效:主要症状、体征明显好转,30%≤疗效指数<70%。④无效:主要症状,体征无明显改善,甚或加重,疗效指数<30%。

1.2 症状评价 症状评价主要是针对慢性胃炎的消化不良症状的评价,如上腹部疼痛、饱胀、早饱、食欲不振等,处理方法多是参照《中药新药临床研究指导原则》,将其分为主要症状与次要症状,从程度和频次两个方面进行分级,并按照权重赋值。但目前对症状的选择、分级标准的制定、权重的赋值均存在较大的主观性,其信度、效度及反应度均得不到验证,需要进一步规范。

1.3 临床评定 《慢性胃炎的内镜分型分级标准及治疗的试行意见》曾提出慢性胃炎内镜下黏膜表现的分级,该标准主要用于临床评定[22]。内镜下胃黏膜疗效评价指标可暂时参照该标准制定,但其价值仍有待于进一步认定。

1.4 其他评价 对于胃黏膜萎缩、肠上皮化生、上皮内瘤变的评价是病理组织学为主。病理组织学病变包括萎缩、肠上皮化生、上皮内瘤变、炎性反应、活动性等。可参考《中国慢性胃炎共识意见》提供的直观模拟评分法对各病变予以分级赋分[4],应当区分主要指标和次要指标,并结合病变范围,综合评价。

对于上皮内瘤变的评价,建议在采用黏膜定标活检技术的基础上,进行病理组织学的定性和半定量评价。

1.5 生活质量评价 在生活质量方面可采用慢性胃肠疾病患者报告临床结局评价量表(patient reported outcomes,PRO)及SF-36健康调查量表等进行测评。PRO从中医药治疗脾胃病的特点出发,分消化不良、反流、排便、社会、心理、一般状态6个维度对患者进行测评,其信度、效度已得到验证[23-24]。

1.6 焦虑抑郁评价 对于焦虑抑郁状态测评,可以采用医院焦虑与抑郁量表(HAD)、焦虑自评量表(SAS)、抑郁自评量表(SDS)等工具。

2.不推荐使用复合指标 复合评价是将几个相关指标按照一定的关系,重新组合成新的指标体系;如将临床症状、内镜表现及病理组织三者组合,综合制定治愈、显效、有效及无效的标准,这种组合看似精确,但数据无法回溯,实际执行时容易流于粗糙。临床疗效评价中,推荐对各个临床疗效评价指标单独评价和解释,不推荐使用复合指标。

3.关注远期疗效 慢性胃炎临床疗效评价应将近期疗效与远期疗效评价相结合。慢性胃炎的病程是一个长期的、慢性、反复的过程,除症状外,萎缩、肠上皮化生、上皮内瘤变等病变应当是观察的重要内容。慢性胃炎的临床疗效评价时间推荐在3个月以上,以便于疗效的准确评估。治疗结束后进行长期随访,观察胃癌发生率等终点结局指标及疾病复发情况。

4.胃黏膜定标活检技术 胃黏膜定标活检技术对于慢性萎缩性胃炎、慢性萎缩性胃炎伴肠上皮化生、上皮内瘤变等评价具有较高的价值。

预防调摄

1.饮食控制 关于饮食行为与慢性胃炎的关系研究显示:进餐无定时、进食过快、暴饮暴食、喜食热烫食、烧烤、口味偏咸、饮酒等为慢性胃炎的危险因素[25-26]。慢性胃炎患者应尽量避免服用对胃黏膜有刺激或损伤的食物(如辛辣食物、含亚硝酸盐食物等)及药物(如非甾体类抗炎药等)。

2.心理调摄 慢性胃炎患者应保持心情舒畅,避免不良情绪的刺激,必要时可向心理医师咨询。

3.生活调摄 慢性胃炎患者应当避免长期过度劳累;在冬春季节尤需注意生活调摄[9]。

4.随访监测 慢性萎缩性胃炎伴有上皮内瘤变和肠上皮化生者有一定的癌变机率。有研究显示,癌前病变人群95%癌变所需时间:萎缩性胃炎为11.6年,肠上皮化生为11.4年,异型增生为5.7年,中重度肠上皮化生伴中重度异型增生为4.5年[27]。《中国慢性胃炎共识意见》建议:活检有中—重度萎缩并伴有肠化生的慢性萎缩性胃炎1年左右随访1次,不伴有肠化生或上皮内瘤变的慢性萎缩性胃炎可酌情行内镜和病理随访,伴有低级别上皮内瘤变并证明此标本并非来于癌旁者,根据内镜和临床情况缩短至每3个月左右随访1次;而高级别上皮内瘤变需立即确认,证实后行内镜下治疗或手术治疗[4]。

项目负责人:张声生

共识意见执笔人:唐旭东、黄穗平、卞立群

共识意见专家(按姓氏笔画排序):丁霞、马群、王凤云、王邦才、王汝新、王垂杰、王春生、王宪波、王敏、牛兴东、卞兆祥、叶松、田旭东、田耀洲、冯培民、朱生樑、朱莹、任顺平、刘力、刘友章、刘凤斌、刘华一、刘启泉、刘建设、刘绍能、刘德喜、江宇泳、孙玉信、苏娟萍、李乾构、李军祥、李佃贵、李保双、李勇、李振华、李培、李慧臻、杨胜兰、杨晋翔、杨翠兰、时昭红、吴耀南、何晓晖、余泽云、汪龙德、汶明琦、沈洪、张小萍、张声生、张学智、张磊、陈苏宁、陈涤平、林寿宁、季光、金小晶、周正华、周强、郑昱、单兆伟、孟立娜、赵文霞、赵宇明、赵鲁卿、胡玲、胡玲、柯晓、查安生、钦丹萍、姜莉云、袁红霞、党中勤、徐进康、徐健众、高蕊、唐旭东、唐志鹏、唐艳萍、陶琳、黄明河、黄绍刚、黄贵华、黄恒青、黄穗平、梁超、董明国、舒劲、曾斌芳、谢胜、谢晶日、路广晁、蔡敏、潘洋、薛西林、魏玮。

参考文献

[1] Tang X D, Li B S, Zhou L Y, et al. Clinical practice guideline of Chinese medicine for chronic gastritis. Chin J Integr Med, 2012, 18(1):56-71.

[2] 中华中医药学会脾胃病分会. 慢性萎缩性胃炎中医诊疗共识意见. 中国中西医结合消化杂志, 2010, 18(5):345-349.

[3] 中华中医药学会脾胃病分会. 慢性浅表性胃炎中医诊疗共识意见. 中国中西医结合消化杂志, 2010, 18(3):207-209.

[4] 中华医学会消化病学分会. 中国慢性胃炎共识意见. 胃肠病学, 2013, 18(1):24-36.

[5] 唐旭东. 董建华通降论学术思想整理. 北京中医药大学学报, 1995, 18(2):45-48.

[6] 张声生. 慢性胃炎中医证候学临床研究. 北京:北京中医药大学, 2005.

[7] 周学文. 慢性萎缩性胃炎中医证治旨要. 中医药学刊, 2002, 20(5):558-559,587.

[8] 唐旭东. 慢性萎缩性胃炎血瘀病机与治疗方法探讨. 中医杂志, 1998, 39(11):687-689.

[9] 侯俐. 胆汁反流性胃炎的病因病机探讨. 山东中医杂志, 2007, 26(5):294-295.

[10] 冯玉彦,杨倩,刘建平,等. 慢性萎缩性胃炎中医证型与幽门螺杆菌感染相关性研究. 辽宁中医杂志, 2005, 32(8):754-755.

[11] 王长洪,陆宇平,王立新,等.1052 例胃炎中医证型与胃镜 Hp 感染及舌苔炎细胞关系的对比观察.中医药学刊,2004,22(8):1396-1397.

[12] 史锁芳,陆为民.单兆伟教授论治慢性萎缩性胃炎癌前病变的经验.中医教育,1998,17(4):44-46.

[13] 胡玲,马剑颖.劳绍贤教授辨治胃癌癌前疾病经验介绍.新中医,2006,38(5):7-9.

[14] 中国中西医结合学会消化系统疾病专业委员会.慢性胃炎中西医结合诊疗共识意见.中国中西医结合杂志,2012,32(6):738-743.

[15] 蒋文杰,曹莲瑛,李璟,等.针灸治疗慢性萎缩性胃炎的 Meta 分析.上海针灸杂志,2016,35(7):886-892.

[16] 向娟,薛智慧,陈果,等.针刺治疗慢性萎缩性胃炎的 Meta 分析.中医药导报,2016,22(15):75-78,83.

[17] 辛银虎,陈小玲.温针治疗脾胃虚寒型慢性浅表性胃炎 52 例.陕西中医,2005,26(9):959-960.

[18] 秦云.温针隔姜灸治疗脾胃虚寒型胃脘痛 78 例临床观察.贵阳中医学院学报,2004,26(4):37-38.

[19] 潘先玲,马静,马厚芝.心理干预对老年慢性萎缩性胃炎疗效的影响.华西医学,2014,29(4):751-753.

[20] 张晓菊,曾霞.护理干预对慢性萎缩性胃炎患者疗效及心理状态的影响.现代中西医结合杂志,2015,24(10):1130-1132.

[21] 徐军.慢性萎缩性胃炎患者行综合护理对疗效及心理状态的影响.现代消化及介入诊疗,2016,21(3):492-494.

[22] 中华医学会消化内镜学分会.慢性胃炎的内镜分型分级标准及治疗的试行意见.中华消化内镜杂志,2004,21(2):77-78.

[23] 唐旭东,王萍,刘保延,等.基于慢性胃肠疾病患者报告临床结局测量量表的编制及信度、效度分析.中医杂志,2009,50(1):27-29.

[24] 唐旭东,王萍,刘保延,等.基于慢性胃肠疾病患者报告临床结局测量量表条目筛选.中西医结合学报,2012,10(10):1092-1098.

[25] 高蔚,王增珍,黄绪,等.饮食行为与慢性胃炎.医学与社会,1996,9(4):18-19,26.

[26] 林兰,郑奎城,王雯,等.慢性萎缩性胃炎危险因素病例对照研究,海峡预防医学杂志,2016,22(4):1-3,7.

[27] 杨少波,王孟薇,张子其,等.胃癌前黏膜变化的自然演变规律研究.中国综合临床,2005,21(3):193-194.

第二节 消化性溃疡中医诊疗专家共识意见(2017)①

中华中医药学会脾胃病分会

通讯作者:张声生,王垂杰

消化性溃疡(peptic ulcer,PU)是指在各种致病因子的作用下,黏膜发生的炎性反应与坏死性病变,病变深达黏膜肌层,常发生于与胃酸分泌有关的消化道黏膜,其中以胃、十二指肠最常见[1]。临床表现为起病缓慢,病程迁延,上腹痛具有周期性、节律性等特点,伴反酸、嗳气、上腹部有局限性压痛,可有神经功能综合征,是消化系统的一种常见多发性疾病。中医药治疗本病具有较好的疗效。鉴此,中华中医药学会脾胃病分会于2009年制订了《消化性溃疡中医诊疗共识意见》[2]。近年来,随着消化性溃疡中医研究的进展,有必要对中医诊疗共识意见进行更新,以满足临床诊治和科研的需要。

2014年8月中华中医药学会脾胃病分会牵头成立了《消化性溃疗专家共识意见》起草小组。小组成员依据循证医学的原理,广泛搜集循证资料,并先后组织国内脾胃病专家就消化性溃疡的证候分类、辨证治疗、诊治流程、疗效标准等一系列关键问题进行总结讨论,形成本共识意见初稿,之后按照国际通行的德尔斐法进行了3轮投票。2015年8月进行了第1次投票,并根据专家意见,起草小组对本共识意见进行了修改。2015年12月,进行了第2次投票。2016年6月16日—19日,中华中医药学会脾胃病分会召开核心专家审稿会,来自全国各地的20余名脾胃病学知名专家对本共识意见(草案)进行了第3次投票,并进行了充分地讨论和修改。2016年7月29日—30日在哈尔滨第28届全国脾胃病学术会议上专家再次进行了讨论、修改和审定。并于2016年9月17日在北京召开了专家定稿会议,完成了本共识意见(表决选择:①完全同意;②同意,但有一定保留;③同意,但有较大保留;④不同意,但有保留;⑤完全不同意。如果>2/3的人数选择①,或>85%的人数选择①+②,则作为条款通过)。现将全文公布如下,供国内外同道参考,并冀在应用中不断完善。

---

① 《中华中医药杂志》(原中国医药学报)2017年9月第32卷第9期:4089-4093。

概述

1. **病名**　根据 PU 具有周期性、节律性上腹部疼痛及反酸、嗳气的临床表现特点，中医病名为"胃痛""嘈杂""胃疡"范畴。

2009 年《消化性溃疡中医诊疗共识》[2]中，以"胃痛""嘈杂"作为消化性溃疡的中医病名，本次共识根据多数专家意见在延续采用上述命名基础上，增加了"胃疡"病名，因本病病理性质主要为黏膜损害形成溃疡，故"胃疡"更能准确描述本病特点。

2. **西医诊断**　PU 的诊断主要依据特征性临床表现、内镜、病理组织学检查、X 线钡餐（特别是气钡双重造影）检查、Hp 检测。其中，内镜检查是确诊手段[3]。

PU 患者临床表现不一，多数表现为中上腹反复发作性节律性疼痛，少数患者无症状，或以出血、穿孔等并发症的发生作为首发症状。十二指肠球部溃疡的疼痛多位于中上腹部，或在脐上方，或在脐上方偏右处，多发于两餐之间空腹时，持续不减直至下餐进食或服制酸药物后缓解。一部分患者尤其是在睡前曾进餐者，可发生半夜疼痛，疼痛的周期性较为明显，以秋末至春初较寒冷的季节更为常见。胃溃疡疼痛多位于中上腹部偏高处，或在剑突下和剑突下偏左处，发生较不规则，常在餐后 1 h 内发生，经 1～2 h 后逐渐缓解，直至下一餐进食后再重复出现上述规律。

内镜检查是确诊消化性溃疡的主要方法，在内镜直视下可确定溃疡的部位、大小、形态与数目，结合活检病理结果，可确定溃疡的性质及分期。良性溃疡内镜下分 3 期 6 段：活动期（A1、A2）、愈合期（H1、H2）和瘢痕期（S1、S2）。A1 期：溃疡呈圆形或椭圆形，中心覆盖厚白苔，可伴有渗血或血痂，周围潮红，充血水肿明显；A2 期：溃疡覆盖黄色或白色苔，无出血，周围充血水肿减轻。一些十二指肠溃疡表现为多个散在、浅表溃疡，斑点状或小片状，内镜下酷似白霜覆盖在充血、水肿黏膜上，称为"霜斑样溃疡"，可能是溃疡处于 A 期进展过程或愈合中的一种表现。H1 期：溃疡处于愈合中，其周围充血、水肿消失，溃疡苔变薄、消退，伴有新生毛细血管；H2 期：溃疡继续变浅、变小，周围黏膜皱襞向溃疡集中。S1 期：溃疡白苔消失，呈现红色新生黏膜，称红色瘢痕期；S2 期：溃疡的新生黏膜由红色转为白色，有时不易与周围黏膜区别，称白色瘢痕期。

H. pylori 为消化性溃疡病重要发病原因和复发因素之一，其检测方法分为侵入性和非侵入性两大类,侵入性检测包括快速尿素酶试验、胃黏膜直接涂片染色镜检、胃黏膜组织切片染色镜检,非侵入性检查为首选方法,主要包括 13C 或 14C 标记的尿素呼气试验、血清学试验和粪便 Hp 抗原检测。

对于不能接受内镜检查的患者可考虑进行 X 线钡餐检查,钡剂填充溃疡的凹陷部分所造成的龛影是诊断溃疡的直接征象。

病因病机

1.病因　主要有起居不适,外邪犯胃;饮食不节,食滞伤胃;情志内伤,肝气犯胃;素体脾虚,后天失养等。

湿邪较易侵犯脾胃,阴虚之人易感湿热,阳虚之人易受寒湿,邪气所犯,阻滞气机,胃气不和,乃发本病;暴饮暴食,饥饱失常,损伤脾胃,运化失职,食滞不化,停滞胃脘,气机不畅,失于和降,而发胃脘痛;忧思恼怒,焦虑紧张,肝失疏泄,横逆犯胃,胃失和降,若肝郁化热,郁热耗伤胃阴,胃络失于濡润,致胃脘隐隐灼痛,若气郁日久,血行不畅,血脉凝滞,瘀血阻胃,致胃脘刺痛;素体脾胃虚弱,或劳倦内伤、或久病不愈,延及脾胃,或用药不当,皆可损伤脾胃,脾胃虚弱,气虚不能运化或阳虚不能温养,致胃脘疼痛[4-5]。

2.病位　PU 的病位在胃,与肝、脾二脏的功能失调密切相关。

3.病机　PU 的病理性质有虚实寒热之异,病理因素包括虚实两方面,属实的病理因素主要有:①气滞;②寒凝;③食积;④湿热;⑤血瘀。属虚的病理因素主要有:①气(阳)虚;②阴虚。其基本病机为胃之气机阻滞或脉络失养,致胃失和降,不通则痛,失荣亦痛[4]。

消化性溃疡辨证分型按由简执繁原则可分为两大类:虚证和实证,其中虚证包括脾胃虚寒、胃阴不足;实证主要包括肝胃不和、肝胃郁热、胃络瘀血[6]。胃溃疡发病原因多为长期的饮食不节或精神刺激。情志不畅,伤及于肝,肝气郁滞,横逆犯胃,胃失和降;肝气乘脾,脾失运化,湿浊内生或湿浊化热,湿热上泛,胃气上逆,并可进一步气郁化火而伤阴,气滞寒凝而伤阳,或由气滞血脉瘀阻而形成血瘀疼痛。本病病位在胃,但与肝、脾关系密切[7-8]。

4.病机转化　本病初起多为外邪、饮食、情志等单一病因,亦常可相兼为病。病机多由寒邪客胃,胃气不降,寒凝血滞;肝气犯胃,气血瘀阻;食滞胃肠,腐蚀胃壁,均可使胃体充血、水肿,络瘀血败而成溃疡,故临床多表现为实证。发病日久则常由实转虚,由气及血,而因实致虚,或素体脾胃虚弱,气血运化无力,血分瘀阻,致胃黏膜失养溃烂,终成因虚致实之虚实夹杂证[2,9]。

辨证分型

1.肝胃不和证　主症：①胃脘胀满或疼痛；②两胁胀满。次症：①每因情志不畅而发作或加重；②心烦；③嗳气频作；④善叹息。舌脉：舌淡红，苔薄白；脉弦。

2.脾胃虚弱（寒）证　主症：①胃脘隐痛，喜温喜按；②得食痛减。次症：①四肢倦怠；②畏寒肢冷；③口淡流涎；④便溏；⑤纳少。舌脉：舌淡或舌边齿痕；舌苔薄白；脉虚弱或迟缓。

3.脾胃湿热证　主症：①脘腹痞满或疼痛；②口干或口苦。次症：①口干不欲饮；②纳呆；③恶心或呕吐；④小便短黄。舌脉：舌红，苔黄厚腻；脉滑。

4.肝胃郁热证　主症：①胃脘灼热疼痛；②口干口苦。次症：①胸胁胀满；②泛酸；③烦躁易怒；④大便秘结。舌脉：①舌红，苔黄；②脉弦数。

5.胃阴不足证　主症：①胃脘痛隐隐；②饥而不欲食。次症：①口干渴；②消瘦；③五心烦热。舌脉：舌红少津或舌裂纹无苔；脉细。

6.胃络瘀阻证　主症：①胃脘胀痛或刺痛，痛处不移。次症：①夜间痛甚；②口干不欲饮；③可见呕血或黑便。舌脉：①舌质紫暗或有瘀点、瘀斑；②脉涩。

证候诊断：主症必备，加次症2项以上即可诊断。

临床治疗

1.治疗目标　缓解临床症状，促进溃疡愈合，防止溃疡复发，减少并发症发生。

2.治疗原则　针对消化性溃疡的发生机制，治疗以健脾理气、和胃止痛、清热化瘀为主要原则。本病初起活动期，以实证为主要表现者，主要采用理气导滞、清热化瘀等法；溃疡日久反复发作不愈者，多为本虚标实之候，临床宜标本兼顾，健脾与理气并用，和胃与化瘀同施。对有 Hp 感染，巨大溃疡或有上消化道出血等并发症者，宜采用中西医结合方法进行综合治疗。

3.辨证论治

3.1　肝胃不和证　治法：疏肝理气，和胃止痛。主方：柴胡疏肝散（《景岳全书》)。药物：柴胡、香附、川芎、陈皮、枳壳、白芍、炙甘草。加减：心烦易怒者，加佛手、青皮；口干者，加石斛、沙参；畏寒者，加高良姜、肉桂；反酸者，加浙贝母、瓦楞子。

3.2　脾胃虚弱(寒)证　治法：温中健脾，和胃止痛。主方：黄芪建中汤(《金匮要略》)。药物：黄芪、白芍、桂枝、炙甘草、生姜、饴糖、大枣。加减：胃寒重者、胃痛明显者加吴茱萸、川椒目和制附片；吐酸、口苦者加砂仁、藿香和黄连；肠鸣腹泻者加泽泻、猪苓；睡眠不佳者加生龙骨、生牡蛎。

3.3　脾胃湿热证　治法：清利湿热，和胃止痛。主方：连朴饮(《霍乱论》)。药物：黄连、厚朴、石菖蒲、半夏、淡豆豉、栀子、芦根。加减：舌红苔黄腻者，加蒲公英、黄芩；头身困重者，加白扁豆、苍术、藿香。恶心偏重者，加橘皮、竹茹；反酸者，加瓦楞子、海螵蛸。

3.4　肝胃郁热证　治法：清胃泻热，疏肝理气。主方：化肝煎(《景岳全书》)合左金丸(《丹溪心法》)。药物：陈皮、青皮、牡丹皮、栀子、白芍、浙贝母、泽泻、黄连、吴茱萸。加减：口干明显者，加北沙参、麦冬；恶心者，加姜半夏、竹茹；舌苔厚腻者，加苍术；便秘者加枳实。

3.5　胃阴不足证　治法：养阴益胃。主方：益胃汤(《温病条辨》)。药物：沙参、麦冬、冰糖、生地黄、玉竹。加减：若情志不畅者加柴胡、佛手、香橼；嗳腐吞酸、纳呆者加麦芽、鸡内金；大便臭秽不尽者，加黄芩、黄连；胃刺痛、入夜加重者加丹参、红花、降香；恶心呕吐者加陈皮、半夏、苍术。

3.6　胃络瘀阻证　治法：活血化瘀，行气止痛。主方：失笑散(《太平惠民和剂局方》)合丹参饮(《时方歌括》)。药物：生蒲黄、五灵脂、丹参、檀香、砂仁。加减：呕血、黑便者，加三七、白及、仙鹤草；畏寒重者，加炮姜、桂枝；乏力者，加黄芪，党参、白术、茯苓、甘草。

4.常用中成药

4.1　气滞胃痛颗粒　舒肝理气，和胃止痛。用于肝郁气滞、胸痞胀满、胃脘疼痛。

4.2　三九胃泰颗粒　清热燥湿，行气活血，柔肝止痛。用于湿热内蕴、气滞血瘀所致的胃痛，症见脘腹隐痛、饱胀反酸、恶心呕吐、嘈杂纳减；浅表性胃炎、糜烂性胃炎、萎缩性胃炎见上述证候者。

4.3　胃热清胶囊　清热理气，活血止痛。用于郁热或兼有气滞血瘀所致的胃脘胀痛，有灼热感，痛势急迫，食入痛重，口干而苦，便秘易怒，舌红苔黄等症;胃及十二指肠溃疡见上述证候者。

4.4　复方田七胃痛胶囊　制酸止痛,理气化瘀,温中健脾,收敛止血。用于胃酸过多、胃脘痛、胃溃疡、十二指肠球部溃疡及慢性胃炎。

4.5　金胃泰胶囊　行气活血,和胃止痛。用于肝胃气滞、湿热瘀阻所致的急慢性胃肠炎、胃及十二指肠溃疡等。

4.6　甘海胃康胶囊　健脾和胃,收敛止痛。用于脾虚气滞所致的胃及十二指肠溃疡、慢性胃炎、反流性食管炎。

4.7　胃康胶囊　行气健胃,化瘀止血,制酸止痛。用于气滞血瘀所致的胃脘疼痛、痛处固定、吞酸嘈杂,胃及十二指肠溃疡、慢性胃炎见上述症状者。

4.8　东方胃药胶囊　舒肝和胃,理气活血,清热止痛。用于肝胃不和,瘀热阻络所致的胃脘疼痛、嗳气、吞酸、嘈杂、饮食不振、燥烦易怒等,以及胃溃疡、慢性浅表性胃炎见上述证候者。

4.9　胃乃安胶囊　补气健脾,活血止痛。用于脾胃气虚、瘀血阻滞所致的胃痛,症见胃脘隐痛或刺痛、纳呆食少;慢性胃炎、胃及十二指肠溃疡见上述证候者。

4.10　香砂六君丸　益气健脾、和胃。用于脾虚气滞,消化不良、嗳气食少、脘腹胀满、大便溏泄。

4.11　元胡止痛片　理气、活血、止痛。用于气滞血瘀的胃痛、胁痛。

4.12　健胃愈疡片　疏肝健脾、生肌止痛。用于肝郁脾虚、肝胃不和所致的胃痛,症见脘腹胀痛、嗳气吞酸、烦躁不适、腹胀便溏;消化性溃疡见上述证候者。

4.13　安胃疡胶囊　补中益气,解毒生肌。用于胃及十二指肠球部溃疡。对虚寒型和气滞型患者有较好的疗效。

5.针灸治疗　根据不同症状证型选择相应的输穴进行针灸治疗,主穴取中脘、足三里,脾胃虚寒配伍胃俞、脾俞、内关;气滞血瘀配伍胃俞、脾俞、内关、膈俞;肝郁气滞配伍胃俞、脾俞、期门;泛酸配伍胃俞、脾俞、内关、太冲等[10]。主穴取中脘、足三里,根据不同证型配穴:①脾胃虚寒证多配伍胃俞、脾俞、内关穴;②气滞血瘀证主要配伍胃俞、脾俞、内关、膈俞穴;③肝郁气滞证配伍胃俞、脾俞、期门穴;④肝气犯胃证配伍内关、太冲穴;⑤脾胃虚弱证配伍胃俞、脾俞;⑥胃寒证配伍胃俞、脾俞、内关、公孙穴;⑦胃阴不足证多配伍胃俞、脾俞、内关、三阴交穴;⑧痰湿壅滞证多配伍胃俞、脾俞、内关、阴陵泉、肝俞穴。根据不同症状配穴：①泛酸多配伍胃俞、脾俞、内关、太冲；②腹胀多配伍胃俞、内关、天枢、公孙；③胃痛难忍多配伍胃俞、内关、梁丘、公孙；④乏力多配伍胃俞、脾俞、内关、气海、公孙[11]。

PU 的转归与随访

目前，经中医及中西医结合治疗，PU 绝大多数已能达到近期愈合，但复发率较高仍是临床存在的一个主要问题。且有少数患者由于饮食调摄不当，治疗不及时可出现出血、穿孔、梗阻，甚至癌变（胃溃疡患者约为 1%～3%[3]）等并发症。因少数溃疡型胃癌可像良性溃疡那样愈合，因此胃溃疡治疗后应复查胃镜。对于胃溃疡患者病理组织学等检查有上皮内瘤变者应根据级别高低，每半年至 1 年进行一次胃镜随访[12-13]。

中西医结合治疗目标人群与策略

Hp 感染者，应首先行根除 Hp 治疗。幽门螺杆菌的根除方案推荐铋剂＋PPI＋2 种抗菌药物组成的四联疗法（具体治疗方案参见相关共识[14]）。中药联合三联疗法可提高幽门螺杆菌的根除率[15]。

对难治性溃疡，巨大溃疡（GU>2.5 cm，DU>1 cm）宜采用 PPI＋黏膜保护剂＋中药辨证治疗和 PPI 制剂为维持应用，以加快黏膜愈合，提高愈合质量[16-17]。

病灶表面充血，表面有溃疡的胃上皮内瘤变可能存在或进展为高级别上皮内瘤变或胃癌的风险；病灶直径>20 mm 的低级别内上皮内瘤变可能存在或进展为高级别上皮内瘤变的风险，应积极随访，必要时行内镜下黏膜切除术（EMR）或内镜下黏膜剥离术（ESD）诊断性切除；病灶直径>30 mm 的高级别内上皮内瘤变可能存在或进展为胃癌的风险，应详细检查后行 EMR/ESD 或手术治疗[18]。所以对于胃溃疡伴上皮内瘤变，低级别者单用中药辨证治疗或＋PPI＋黏膜保护剂治疗，定期复查胃镜，随访病情变化，高级别内瘤变者建议行 EMR、ESD，而后再行中医辨证治疗。

4.诊治流程见图 1。

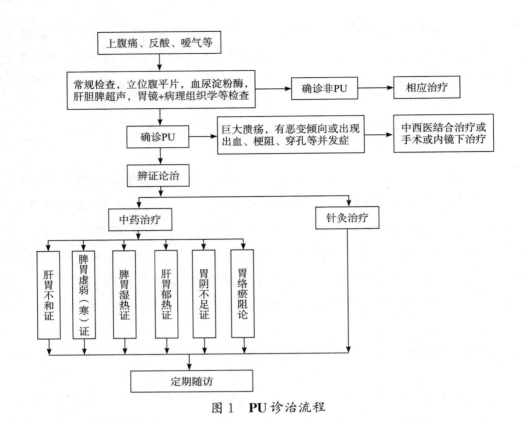

图1　**PU**诊治流程

疗效评定

1. 主要单项症状疗效评价标准　患者报告结局指标(patient reported outcomes,PRO)进行评价,将患者不适症状分为0、Ⅰ、Ⅱ、Ⅲ共4级。①0级:没有症状,积0分;②Ⅰ级:症状轻微,不影响日常生活和工作,积1分;③Ⅱ级:症状中等,部分影响日常生活和工作,积2分;④Ⅲ级:症状严重,影响到日常生活,难以坚持工作,积3分[19-20]。

经过治疗后症状根据症状缓解分为4种情况:①症状消失:0分;②症状减轻:原有积分减1分;③症状无变化:原有积分不变;④症状加重:原有积分加1分。症状消失和减分可标记为有效;症状无变化和加重可标记为无效。最后计算全部人群总有效率。

2. 中医证候疗效评价标准　采用尼莫地平法计算:疗效指数=(治疗前积分－治疗后积分)/治疗前积分×100%,分为临床痊愈、显效、有效、无效共4级。①临床痊愈:主要症状、体征消失或基本消失,疗效指数≥95%;②显效：主要症状、体征明显改善，70％≤疗效指数＜95％；③有效：主要症状、体征明显好转，30％≤疗效指数＜70％；④无效：主要症状，体征无明显改善，甚或加重，疗效指数＜30％[21]。

3.胃镜下疗效评定标准　胃镜下黏膜形态学变化是目前诊断和消化性溃疡疗效评价的重要指标。胃镜下分期为活动期（A 期：A1、A2）、愈合期（H 期：H1、H2）和瘢痕期（S 期：S1、S2）[3]。治疗前为活动期溃疡，经治疗后呈愈合期者为临床好转，呈瘢痕期者为临床治愈。具体评价方法为，临床治愈：溃疡瘢痕愈合或无痕迹愈合；显效：溃疡达愈合期（H2）或减轻 2 个级别；有效：溃疡达愈合期（H1）或减轻 1 个级别；无效：内镜检查无好转[2,9]。

4.PU 的生活质量评价标准　PU 生活质量可参考患者报告结局指标（patient reported outcomes，PRO）量表或汉化版 SF-36 健康调查量表进行评价。

预防调摄

PU 的复发是综合因素造成的，季节因素、饮食因素、精神情志因素、环境因素、体质因素、药物因素以及一些未知因素等都可导致溃疡病复发，避免这些负性因素对于预防本病复发具有重要意义。

①按时规律进餐，戒进食过饱及睡前进食，戒烟酒，戒大量饮用浓茶或咖啡，戒辛辣等刺激性食物[22]。②避免过度劳累及精神紧张[23]。③慎用对胃黏膜有损害的药物，如非甾体抗炎药、肾上腺皮质激素、利血平等[24]。④H. pylori 为消化性溃疡病重要发病原因和复发因素之一，故对消化性溃疡 Hp 阳性者，无论溃疡是活动期或者静止期都应行根除 Hp 治疗[1]。

项目负责人：张声生

共识意见执笔人：王垂杰、李玉锋、汪楠

共识意见专家（按姓氏笔画排名）：丁霞、马群、王凤云、王邦才、王汝新、王垂杰、王春生、王宪波、王敏、牛兴东、叶松、田旭东、田耀洲、冯培民、朱生樑、朱莹、任顺平、刘力、刘友章、刘凤斌、刘华一、刘启泉、刘建设、刘绍能、刘德喜、江宇泳、孙玉信、苏娟萍、李乾构、李延萍、李军祥、李佃贵、李勇、李振华、李培、李慧臻、杨小军、杨胜兰、杨晋翔、杨翠兰、时昭红、吴耀南、何晓晖、余泽云、汪龙德、汪红兵、汶明琦、沈洪、张小萍、张声生、张磊、陈苏宁、陈涤平、林寿宁、林寿宁、季光、金小晶、周正华、周强、郑昱、单兆伟、孟立娜、赵文霞、赵宇明、赵鲁卿、胡玲、柯晓、查安生、钦丹萍、姜莉云、袁红霞、党中勤、徐进康、徐健众、唐旭东、唐志鹏、陶琳、黄明河、黄绍刚、黄贵华、黄恒青、黄穗平、梁超、董明国、舒劲、曾斌芳、谢胜、谢晶日、路广晁、蔡敏、潘洋、薛西林、魏玮。

参考文献

[1] 中华消化杂志编委会.消化性溃疡病诊断与治疗规范(2013,深圳).全科医学临床与教育,2014,12(3):243-246.

[2] 张声生,李乾构,王垂杰.消化性溃疡中医诊疗共识意见(2009).中医杂志,2010,51(10):941-944.

[3] 陈灏珠,林果为,王吉耀.实用内科学.14版.北京:人民卫生出版社,2013:1918.

[4] 罗云坚,黄穗平.消化病专科中医临床诊治.3版.北京:人民卫生出版社,2013:23.

[5] 方药中,邓铁涛,李克光,等.实用中医内科学.上海:上海科学技术出版社,1997:216.

[6] 孙静晶,赵晓丹,王伟珍,等.消化性溃疡中医辨证分型研究.环球中医药,2015,8(3):381-384.

[7] 臧莉,臧涛,裴强.120例胃溃疡采用中西医结合进行治疗的效果分析.医学信息(上旬刊),2010,23(2):376-377.

[8] 王生玲,吴之海.中医治疗胃溃疡的体会.实用新医学,2008,9(8):678.

[9] 张万岱,李军祥,陈治水,等.消化性溃疡中西医结合诊疗共识意见(2011年天津).中国中西医结合杂志,2012,32(6):733-737.

[10] 孟醒.以消化性溃疡病为例探讨针灸临床RCT规范表述要素与合理的对照设计.北京:中国中医科学院,2016.

[11] 孟醒,齐淑兰.针灸治疗消化性溃疡病的选穴规律研究.中国针灸,2016,36(4):437-441.

[12] 庄莉红.胃镜检查与病理特征在胃溃疡鉴别诊断中的作用.上海:复旦大学,2008.

[13] 徐顺福,张国新,施瑞华,等.胃溃疡内镜随访价值分析.胃肠病学和肝病学杂志,2007,16(5):444-446.

[14] 刘文忠,谢勇,成虹,等.第四次全国幽门螺杆菌感染处理共识报告.胃肠病学,2012,7(10):618-625.

[15] 李玉锋,张晓军,姜巍,等.中药联合三联疗法与三联疗法对照治疗幽门螺杆菌相关性胃部疾病随机对照试验的Meta分析.中国中西医结合消化杂志,2014,6(2):86-89.

［16］李梅莉,邓远征.中西医结合治疗难治性消化性溃疡愈合质量的疗效观察.河北中医,2014,36(3):379-382.

［17］刘文忠.难治性和复发性消化性溃疡的处理.胃肠病学,2011,16(4):193-195.

［18］韩雪,原皓.内镜下胃上皮内瘤变潜在恶变风险因素分析.潍坊医学院学报,2014,36(1):54-56.

［19］张艳宏,刘保延,刘志顺,等.PRO与中医临床疗效评价.中医杂志,2007,48(8):680-682.

［20］段锦绣,刘保延,赵宏,等.浅谈中医药PRO量表的研制.天津中医药,2009,26(6):519-521.

［21］CFDA.中药新药临床研究指导原则.北京:中国医药科技出版社,2002:155.

［22］陈冠华,彭永强.消化性溃疡复发的原因及防治策略.吉林医学,2014,35(15):3285-3286.

［23］李整社,焦芬,麻友兵,等.消化性溃疡复发影响因素及预防策略.河北医学,2013,19(10):1561-1564.

［24］郭静尹.消化性溃疡复发相关影响因素的临床分析.中国医药导刊,2012,14(1):30-31.

第三节　溃疡性结肠炎中医诊疗专家共识意见(2017)[①]

中华中医药学会脾胃病分会

通讯作者:张声生,沈洪

溃疡性结肠炎(ulcerative colitis,UC)是一种由遗传背景与环境因素相互作用而产生的疾病,呈慢性的炎性反应状态,病变呈连续性,可累及直肠、结肠的不同部位,具体病因尚未明确,临床以发作、缓解和复发交替为特点,是常见的消化系统疑难病。据推测中国UC患病率为11.6/10万,目前尚无大样本人群的流行病学资料,据南昌市统计,UC患者占结肠镜检查总人群的1.37%[1],宁夏自治区统计2014年UC患者占全年消化科住院总人数的3.27%[2]。中医药治疗本病具有较好的疗效。鉴此,中华中医药学会脾胃病分会于2009年公布了《溃疡性结肠炎中医诊疗专家共识意见》。随着近年来

① 《中华中医药杂志》(原中国医药学报)2017年8月第32卷第8期:3585-3589。

中医药治疗 UC 研究的深化，有必要对该诊疗共识意见进行更新，以满足临床诊治和科研的需要。

中华中医药学会脾胃病分会于 2014 年 8 月在合肥牵头成立了《溃疡性结肠炎中医诊疗专家共识意见》起草小组。小组成员依据循证医学的原理，广泛搜集循证资料，并先后组织国内脾胃病专家就 UC 的证候分类、辨证治疗、诊治流程、疗效标准等一系列关键问题进行总结讨论，形成本共识意见初稿，并之后按照国际通行的德尔斐法进行了 3 轮投票。2015 年 9 月，在重庆进行了第 1 次投票，并根据专家意见，起草小组对本共识意见（草案）进行了修改。2015 年 12 月在北京进行了第 2 次投票。中华中医药学会脾胃病分会于 2016 年 6 月在厦门召开核心专家审稿会，来自全国各地的 20 余名脾胃病学知名专家对本共识意见（草案）进行了第 3 次投票，并进行了充分的讨论和修改。2016 年 7 月在哈尔滨第 28 届全国脾胃病学术会议上，专家们再次进行讨论、修改和审定，并于 2016 年 9 月在北京召开了专家定稿会议，完成了本次共识意见的制定。现将全文公布如下，供国内外同道参考，并冀在应用中不断完善。

概述

1.病名　根据 UC 黏液脓血便的临床表现及反复发作、迁延难愈的病情特点，属于中医"久痢"范畴。

UC 以腹痛、腹泻、黏液脓血便、里急后重为主要临床表现，2009 年中华中医药学会脾胃病分会制定的"溃疡性结肠炎中医诊疗共识意见"[3]将本病归属中医"痢疾""久痢"和"肠澼"等病范畴。本病患者因其所处缓解期或发作期而具有不同的临床表现，且本病具有病程长、易复发的特点，因此"久痢"更能准确的描述本病。

2.西医诊断　UC 的诊断应在建立在临床表现、特征性的内镜和病理组织学改变及排除感染性肠病的基础上。根据症状、体征及实验室检查明确临床类型、病变范围、疾病活动性及严重程度、有无肠外表现和并发症，以指导临床制定合理的治疗方法。

典型的临床表现为黏液脓血便或血性腹泻、里急后重，可伴有腹痛、乏力、食欲减退、发热等全身症状，病程多在 6 周以上。内镜下特征性表现为持续性、融合性的结肠炎性反应和直肠受累，黏膜血管纹理模糊、紊乱或消失，严重者可见黏膜质脆、自发性出血和溃疡形成。病理可见结构改变（隐窝分叉、隐窝结构变形、隐窝萎缩和表面不规则)、上皮异常(黏蛋白耗竭和潘氏细胞化生)和炎性反应表现(固有层炎性反应细胞增多、基底部浆细胞增多、淋巴细胞增多,固有层嗜酸性粒细胞增多)。同时需排除细菌感染性肠炎、阿米巴肠病、肠道血吸虫病、肠结核、真菌性肠炎、人类免疫缺陷病毒感染、缺血性肠病、嗜酸粒细胞性肠炎、白塞病等疾病[4]。

UC 的临床类型分为初发型和慢性复发型。病变范围采用蒙特利尔(Montreal)分类法,病变仅累及直肠,未达乙状结肠者为直肠型;累及脾曲以远结肠者为左半结肠型;累及脾曲以近乃至全结肠为广泛结肠型[5]。按疾病活动性分为活动期和缓解期。活动期临床严重程度分级采用改良的Truelove 和 Witts 标准进行评估,血便次数每日≥6 次,且脉搏>90 次/min,或体温>37.8 ℃,或血红蛋白<10.5 g/dL,或血沉>30 mm/h,或 CRP>30 mg/L 为重度;血便次数每日<4 次,脉搏<90 次/分,体温<37.5 ℃,血红蛋白>11.5 g/dL,血沉<20 mm/h,或 CRP 正常为轻度;介于轻、重度之间者为中度。肠外表现包括皮肤黏膜表现、关节损害、眼部病变、肝胆疾病、血栓栓塞性疾病等,并发症包括了中毒性巨结肠、肠穿孔、下消化道大出血、上皮内瘤变和癌变等。

病因病机

1.病因　素体脾气虚弱是发病基础,感受外邪、饮食不节(洁)、情志失调等是主要的发病诱因[6]。

2.病位　病位在大肠,与脾、肝、肾、肺诸脏的功能失调有关[7-8]。

3.病机　病理性质为本虚标实。病理因素主要有:①湿邪(热);②瘀热;③热毒;④痰浊;⑤气滞;⑥血瘀等。病理特征表现:活动期多属实证,主要病机为湿热蕴肠,气血不调[9],而重度以热毒、瘀热为主,反复难愈者应考虑痰浊血瘀的因素。缓解期多属虚实夹杂,主要病机为脾虚湿恋,运化失健[10]。部分患者可出现肝郁、肾虚、肺虚、血虚、阴虚和阳虚的临床证候特征[11]。临床上应注意区分不同临床表现的病机侧重点,如脓血便的主要病机是湿热蕴肠,脂膜血络受伤。泄泻实证为湿热蕴肠,大肠传导失司;虚证为脾虚湿盛,运化失健。便血实证为湿热蕴肠,损伤肠络,络损血溢;虚证为湿热伤阴,虚火内炽,灼伤肠络或脾气亏虚,不能统血,血溢脉外。腹痛实证为湿热蕴肠,气血不调,肠络阻滞,不通则痛;虚证为土虚木旺,肝脾失调,虚风内扰,肠络失和。难治性UC 的病机关键主要为脾肾两虚,湿浊稽留,气血同病,寒热错杂,虚实并见[12]。

4.病机转化　随着病情演变,可出现虚实、寒热、气血的病机转化。如脾气虚弱,运化不健,易为饮食所伤,酿生湿热之邪,由虚转实;而湿邪内蕴,情志不畅,或过用攻伐之品,损伤脾胃,常由实转虚,虚中夹实。素体脾胃虚弱,湿盛阳微,或过用苦寒之品,日久伤阳,可致病情由热转寒;脾虚生湿,久蕴化热,或过用温燥之品,可由寒转热,或寒热错杂。大便白多赤少,病在气分;大便赤多白少,病在血分,在病程中可出现气血转化和气血同病。

辨证分型

1.大肠湿热证　主症:①腹泻,便下黏液脓血;②腹痛;③里急后重。次症:①肛门灼热;②腹胀;③小便短赤;④口干;⑤口苦。舌脉:①舌质红,苔黄腻;②脉滑。

2.热毒炽盛证　主症:①便下脓血或血便,量多次频;②腹痛明显;③发热。次症:①里急后重;②腹胀;③口渴;④烦躁不安。舌脉:①舌质红,苔黄燥;②脉滑数。

3.脾虚湿蕴证　主症:①黏液脓血便,白多赤少,或为白冻;②腹泻便溏,夹有不消化食物;③脘腹胀满。次症:①腹部隐痛;②肢体困倦;③食少纳差;④神疲懒言。舌脉:①舌质淡红,边有齿痕,苔薄白腻;②脉细弱或细滑。

4.寒热错杂证　主症:①下痢稀薄,夹有黏冻,反复发作;②肛门灼热;③腹痛绵绵。次症:①畏寒怕冷;②口渴不欲饮;③饥不欲食。舌脉:①舌质红,或舌淡红,苔薄黄;②脉弦,或细弦。

5.肝郁脾虚证　主症:①情绪抑郁或焦虑不安,常因情志因素诱发大便次数增多;②大便稀烂或黏液便;③腹痛即泻,泻后痛减。次症:①排便不爽;②饮食减少;③腹胀;④肠鸣。舌脉:①舌质淡红,苔薄白;②脉弦或弦细。

6.脾肾阳虚证　主症:①久泻不止,大便稀薄;②夹有白冻,或伴有完谷不化,甚则滑脱不禁;③腹痛喜温喜按。次症:①腹胀;②食少纳差;③形寒肢冷;④腰酸膝软。舌脉:①舌质淡胖,或有齿痕,苔薄白润;②脉沉细。

7.阴血亏虚证　主症:①便下脓血,反复发作;②大便干结,夹有黏液便血,排便不畅;③腹中隐隐灼痛。次症:①形体消瘦;②口燥咽干;③虚烦失眠;④五心烦热。舌脉:①舌红少津或舌质淡,少苔或无苔;②脉细弱。

证候诊断:主症2项,次症2项,参考舌脉,即可诊断。

临床治疗

1. 治疗目标　①诱导病情深度缓解,包括临床症状缓解、黏膜愈合及组织学缓解;②防止病情复发,提高生活质量;③减少并发症,降低重症患者手术率。

2. 治疗原则　当分活动期、缓解期论治,可根据证型变化采用序贯或转换治疗[13]。活动期的治法主要为清热化湿,调气和血,敛疡生肌。缓解期的治法主要为健脾益气,兼以补肾固本,佐以清热化湿。

根据病情轻重程度采用不同的治疗方式。如重度患者应采取中西医结合治疗,中医治疗以清热解毒,凉血化瘀为主[14];轻中度可用中医方法辨证治疗诱导病情缓解;缓解期可用中药维持治疗。根据 UC 病变累及结肠部位的不同,采用对应的给药方法。如直肠型或左半结肠型可采用中药灌肠或栓剂治疗,广泛结肠型采用中药口服加灌肠联合给药。

3. 辨证论治

3.1　大肠湿热证　治法:清热化湿,调气和血。主方:芍药汤(《素问病机气宜保命集》)。药物:白芍、黄连、黄芩、木香、炒当归、肉桂、槟榔、生甘草、大黄。加减:脓血便明显,加白头翁、地锦草、马齿苋等;血便明显,加地榆、槐花、茜草等。

3.2　热毒炽盛证　治法:清热祛湿,凉血解毒。主方:白头翁汤(《伤寒论》)。药物:白头翁、黄连、黄柏、秦皮。加减:血便频多,加仙鹤草、紫草、槐花、地榆、牡丹皮等;腹痛较甚,加徐长卿、白芍、甘草等;发热者,加金银花、葛根等。

3.3　脾虚湿蕴证　治法:益气健脾,化湿和中。主方:参苓白术散(《太平惠民和剂局方》)。药物:党参、白术、茯苓、甘草、桔梗、莲子肉、白扁豆、砂仁、山药、薏苡仁、陈皮。加减:大便白冻黏液较多者,加苍术、白芷、仙鹤草等;久泻气陷者,加黄芪、炙升麻、炒柴胡等。

3.4　寒热错杂证　治法:温中补虚,清热化湿。主方:乌梅丸(《伤寒论》)。药物:乌梅、黄连、黄柏、桂枝、干姜、党参、炒当归、制附子等。加减:大便稀溏,加山药、炒白术等;久泻不止者,加石榴皮、诃子等。

3.5　肝郁脾虚证　治法:疏肝理气,健脾化湿。主方:痛泻要方(《景岳全书》引刘草窗方)合四逆散(《伤寒论》)。药物:陈皮、白术、白芍、防风、炒柴胡、炒枳实、炙甘草。加减:腹痛、肠鸣者,加木香、木瓜、乌梅等;腹泻明显者加党参、茯苓、山药、芡实等。

3.6　脾肾阳虚证　治法:健脾补肾,温阳化湿。主方:附子理中丸(《太平惠民和剂局方》)合四神丸(《证治准绳》)。药物:制附子、党参、干姜、炒白术、甘草、补骨脂、肉豆蔻、吴茱萸、五味子。加减:腰酸膝软,加菟丝子、益智仁等;畏寒怕冷,加肉桂等;大便滑脱不禁,加赤石脂、禹余粮等。

3.7　阴血亏虚证　治法:滋阴清肠,益气养血。主方:驻车丸(《备急千金要方》)合四物汤(《太平惠民和剂局方》)。药物:黄连、阿胶、干姜、当归、地黄、白芍、川芎。加减:大便干结,加麦冬、玄参、火麻仁等;面色少华,加黄芪、党参等。

4. 中药灌肠　中药灌肠有助于较快缓解症状,促进肠黏膜损伤的修复。常用药物有:①清热化湿类:黄柏、黄连、苦参、白头翁、马齿苋、秦皮等;②收敛护膜类:诃子、赤石脂、石榴皮、五倍子、乌梅、枯矾等;③生肌敛疮类:白及、三七、血竭、青黛、儿茶、生黄芪、炉甘石等;④宁络止血类:地榆、槐花、紫草、紫珠叶、蒲黄、大黄炭、仙鹤草等;⑤清热解毒类:野菊花、白花蛇舌草、败酱草等。临床可根据病情需要选用4～8味中药组成灌肠处方。灌肠液以120～150 mL,温度39 ℃,睡前排便后灌肠为宜,可取左侧卧位30 min,平卧位30 min,右侧卧位30 min,后取舒适体位。灌肠结束后,尽量保留药液1 h以上。

5. 常用中成药

5.1　虎地肠溶胶囊　清热、利湿、凉血。用于UC湿热蕴结证,症见腹痛,下痢脓血,里急后重。

5.2　补脾益肠丸　益气养血,温阳行气,涩肠止泻。用于脾虚气滞所致的泄泻,症见腹胀疼痛、肠鸣泄泻、黏液血便;慢性结肠炎、UC见上述证候者。

5.3　固本益肠片　健脾温肾,涩肠止泻。用于脾虚或脾肾阳虚所致的泄泻。症见腹痛绵绵、大便清稀或有黏液及黏液血便、食少腹胀、腰疲乏力、形寒肢冷、舌淡苔白、脉虚;慢性肠炎见上述证候者。

5.4　肠胃宁片　健脾益肾,温中止痛,涩肠止泻。用于脾肾阳虚泄泻。UC、肠功能紊乱见上述证候者。

5.5　固肠止泻丸　调和肝脾,涩肠止痛。用于肝脾不和,泻痢腹痛,慢性非特异性UC见上述症候者。

5.6　龙血竭片(肠溶衣)　活血散瘀,定痛止血,敛疮生肌。用于慢性结肠炎所致的腹痛、腹泻等症。

5.7　结肠宁(灌肠剂)　活血化瘀,清肠止泻。用于UC等。

5.8　锡类散　解毒化腐。用于 UC 的灌肠治疗。

5.9　克痢痧胶囊　解毒辟秽,理气止泻。用于泄泻,痢疾。中病即止,避免长久使用。

6.中西医结合治疗目标人群与策略

6.1　活动期　轻、中度 UC 中药治疗未能缓解症状,或结肠黏膜损伤无改善者,可考虑联合 5-氨基水杨酸(5-amino salicylic acid,5-ASA)治疗。在辨证治疗基础上选择:①直肠炎,直肠局部给予 5-ASA 1 g/d;②左半结肠炎,局部给予 5-ASA≥1 g/d,联合口服 5-ASA 2.0～4.0 g/d;③广泛结肠炎,口服 5-ASA 2.0～4.0 g/d,联合≥1g/d 5-ASA 灌肠液治疗。在第 4～8 周评估应答反应,如有应答,继续使用 5-ASA;如无应答,则口服或局部用糖皮质激素,按重度 UC 处理[15]。

重度活动性 UC 采用中西医结合治疗。在使用糖皮质激素的基础上结合清肠化湿、凉血解毒等方法治疗。静脉输注糖皮质激素,应在第 3 天评估应答反应,对于激素抵抗患者,应及早考虑转换治疗(环孢素、他克莫司、抗肿瘤坏死因子单抗、维多珠单抗等),以免延误病情[15]。

糖皮质激素抵抗/依赖型 UC 宜采用中医辨证施治与西医联合治疗。西医方面可选择硫嘌呤类药物,包括硫唑嘌呤和 6-巯基嘌呤;亦可采用生物制剂(抗 TNF 单抗或维多珠单抗)[5,15]。

6.2　缓解期　UC 维持治疗方案的选择由病情类型及诱导缓解的药物所决定,可以西药维持量配合中药口服或灌肠,再逐渐减少西药用量,以中药维持。在西药选择方面,使用 5-ASA 诱导缓解的轻中度活动期直肠炎或左半结肠炎,维持缓解的用药同活动期。口服糖皮质激素诱导缓解者,使用 5-ASA 或硫嘌呤类药物维持缓解。对生物制剂(抗 TNF 单抗或维多珠单抗)治疗有应答的患者,继续原生物制剂维持缓解[15]。中医方面治疗以健脾益气为主,辅以清化湿热、调气活血、敛疡生肌之品。

7.针灸　针灸是 UC 的可选择治法。穴位多取中脘、气海、神阙等任脉穴位,脾俞、胃俞、大肠俞等背俞穴,天枢、足三里、上巨虚等足阳明胃经穴位,三阴交、阴陵泉、太冲等足三阴经穴位。治疗方法多用针刺、灸法或针灸药结合[16]。

8.手术　对于重度 UC 应重视多学科联合诊治,及时评估疗效及有无外科手术适应证。对伴有败血症或中毒性结肠炎的 UC 患者需进行外科会诊。对内科治疗无效的急重症患者,或连续使用泼尼松大于 20 mg 超过 6 周时,推荐分阶段手术治疗[17]。

9.疗程 UC的治疗需要较长的疗程,还应定期随访,病情缓解后应按需维持治疗,目前尚无固定的疗程,一般以3～5年为宜[18]。

10.诊治流程见图1。

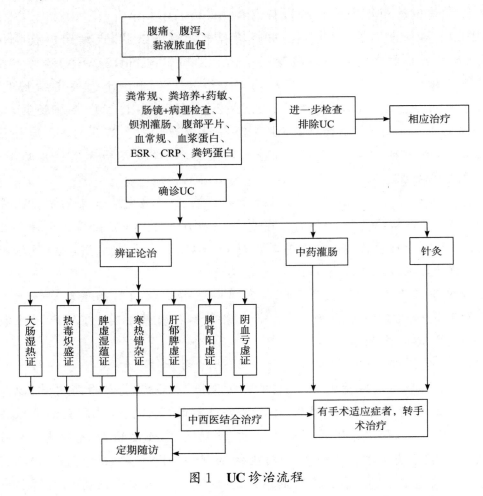

图1 UC诊治流程

疗效评定

1.中医证候疗效评价标准 参照《中药新药临床研究指导原则》中《慢性非特异性溃疡性结肠炎的临床研究指导原则》中的证候疗效评定标准[19]。①临床缓解:用药前、服药后,症状和体征明显改善(疗效指数≥95%);②显效:服药后,症状和体征明显改善(70%≤疗效指数<95%);③有效:服药后,症状和体征有改善(30%≤疗效指数<70%);④无效:服药后,症状和体征无明显减轻或加重者(疗效指数<30%)。计算公式(尼莫地平法)为:疗效指数

（％）＝（治疗前积分－治疗后积分）÷治疗前积分×100％。

2.疾病疗效 分为临床疗效（有效、缓解）和肠镜疗效（内镜应答、黏膜愈合）进行评估，采用改良的 Mayo 活动指数[20]。①临床有效：总 Mayo 评分从基线水平降低≥30％或≥3分，同时伴有便血亚评分降低≥1分或便血亚评分的绝对分为0分或1分。②临床缓解：总 Mayo 评分≤2分且无单个分项评分＞1分。③内镜应答：Mayo 评分内镜亚评分相对于基线下降至少1分。④黏膜愈合：Mayo 评分内镜亚评分的绝对分为0分或1分。

3.黏膜组织学评分 Geboes 指数描述详细，可重复性好，效度高，是 UC 理想的组织学评分指数，广泛用于临床试验，作为疗效评估的终点指标之一[21]。

4.生活质量评分 UC 生活质量可参考 IBD 问卷（IBDQ）进行评价。IBDQ 为包括32个项目的健康相关生活量表，范围32～224分，准确性、可信度和反应度良好[22]。

预防调摄

1.心理 心理压力的变化与 UC 的病情活动密切相关，长时间承受较大压力可能会导致 UC 患者的病情复发或加重[23]。保持心理健康可以减少 UC 的复发。

2.饮食 应结合患者的病情分期、证型与体质因素。活动期选择低脂流质或低脂少渣半流质饮食[24]，如优质蛋白的淡水鱼肉、瘦肉、蛋类等，但避免含乳糖蛋白食品，如牛奶。缓解期选择低脂饮食，摄入充足的蛋白质，避免食用容易胀气和刺激性的食物，如粗纤维和辛辣食品。湿热证患者慎食牛羊肉和烧烤等温性食品，虚寒证患者避免进食生冷食物如海鲜、冷饮、冷菜冷饭等。同时可配合食疗，脾虚证可服用山药莲子粥，阴虚者可用槐花百合粥，湿热体质可服用薏苡仁马齿苋粥等。

3.随访 应重视对本病癌变的监测，按病情定期进行肠镜检查[25]，若为直肠型，无需肠镜监测，广泛性结肠炎或左半结肠炎患者，从最初症状出现后的第8年起，每1～2年（高风险者）或者每3～4年（低风险者）行肠镜检查。风险评判主要依据4条：全结肠炎、内镜下和/或病理组织学的炎性反应（糜烂、溃疡/基底浆细胞增多，重度、弥漫性黏膜全层和固有层细胞增加）、假息肉、结直肠癌家族史。低风险者具备0～2条，高风险者具备3～4条。伴有原发性硬化性胆管炎的患者发生结肠癌风险较高，应每年进行肠镜监测。对高度疑为癌变及确诊为癌变者及时行手术治疗。

项目负责人：张声生

共识意见执笔人：沈洪、郑凯、叶柏

共识意见专家（按姓氏笔画排名）：丁霞、马骏、马群、王凤云、王邦才、王汝新、王垂杰、王春生、王彦刚、王宪波、王敏、牛兴东、甘淳、叶松、叶柏、田旭东、田耀洲、白光、冯五金、冯培民、吕宾、朱生樑、朱西杰、朱莹、任顺平、刘力、刘友章、刘凤斌、刘华一、刘启泉、刘建设、刘绍能、刘铁军、刘德喜、江宇泳、孙玉信、齐玉珍、劳绍贤、苏娟萍、李军祥、李佃贵、李勇、李振华、李培、李乾构、李慧臻、杨春波、杨胜兰、杨晋翔、杨翠兰、时昭红、吴耀南、何晓晖、余泽云、汪龙德、汪红兵、汶明琦、沈洪、张小萍、张声生、张磊、陈苏宁、陈苏宁、陈涤平、林寿宁、金小晶、周正华、周学文、周素芳、郑凯、郑昱、单兆伟、单兆伟、赵文霞、赵宇明、胡玲、查安生、钦丹萍、姜莉云、袁红霞、党中勤、徐进康、徐健众、唐旭东、唐志鹏、陶琳、黄明河、黄绍刚、黄贵华、黄恒青、黄穗平、梁超、董明国、舒劲、曾斌芳、谢胜、谢晶日、路广晁、蔡敏、潘洋、薛西林、魏玮。

参考文献

［1］唐凤英.南昌市部分人群中炎症性肠病的流行病学调查分析.中国医药导报，2008，30(5)：116-117.

［2］Zhai H，Liu A，Huang W，et al. Increasing rate of inflammatory bowel disease：a 12-year retrospective study in NingXia，China. BMC Gastroenterology，2016，16(1)：2.

［3］张声生，李乾构，沈洪，等.溃疡性结肠炎中医诊疗共识(2009).中国中西医结合杂志，2010，30(5)：527-532.

［4］Dignass A，Eliakim R，Magro F，et al. Second European evidencebased consensus on the diagnosis and management of ulcerative colitis part 1：definitions and diagnosis. J Crohns Colitis，2012，6(10)：965-990.

［5］胡品津，钱家鸣，吴开春，等.我国炎症性肠病诊断与治疗的共识意见.内科理论与实践，2013，8(1)：61-75.

［6］张伯臾.中医内科学.上海：上海科学技术出版社，1985：156-157.

［7］叶柏.溃疡性结肠炎证治管见.南京中医药大学学报，2005，21(4)：266-268.

［8］张声生.中医药治疗溃疡性结肠炎的思路和体会.江苏中医药，2006，27(1)：9-10.

［9］贺海辉，沈洪，叶柏.溃疡性结肠炎活动期的病机与治法.南京中医药大学学报，2012，28(6)：504-505，512.

[10] 贺海辉,沈洪,顾培青.溃疡性结肠炎缓解期的防治.中国中西医结合杂志,2011,31(2):280-286.

[11] 李乾构.溃疡性结肠炎的辨证论治体会.北京中医,2000,19(1):5-6.

[12] 刘大铭,王新月.难治性溃疡性结肠炎中医病因病机探讨.中医杂志,2011,52(24):2156-2157.

[13] 沈洪,张声生,王垂杰,等.中药分期序贯治疗轻中度溃疡性结肠炎111例疗效观察.中医杂志,2011,52(13):1108-1111.

[14] 罗云坚,张北平,杨小波.溃疡性结肠炎的中医药治疗特色与优势.中国消化内镜,2008,2(4):21-24.

[15] Bressler B,Marshall J K,Bernstein C N,et al. Clinical practice guidelines for the medical management of nonhospitalized ulcerative colitis: the Toronto consensus. Gastroenterology 2015,148(5):1035-1058.

[16] 王晓梅,吴焕淦,刘慧荣,等.中医学对溃疡性结肠炎病因病机及其针灸治疗取穴特点评述.辽宁中医杂志,2007,37(7):891-893.

[17] Dignass A,Lindsay J O,Sturm A,et al. Second European evidence-based consensus on the diagnosis and management of ulcerative colitis part 2: current management. J Crohns Colitis,2012,6(10):991-1030.

[18] 郑凯,沈洪.国医大师徐景藩教授论治溃疡性结肠炎学术思想.中华中医药杂志,2013,28(8):2326-2328.

[19] 郑筱萸.中药新药临床研究指导原则(试行).北京:中国医药科技出版社,2002.

[20] Parikh A,Leach T,Wyant T,et al. Vedolizumab for the treatment of active ulcerative colitis: a randomized controlled phase 2 dose-ranging study. Inflammatory Bowel Diseases,2012,18(8):1470-1479.

[21] Geboes K,Riddell R,Ost A,et al. A reproducible grading scale for histological assessment of inflammation in ulcerative colitis. Gut,2000,47(3):404-409.

[22] Guyatt G,Mitchell A,Irvine E J,et al. A new measure of health status for clinical trials in inflammatory bowel disease. Gastroenterology,1989,96(3):804-810.

[23] 苗新普,欧阳钦,李慧艳,等.溃疡性结肠炎患者的心理治疗策略.医学与哲学(临床决策论坛版),2007,28(18):29-30.

[24] 李玉锋,王垂杰.王垂杰治疗溃疡性结肠炎经验.辽宁中医杂志,2006,33(6):655.

[25] Van Assche G,Dignass A,Bokemeyer B,et al. European Cs,Colitis O. Second European evidence-based consensus on the diagnosis and management of ulcerative colitis part 3:special situations. J Crohns Colitis,2013,7(1)1:1-33.

第四节　肠易激综合征中医诊疗专家共识意见(2017)①

中华中医药学会脾胃病分会

肠易激综合征(irritable bowel syndrome,IBS)是一种反复腹痛,并伴排便异常或排便习惯改变的功能性肠病,诊断前症状出现至少6个月,且近3个月持续存在。该病缺乏可解释症状的形态学改变和生化检查异常,为消化科的常见病和多发病。

IBS在亚洲国家的发病率为5%～10%[1]。目前虽尚无大样本人群的流行病学资料,但已证实不同地区本病的患病率有所不同,北京地区的居民患病率为0.82%[2],广州地区为5.16%[3],武汉地区就诊于消化科门诊的患者有10.7%诊断为IBS[4]。近十几年来,随着生活水平的提高,饮食结构、生活习惯的改变,环境的变化,本病就诊人数呈逐年增加趋势。作为中医药治疗的优势病种之一,中医治疗IBS具有较好的疗效。中华中医药学会脾胃病分会于2009年发布了《肠易激综合征中医诊疗共识意见》[5]。近年来,随着IBS中医研究认识的深化,有必要对中医诊疗共识意见进行更新,以满足临床诊治和科研的需要。中华中医药学会脾胃病分会于2014年8月在合肥牵头成立了《肠易激综合征中医诊疗专家共识意见》起草小组。小组成员依据循证医学的原理,广泛搜集循证资料,并先后组织国内脾胃病专家就IBS的证候分类、辨证治疗、诊治流程、疗效标准等一系列关键问题进行总结讨论,形成本共识意见初稿,之后按照国际通行的德尔斐法进行了3轮投票。2015年9月在重庆进行了第一次投票,并根据专家意见,对本共识意见进行了修改。2015年12月,在北京进行了第二次投票。2016年6月,中华中医药学会脾胃病分会在厦门召开核心专家审稿会,来自全国各地的20余名脾胃病学知名专家对本共识意见(草案)进行了第三次投票,并进行了充分讨论和修改。2016年7月,在哈尔滨第28届全国脾胃病学术会议上专家再次进行了讨论、修改和审定,并于2016年9月在北京召开了本共识的最后专家定稿会议,完

---

① 《中医杂志》2017年9月第58卷第18期:1615-1620.

成了本共识意见的制定(表决选择:①完全同意;②同意,但有一定保留;③同意,但有较大保留;④不同意,但有保留;⑤完全不同意。如果＞2/3的人数选择①,或＞85％的人数选择①＋②,则作为条款通过)。现将全文公布如下,供国内外同道参考,并冀在应用中不断完善。

1.概述

1.1 病名

根据IBS主要临床表现,中医病名属于"泄泻""便秘""腹痛"范畴。以腹痛、腹部不适为主症者,应属于"腹痛"范畴,可命名为"腹痛";以大便粪质清稀为主症者,应属于"泄泻"范畴,可命名为"泄泻";以排便困难、粪便干结为主症者,应属于"便秘"范畴,可命名为"便秘"。

1.2 西医诊断

西医诊断首先应在详细采集病史和进行体格检查的基础上有针对性地选择辅助检查,排除器质性疾病及代谢异常,明确IBS的诊断。一般情况良好、具有典型IBS症状者,粪便常规(红细胞、白细胞、潜血试验、寄生虫)为必要的检查,建议将结肠镜检查作为除外器质性疾病的重要手段。其他辅助检查包括腹部超声检查、全血细胞计数、粪便培养、肝功能、肾功能、红细胞沉降率、消化系统肿瘤标志物等生化检查,必要时行腹部CT扫描,钡剂灌肠检查酌情使用。对诊断可疑和症状顽固、治疗无效者,应有选择地做进一步的检查如血钙、甲状腺功能检查、乳糖氢呼气试验、72 h粪便脂肪定量、胃肠通过时间测定、肛门直肠压力测定等对其动力和感知功能进行评估,从而指导调整治疗方案。

根据罗马Ⅳ标准[6],IBS典型的临床表现为反复发作的腹痛,最近3个月内每周至少发作1天,伴有以下2项或2项以上:1)与排便有关;2)发作时伴有排便频率改变;3)发作时伴有粪便性状(外观)改变。诊断前症状出现至少6个月,近3个月持续存在。根据患者的主要异常排便习惯,IBS可分为4个主要的亚型[6],即:1)IBS便秘型(IBS-C):至少25％的排便为Bristol1-2型,且Bristol6-7型的排便小于25％;2)IBS腹泻型(IBS-D):至少25％的排便为Bristol6-7型,且Bristol1-2型的排便小于25％;3)IBS混合型(IBS-M):至少25％的排便为Bristol1-2型,且至少25％的排便为Bristol6-7型;4)IBS不定型(IBS-U):如果患者满足IBS的诊断标准,但其排便习惯异常不符合以上上述3者中的任何一个。这一亚型并不常见,其原因可能是频繁改变饮食或药物,或无法停止使用对胃肠道运动有影响的药物。

亚型的分类标准须根据至少14天的患者报告,使用"25％原则"(即根据存在排便异常时的主要异常排便习惯，结合 Bristol 分类表[6]对粪便性状进行记录，从而判断属于哪一亚型)对 IBS 进行亚型分类。其中，主要排便习惯依据至少出现 1 次异常排便的天数；粪便性状异常包括：Bristol1-2 型(硬便或块状便)，或 Bristol6-7 型(稀便或水样便)；粪便频次异常包括：每天排便大于3 次，或每周排便小于 3 次。触发 IBS 症状发作或者加重的因素包括先前的胃肠炎、食物不耐受、慢性应激、憩室炎及外科手术等。

在我国，临床上以腹泻型 IBS 最为多见，便秘型、混合型和不定型 IBS 则相对较少[7]。病史对于诊断至关重要，且应注意有无报警征象。报警征象包括：发热、消瘦、贫血、腹部包块、频繁呕吐、呕血或黑便、年龄＞40 岁的初发病者、有肿瘤(结肠癌)家族史等。对有报警征象者建议及时行相关检查，对有精神心理障碍者建议根据相关心理量表及时进行心理评估，明确排除器质性疾病对解释病情更为有利。根据功能性胃肠病多维度临床资料剖析[8]要求，目前诊断上需从 5 个维度对疾病状态进行多维度描述、评估，细化信息采集，充分完善临床资料，制定个性化治疗方案。5 个维度分别为：1)功能性胃肠病的罗马Ⅳ标准诊断分型；2)提示更多针对性治疗的相关诊断亚型的附加信息，如 IBS 的腹泻型、便秘型；3)身体不适对患者个人生活的影响；4)社会心理影响；5)生理异常或生物标志物。

2.病因病机

2.1　病因

IBS 的发病基础多为先天禀赋不足和(或)后天失养，情志失调、饮食不节、感受外邪等是主要的发病诱因[9-10]。

2.2　病位

IBS 的病位在肠，主要涉及肝、脾(胃)、肾等脏腑，与肺、心亦有一定的关系[11-14]。

2.3　病机

IBS 发病的 3 个主要环节：脾胃虚弱和(或)肝失疏泄是 IBS 发病的重要环节，肝郁脾虚是导致 IBS 发生的重要病机，脾肾阳虚、虚实夹杂是导致疾病迁延难愈的关键因素。诸多原因导致脾失健运，运化失司，形成水湿、湿热、痰瘀、食积等病理产物，阻滞气机，导致肠道功能紊乱；肝失疏泄，横逆犯脾，脾气不升则泄泻；若腑气通降不利则腹痛、腹胀；肠腑传导失司则便秘；病久则脾肾阳虚，虚实夹杂[14-16]。

此病初期，多为肝气郁结，失于疏泄，肝气横逆乘脾；继则脾失健运，湿从中生；脾虚日久而致脾阳不足，继则肾阳受累。所以此病以湿为中心，以肝气郁结而贯穿始终,气机失调为标,而脾肾阳虚为本。在整个发病过程中,肝失疏泄,脾失健运,脾阳及肾阳失于温煦,最终导致 IBS 的病机转归由实转虚,虚实夹杂。

3.辨证分型

3.1　IBS-D 分为 5 个证型

3.1.1　肝郁脾虚证　主症:1)腹痛即泻,泻后痛减;2)急躁易怒。次症:1)两胁胀满;2)纳呆;3)身倦乏力。舌脉:舌淡胖,也可有齿痕,苔薄白;脉弦细。

3.1.2　脾虚湿盛证　主症:1)大便溏泻;2)腹痛隐隐。次症:1)劳累或受凉后发作或加重;2)神疲倦怠;3)纳呆。舌脉:舌淡,边可有齿痕,苔白腻;脉虚弱。

3.1.3　脾肾阳虚证　主症:1)腹痛即泻,多晨起时发作;2)腹部冷痛,得温痛减。次症:1)腰膝酸软;2)不思饮食;3)形寒肢冷。舌脉:舌淡胖,苔白滑;脉沉细。

3.1.4　脾胃湿热证　主症:1)腹中隐痛;2)泻下急迫或不爽;3)大便臭秽。次症:1)脘闷不舒;2)口干不欲饮,或口苦,或口臭;3)肛门灼热。舌脉:舌红,苔黄腻;脉濡数或滑数。

3.1.5　寒热错杂证　主症:1)大便时溏时泻;2)便前腹痛,得便减轻;3)腹胀或肠鸣。次症:1)口苦或口臭;2)畏寒,受凉则发。舌脉:舌质淡,苔薄黄;脉弦细或弦滑。

3.2　IBS-C 分为 5 个证型

3.2.1　肝郁气滞证　主症:1)排便不畅;2)腹痛或腹胀。次症:1)胸闷不舒;2)嗳气频作;3)两胁胀痛。舌脉:舌暗红;脉弦。

3.2.2　胃肠积热证　主症:1)排便艰难,数日一行;2)便如羊粪,外裹黏液;3)少腹或胀或痛。次症:1)口干或口臭;2)头晕或头胀;3)形体消瘦。舌脉:舌质红,苔黄少津;脉细数。

3.2.3　阴虚肠燥证　主症:1)大便硬结难下,便如羊粪;2)少腹疼痛或按之胀痛。次症:1)口干;2)少津。舌脉:舌红苔少根黄;脉弱。

3.2.4　脾肾阳虚证　主症:1)大便干或不干,排出困难;2)腹中冷痛,得热则减。次症:1)小便清长;2)四肢不温;3)面色㿠白。舌脉:舌淡苔白;脉沉迟。

3.2.5　肺脾气虚证　主症:1)大便并不干硬,虽有便意,但排便困难;2)便前腹痛。次症:1)神疲气怯;2)懒言;3)便后乏力。舌脉:舌淡苔白;脉弱。

证候诊断：主症 2 项，加次症 2 项，参考舌脉，即可诊断。

4.临床治疗

4.1 治疗目标

1)缓解病情，包括临床症状尤其是心理症状缓解；2)减少病情复发；3)提高生活质量。

4.2 治疗原则

IBS 的中医治疗应当分型辨证论治，根据腹泻型、便秘型、混合型及不定型的特点结合证型变化适当佐以通便止泻方法进行治疗。

4.3 辨证施治

4.3.1 IBS-D 1)肝郁脾虚证：治法：抑肝扶脾。主方：痛泻要方（《丹溪心法》）。药物：白术、白芍、防风、陈皮。加减：腹痛甚者，加延胡索、香附；嗳气频繁者，加柿蒂、豆蔻；泻甚者，加党参、乌梅、木瓜；腹胀明显者，加槟榔、大腹皮；烦躁易怒者，加牡丹皮、栀子。

2)脾虚湿盛证：治法：健脾益气，化湿止泻。主方：参苓白术散（《太平惠民和剂局方》）。药物：莲子肉、薏苡仁、砂仁、桔梗、白扁豆、茯苓、人参、甘草、白术、山药。加减：舌白腻者，加厚朴、藿香；泻下稀便者，加苍术、泽泻；夜寐差者，加炒酸枣仁、夜交藤。

3)脾肾阳虚证：治法：温补脾肾。主方：附子理中汤（《太平惠民和剂局方》）合四神丸（《内科摘要》）。药物：附子、人参、干姜、甘草、白术、补骨脂、肉豆蔻、吴茱萸、五味子。加减：忧郁寡欢者，加合欢花、玫瑰花；腹痛喜按、怯寒便溏者，加重干姜用量，另加肉桂。

4)脾胃湿热证：治法：清热利湿。主方：葛根黄芩黄连汤（《伤寒论》）。药物：葛根、甘草、黄芩、黄连。加减：苔厚者，加石菖蒲、藿香、豆蔻；口甜、苔厚腻，加佩兰；腹胀者，加厚朴、陈皮；脘腹痛者，加枳壳、大腹皮。

5)寒热错杂证：治法：平调寒热，益气温中。主方：乌梅丸（《伤寒论》）。药物：乌梅、细辛、干姜、黄连、附子、当归、黄柏、桂枝、人参、花椒。加减：少腹冷痛者，去黄连，加小茴香、荔枝核；胃脘灼热或口苦者，去花椒、干姜、附子，加栀子、吴茱萸；大便黏腻不爽、里急后重者，加槟榔、厚朴、山楂炭。

4.3.2 IBS-C 1)肝郁气滞证：治法：疏肝理气，行气导滞。主方：四磨汤（《症因脉治》）。药物：枳壳、槟榔、沉香、乌药。加减：腹痛明显者，加延胡索、白芍；肝郁化热见口苦或咽干者，加黄芩、菊花、夏枯草；大便硬结者，加麻仁、杏仁、桃仁。

2)胃肠积热证：治法：泄热清肠，润肠通便。主方：麻子仁丸（《伤寒论》）。

药物:火麻仁、白芍、枳实、大黄、厚朴、杏仁。加减:便秘重者,加玄参、生地黄、麦冬;腹痛明显者,加延胡索,原方重用白芍。

3)阴虚肠燥证:治法:滋阴泻热,润肠通便。主方:增液汤(《温病条辨》)。药物:玄参、麦冬、生地黄。加减:烦热或口干或舌红少津者,加知母;头晕脑胀者,加枳壳、当归。

4)脾肾阳虚证:治法:温润通便。主方:济川煎(《景岳全书》)。药物:当归、牛膝、肉苁蓉、泽泻、升麻、枳壳。加减:舌边有齿痕、舌体胖大者,加炒白术、炒苍术;四肢冷或小腹冷痛者,加补骨脂、肉豆蔻。

5)肺脾气虚证:治法:益气润肠。主方:黄芪汤(《金匮翼》)。药物:黄芪、陈皮、白蜜、火麻仁。加减:气虚明显者,可加党参、白术;久泻不止、中气不足者,加升麻、柴胡、黄芪;腹痛喜按、畏寒便溏者,加炮姜、肉桂;脾虚湿盛者,加苍术、藿香、泽泻。

4.4 常用中成药

4.4.1 参苓白术颗粒(丸) 健脾、益气,用于体倦乏力,食少便溏。

4.4.2 补中益气颗粒(丸) 补中益气、升阳举陷,用于脾胃虚弱、中气下陷所致的泄泻。

4.4.3 肉蔻四神丸 温中散寒、补脾止泻,用于大便失调,黎明泄泻,肠泻腹痛,不思饮食,面黄体瘦,腰酸腿软。

4.4.4 附子理中丸 温中健脾,用于脾胃虚寒所致脘腹冷痛、呕吐泄泻、手足不温。

4.4.5 补脾益肠丸 补中益气、健脾和胃、涩肠止泻,用于脾虚泄泻。

4.4.6 人参健脾丸 健脾益气、和胃止泻,用于脾胃虚弱所致腹痛便溏、不思饮食、体弱倦怠。

4.4.7 参倍固肠胶囊 固肠止泻、健脾温肾,用于脾肾阳虚所致的慢性腹泻、腹痛、肢体倦怠、神疲懒言、形寒肢寒、食少、腰膝酸软;肠易激综合征(腹泻型)见上述证候者。

4.4.8 固本益肠片 健脾温肾、涩肠止泻,用于脾虚或脾肾阳虚所致慢性泄泻。

4.4.9 枫蓼肠胃康颗粒 清热除湿化滞,用于伤食泄泻型及湿热泄泻型。

4.4.10 痛泻宁颗粒 柔肝缓急、疏肝行气、理脾运湿,用于肝气犯脾所致腹痛、腹泻、腹胀、腹部不适等症;肠易激综合征(腹泻型)见上述证候者。

4.4.11 固肠止泻丸 调和肝脾、涩肠止痛,用于肝脾不和所致泻痢腹痛。

4.4.12　麻仁软胶囊　润肠通便,用于肠燥便秘。

4.4.13　麻仁润肠丸　润肠通便,用于肠胃积热所致胸腹胀满、大便秘结。

4.4.14　清肠通便胶囊　清热通便、行气止痛,用于热结气滞所致大便秘结。

4.4.15　滋阴润肠口服液　养阴清热、润肠通便,用于阴虚内热所致大便干结、排便不畅、口干舌燥、舌红少津等。

4.4.16　苁蓉润肠口服液　益气养阴、健脾滋肾、润肠通便,用于气阴两虚、脾肾不足、大肠失于濡润而致的虚证便秘。

4.5　针灸

泄泻取足三里、天枢、三阴交,实证用泻法,虚证用补法,脾虚湿盛加脾俞、章门;脾肾阳虚加肾俞、命门、关元,也可用灸法;脘痞纳呆加公孙;肝郁加肝俞、行间。便秘取背俞穴和腹部募穴及下合穴为主,一般取大肠俞、天枢、支沟、丰隆,实证宜泻,虚证宜补,寒证加灸,肠燥加合谷、曲池;气滞加中脘、行间,用泻法;阳虚加灸神阙[5,18-19]。

4.6　外治法

中医按摩、药浴、穴位注射、穴位埋线等外治法对改善患者临床症状有一定的帮助。推荐采用以神阙穴为主的敷贴疗法:1)虚性体质:当归、升麻、党参等。2)实性体质:大黄、黄芪、牡丹皮等。贴敷时间及疗程:每日1次,每次2～4小时,7天1个疗程。采用多维度的综合治疗方法可以提高临床疗效[20-21]。

4.7　IBS治疗难点与中西医结合治疗策略

IBS治疗难点在于如何在改善单项症状如腹痛、腹泻或便秘的同时达到长期症状的改善。许多IBS患者除了肠道症状外,往往伴有精神症状。已证实IBS患者较正常人及其他胃肠道器质性疾病患者存在更多的焦虑、抑郁、躯体化障碍[17]。目前身心医学的概念已经引入IBS的治疗观念中,抗焦虑抑郁药物的使用已经日益得到消化界的重视,但使用的起点与结点仍是目前关注的焦点,中医因其辨病与辨证相结合,整体调整,可弥补现代医学对IBS重叠症状及伴焦虑抑郁障碍患者等治疗方案的不足,减少长期服用抗焦虑抑郁药物的不良反应。

IBS中医诊疗流程图具体见图1。

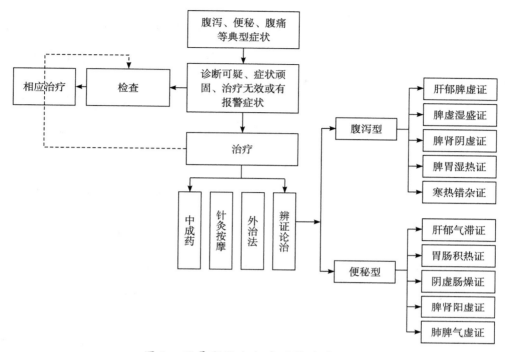

图 1　肠易激综合征中医诊疗流程图

5.疗效评定

5.1　单项症状评价

5.1.1　腹痛程度　1)0分,无任何腹痛感觉;2)1～3分,轻度腹痛,不影响工作、生活;3)4～6分,中度腹痛,影响工作,不影响生活;4)7～10分,重度腹痛,疼痛剧烈,影响工作及生活。

应答率评价:腹痛得分与基线相比改善至少30%,在整个观测时间内满足该标准达到50%者被定义为应答者。

5.1.2　排便异常　IBS-D依据Bristol评分表[22-23]对粪便性状进行评分,应答率评价:与基线相比,大便性状属于Bristol6-7型的天数至少减少50%,在整个观测时间内满足该标准达到50%者被定义为应答者。IBS-C依据患者报告的自发排便数(CSBM)[22-23]对便秘情况进行评估,应答率评价:与基线相比,每周CSBM至少增加1次,在整个观测时间内满足该标准达到50者被定义为应答者。

5.2　总体症状评价

推荐采用IBS症状严重程度量表(IBSSSS)[24],包括腹痛程度、腹痛频率、腹胀程度、排便满意度及对生活的影响5个方面,每项满分均为100分,总分

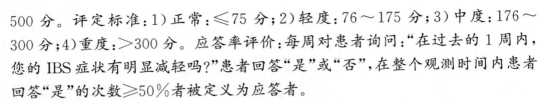

500 分。评定标准：1）正常：≤75 分；2）轻度：76～175 分；3）中度：176～300 分；4）重度：＞300 分。应答率评价：每周对患者询问："在过去的 1 周内，您的 IBS 症状有明显减轻吗？"患者回答"是"或"否"，在整个观测时间内患者回答"是"的次数≥50％者被定义为应答者。

5.3 证候疗效评价

推荐依照《中药新药临床研究指导原则（试行）》[25]，也可选用中医脾胃系疾病患者报告结局量表[26]。采用尼莫地平法计算：疗效指数＝[（治疗前积分－治疗后积分）/治疗前积分]×100％，分为临床痊愈、显效、有效、无效共 4 级。

1）临床痊愈：主要症状、体征消失或基本消失，疗效指数≥95％；

2）显效：主要症状、体征明显改善，70％≤疗效指数＜95％；

3）有效：主要症状、体征明显好转，30％≤疗效指数＜70％；

4）无效：主要症状、体征无明显改善，甚或加重，疗效指数＜30％。

5.4 生活质量评价

可选用中文版 SF-36 健康调查量表[27]进行评价；IBS 特殊量表可参考 IBS-QOL 量表[28]。

5.5 精神心理评价

可选用汉密顿焦虑量表（HAMA）及汉密顿抑郁量表（HAMD）评价 IBS 患者的精神心理状态。

6.预防调摄

保持心理健康，生活起居规律，养成良好的饮食习惯可减少 IBS 的发生。教育患者充分认识该病的发病本质、特点及治疗知识，对治疗该病有十分重要的作用。饮食原则：

1）要规律饮食，以饮食清淡、易消化、少油腻，避免冷食、辛辣刺激食物、生食。一日三餐定时定量，不过饥过饱，不暴饮暴食，这样有利于肠道消化吸收平衡，避免因无规律饮食而致肠道功能紊乱。

2）IBS-C 患者可适量补充水果、蔬菜、谷类、玉米等富含植物纤维食物以加速食物的运转，增加粪容量，使排便顺利。IBS-D 患者尽量避免纤维素含量丰富的食物，可能会促进肠道蠕动进一步加重腹泻症状。

3）已明确的可以引起症状的食物应该避免，例如含山梨醇的产品（低卡路里口香糖）、含高纤维或脂肪的食物和过量的咖啡因和酒精；乳糖不耐受可被认为是产生症状的原因之一；限制产气食物，如咖啡、碳酸饮料、酒精、豆类、甘蓝、苹果、葡萄、土豆以及红薯等的摄入。

4)低 FODMAP 饮食,即减少难吸收的短链碳水化合物如果糖、乳糖、多元醇、果聚糖、低乳半聚糖的摄入,可能有利于改善 IBS 症状[29]。

7.转归与随访

IBS 呈良性过程,症状可反复或间歇发作,影响生活质量但一般不会严重影响全身情况,预后良好。临床也发现少数功能性胃肠病患者由于病程长、病情反复发作而影响全身状况。IBS 的治疗中还应当重视健康教育(生活方式、饮食、心理疏导)的作用。IBS 发病多由情志因素诱发,症状又常常伴有心烦、失眠等情志异常相关表现,因此必须重视情志在 IBS 中的作用。除了对 IBS 患者进行心理疏导外,还可以运用中医情志学方面的优势,在药物治疗之外,配合使用音乐疗法及传统中医导引术等。由于 IBS 受心理、社会影响因素较多,建议随访时间可在治疗症状消失 4 周后。

项目负责人:张声生。

本共识意见执笔者:魏玮、杨俭勤、张声生。

参与共识意见专家(按姓氏笔画排名):丁霞、马群、王凤云、王邦才、王汝新、王垂杰、王春生、王彦刚、王宪波、王敏、牛兴东、卞兆祥、叶松、田旭东、田耀洲、冯培民、朱生樑、朱莹、任顺平、刘力、刘友章、刘凤斌、刘华一、刘启泉、刘建平、刘建设、刘绍能、刘德喜、齐玉珍、江宇泳、孙玉信、苏娟萍、李乾构、李军祥、李佃贵、李保双、李勇、李振华、李培、李慧臻、杨胜兰、杨晋翔、杨倩、杨翠兰、时昭红、吴耀南、何晓晖、余泽云、汪龙德、汪红兵、汶明琦、沈洪、张小萍、张北平、张声生、张学智、张磊、陈苏宁、陈涤平、林寿宁、季光、金小晶、周正华、周强、郑昱、单兆伟、孟立娜、赵文霞、赵宇明、赵鲁卿、胡运莲、胡玲、柯晓、查安生、钦丹萍、姜莉云、袁红霞、党中勤、徐进康、徐健众、唐旭东、唐志鹏、陶琳、黄明河、黄绍刚、黄贵华、黄恒青、黄穗平、曹志群、符思、梁超、董明国、舒劲、曾斌芳、谢胜、谢晶日、路广晁、窦永起、蔡敏、潘洋、薛西林、魏玮。

参考文献

[1]CELEBI S,ACIK Y,DEVECI SE,et al. Epidemiological features of irritable bowel syndrome in a Turkish urban society[J]. J Gastroenterol Hepatol,2004,19(7):738-743.

[2]潘国宗,鲁素彩,柯美云,等.北京地区肠易激综合征的流行病学研究:一个整群、分层、随机的调查[J].中华流行病学杂志,2000,21(1):26-29.

[3]尉秀清,王锦辉.广州市居民肠易激综合征及功能性便秘的流行病学调查[J].中

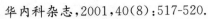

华内科杂志,2001,40(8):517-520.

[4]周建宁,侯晓华,刘南植,等.武汉地区消化内科就诊患者肠易激综合征的发病情况[J].胃肠病学,2006,11(6):356-358.

[5]张声生,李乾构,魏玮,等.肠易激综合征中医诊疗共识意见[J].中华中医药杂志,2010,25(7):1062-1065.

[6]BRIAN EA,FERMIN M,LIN C,et al. Bowel Disodrers[J]. Gastroenterology,2016,150(5):1393-1407.

[7]姚欣,杨云生,赵卡冰,等.罗马Ⅲ标准研究肠易激综合征临床特点及亚型[J].世界华人消化杂志,2008,16(5):563-566.

[8]DROSSMAN D A. Mutli-dimensional clinical profile(MDCP)for functional gastrointestinal disorders[M]. North Carolina:the Rome Foundation,2015.

[9]张正利,蔡淦.肠易激综合征中医论治溯源[J].中国中医基础医学杂志,2001,7(7):48-50.

[10]项柏康.重视肠易激综合征发病机理的研究及中医药治疗[J].浙江中医学院学报,2000,24(3):15-16.

[11]巩阳.王长洪教授从肝脾肾论治肠易激综合征的临床经验[J].中国中西医结合消化杂志,2008,17(3):24-25.

[12]王景秀,林平.肠易激综合征从肺论治浅析[J].浙江中医药大学学报,2011,35(1):9-11.

[13]陈晓敏,周福生.周福生教授治疗肠易激综合征验介绍[J].新中医,2006,38(6):10-11.

[14]苏晓兰,魏玮,林琳.魏玮教授论治腹泻型肠易激综合征经验[J].吉林中医药,2012,32(2):142-143.

[15]张北华,高蕊,李振华,等.中医药治疗肠易激综合征的专家经验挖掘分析[J].中国中西医结合杂志,2013,33(6):757-760.

[16]FOND G,LOUNDOU A,HAMDANI N,et al. Anxiety and depression comorbidities in irritable bowel syndrome(IBS):a systematic review and meta-analysis[J]. Eur Arch Psychiatry Clin Neurosci,2014,264(8):651-660.

[17]李乾构,周学文,单兆伟.实用中医消化病学[M].北京:人民卫生出版社,2004.

第五节　急性胰腺炎中医诊疗专家共识意见(2017)[①]

中华中医药学会脾胃病分会

通讯作者:张声生,李慧臻

急性胰腺炎(acute pancreatitis,AP)是指多种病因引起的胰酶激活,继以胰腺局部炎性反应为主要特征,伴或不伴其他器官功能改变的疾病。临床以急性上腹痛、恶心、呕吐、发热和血清淀粉酶增高等为特点,大多数患者病程呈自限性,20%～30%患者临床经过凶险,总体病死率5%～10%[1]。本病具有起病急、病情重、并发症多、病死率高等特点,近年来发病率有增加的趋势,是临床常见的消化系统疾病之一。目前,中西医结合已成为本病主要的治疗手段,其中中医药发挥着重要作用,如中药灌肠、腹部外敷等中医特色疗法在治疗 AP 合并麻痹性肠梗阻具有一定优势[2-4]。另外,中医"治未病思想"在 AP 的临床防治中也有一定的指导作用。鉴于此,中华中医药学会脾胃病分会于 2013 年公布了《急性胰腺炎中医诊疗专家共识意见》。近年来,随着 AP 中医研究的进展,有必要对中医诊疗共识意见进行更新,以满足临床诊治的需要。

2014 年 8 月中华中医药学会脾胃病分会牵头成立了《急性胰腺炎中医诊疗专家共识意见》起草小组。小组成员依据循证医学的原理,广泛搜集循证资料,并先后组织国内脾胃病专家就急性胰腺炎的证候分类、辨证治疗、诊治流程、疗效标准等一系列关键问题进行总结讨论,形成本共识意见初稿,之后按照国际通行的德尔斐法进行了 3 轮投票。2015 年 9 月,在重庆进行了第1 次投票,并根据专家意见,起草小组对本共识意见进行了修改。2015 年12 月,在北京进行了第 2 次投票。2016 年 6 月,在厦门中华中医药学会脾胃病分会召开核心专家审稿会,来自全国各地的 20 余名脾胃病学知名专家对本共识意见(草案)进行了第 3 次投票,并进行了充分地讨论和修改。2016 年7 月,在哈尔滨第 28 届全国脾胃病学术会议上专家再次进行了讨论、修改和审定。并于 2016 年 9 月在北京召开了本共识的最后专家定稿会议,完成了本

---

① 《中华中医药杂志》(原中国医药学报)2017 年 9 月第 32 卷第 9 期:4085-4088.

共识意见(表决选择:①完全同意;②同意,但有一定保留;③同意,但有较大保留;④不同意,但有保留;⑤完全不同意。如果>2/3的人数选择①,或>85%的人数选择①+②,则作为条款通过)。现将全文公布如下,供国内外同道参考,并冀在应用中不断完善。

概述

1.病名　根据 AP 的发病部位及临床特点,中医可命名为"腹痛",还可将其归属于"胃心痛""脾心痛""胰瘅"范畴。

2.西医诊断　根据 2012 版急性胰腺炎分类——亚特兰大国际共识的分类和定义的修订,急性胰腺炎的诊断须符合下列 3 项指标中的 2 项:①上腹部持续疼痛(疼痛发病急、较重,并常常向后背部放射);②血清淀粉酶或脂肪酶至少高于正常值上限的 3 倍(其中血清脂肪酶于起病后 24~72 h 开始升高,持续 7~10 d;血清淀粉酶于起病后 2~12 h 开始升高,48 h 开始下降,持续 3~5 d;尿淀粉酶于起病后 8~12 h 开始升高,下降可持续 3~10 d);③CT 显示有特征性急性胰腺炎表现,根据 CT 表现将胰腺炎性反应的严重程度分为 A~E 级:A 级:影像学为正常胰腺;B 级:胰腺实质改变,包括胰腺局部或弥漫性肿大,胰腺内小范围的积液(侧支胰管或直径<3 cm 的胰腺坏死所致);C 级:胰腺实质及周围炎性反应改变,除 B 级所述胰腺实质的变化外,胰腺周围软组织也有炎性反应改变;D 级:胰腺外的炎症改变,以胰腺周围改变为突出表现而不是单纯的液体积聚;E 级:广泛的胰腺外积液和脓肿,包括胰腺内显著的积液坏死,胰腺周围的积液和脂肪坏死,胰腺脓肿[5]。

病因病机

1.病因　AP 病因可分为主要病因和次要病因,主要病因包括胆石、虫积、素体肥胖、饮食不节(主要包括暴饮暴食、饮酒、嗜食肥甘厚腻),次要病因主要有创伤(包括跌打损伤及手术所致)、情志、素体亏虚(先天性胰腺疾患)及外感六淫之邪(如感染)等[6-7]。

2.病位　AP 病位在脾,与肝、胆、胃密切相关,并涉及心、肺、肾、脑、肠。

3.病机　AP 的病理性质为本虚标实,但以里、实、热证为主;病理因素包括虚实两端[8-11],属实的病理因素主要有:①食积;②酒毒;③气滞;④血瘀;⑤湿热;⑥痰浊;⑦热毒;属虚的病理因素主要有:①气虚;②阴虚。AP 的基本病机是"腑气不通"[12-14],各种致病因素均可引起气机不畅,则脾胃运化失司,痰湿内蕴,郁久化热,久则血瘀、浊毒渐生,有形邪实阻滞中焦,从而导致"腑气不通,不通则痛"。

4.病机转化 "腑气不通"是AP发生的基本病机,"瘀毒内蕴"则是本病复杂多变、危重难治的关键病机。本病初起多因气滞食积或肝胆脾胃郁热引起,病久则生湿蕴热,进而演变为瘀、毒之邪内阻或互结,瘀毒兼夹热邪则或热伤血络,或上迫于肺,或内陷心包,从而导致病情复杂化。因此,本病病机演变多因湿、热、瘀、毒蕴结中焦而致脾胃升降传导失司,肝胆疏泄失常,脏腑气机阻滞为主,病机转变的关键则在于"瘀毒内蕴"[15-17]。

5.分期及其特征 分为初期、进展期、恢复期,其中初期及进展期可作为AP的急性期。初期:多为食积、气滞,正盛邪轻;进展期:湿、热、瘀、毒兼夹,正盛邪实,或痰热、或瘀热、或热毒之邪内陷、上迫于肺、热伤血络,成气血逆乱之危症;恢复期:正虚邪恋,耗阴伤阳,气血不足,阴阳失调,虚实夹杂[14,18-19]。

辨证分型

AP可分急性期和恢复期,其中急性期分为5个证型,恢复期分为2个证型。

1.急性期

1.1 肝郁气滞证 主症:①脘腹胀痛;②腹胀得矢气则舒。次症:①善太息;②恶心或呕吐;③嗳气;④大便不畅。舌脉:①舌淡红,苔薄白或薄黄;②脉弦紧或弦数。

1.2 肝胆湿热证 主症:①脘腹胀痛;②大便黏滞不通。次症:①胸闷不舒;②发热;③烦渴引饮;④小便短黄;⑤身目发黄。舌脉:①舌质红,苔黄腻或薄黄;②脉弦数。

1.3 腑实热结证 主症:①腹满硬痛拒按;②大便干结不通。次症:①日晡潮热;②胸脘痞塞;③呕吐;④口臭;⑤小便短赤。舌脉:①舌质红,苔黄厚腻或燥;②脉洪大或滑数。

1.4 瘀毒互结证 主症:①腹部刺痛拒按,痛处不移;②大便燥结不通。次症:①躁扰不宁;②皮肤青紫有瘀斑;③发热;④小便短涩。舌脉:①舌质红或有瘀斑;②脉弦数或涩。

1.5 内闭外脱证 主症:①意识模糊不清;②大便不通。次症:①肢冷抽搐;②呼吸喘促;③大汗出;④小便量少甚或无尿。舌脉:①舌质干绛,苔灰黑而燥;②脉微欲绝。

2.恢复期

2.1 肝郁脾虚证 主症:①胁腹胀满;②便溏。次症:①纳呆;②恶心;③善太息。舌脉:①舌苔薄白或白腻;②脉弦缓。

2.2 气阴两虚证 主症:①少气懒言;②胃脘嘈杂。次症:①神疲;②口燥咽干;③饥不欲食;④大便干结。舌脉:①舌淡红少苔或无苔;②脉细弱。

证候诊断:主症2项,次症2项,参考舌脉,即可诊断。

临床治疗

1.治疗目标 ①解决引起AP的原发病因;②争取早发现、早治疗,减少并发症,防止复发,提高生活质量;③降低手术率,减少病死率。

2.治疗原则 腑气不通是本病的基本病机,通里攻下应贯穿本病治疗的始终。根据"急则治标,缓则治本"的原则,急性期针对肝郁气滞、肝胆湿热、腑实热结、瘀毒互结及内闭外脱的病机特点,分别予疏肝解郁、清热化湿、通腑泻热、祛瘀通腑、回阳救逆的基本治疗原则,缓解期针对肝郁脾虚、气阴两虚的病机特点,分别予疏肝健脾、益气养阴的治疗原则,在上述治疗原则的指导下,可将内治法和外治法相结合多途径治疗。

3.辨证论治

3.1 急性期

3.1.1 肝郁气滞证:治法:疏肝解郁,理气通腑。主方:柴胡疏肝散(《景岳全书》)。药物:陈皮(醋炒),柴胡、川芎、香附、枳壳(麸炒)、芍药、炙甘草。加减:因胆道蛔虫病引起者加乌梅、苦楝根皮;痛甚加青皮、佛手、延胡索;大便干结者加芦荟、芒硝。

3.1.2 肝胆湿热证:治法:清热化湿,利胆通腑。主方:茵陈蒿汤(《伤寒论》)合龙胆泻肝汤(《医方集解》)。药物:茵陈、大黄(后下)、栀子、龙胆草(酒炒)、黄芩(酒炒)、山栀子(酒炒)、泽泻、木通、车前子、当归、生地黄、柴胡、甘草。加减:黄疸热重者加蒲公英、败酱草、紫花地丁;大便黏滞不爽者加滑石、薏苡仁。

3.1.3 腑实热结证:治法:清热通腑,内泻热结。主方:大柴胡汤(《伤寒论》)合大承气汤(《伤寒论》)。药物:柴胡,枳实、半夏、黄芩、生大黄(后下)、芒硝(冲服)、白芍、栀子、连翘、桃仁、红花、厚朴、黄连。加减:呕吐重者加紫苏梗、竹茹。

3.1.4　瘀毒互结证：治法：清热泻火，祛瘀通腑。主方：泻心汤（《伤寒论》）或大黄牡丹汤（《金匮要略》）合膈下逐瘀汤（《医林改错》）。药物：大黄、黄连、黄芩、当归、川芎、桃仁、红花、赤芍、延胡索、生地黄、丹参、厚朴、炒五灵脂、牡丹皮、水牛角（先煎）、芒硝（冲服）。加减：便血或呕血者加三七粉、茜草根；瘀重者加三棱、莪术。

3.1.5　内闭外脱证：治法：通腑逐瘀，回阳救逆。主方：小承气汤（《伤寒论》）合四逆汤（《伤寒论》）。药物：生大黄（后下）、厚朴、枳实、熟附子、干姜、甘草、葛根、赤芍、红花、生晒参（另炖）、代赭石（先煎）、生牡蛎（先煎）。加减：大便不通者加芒硝；汗多亡阳者加煅龙骨、煅牡蛎。

注：禁饮食者，可以下空肠营养管，推注食物及相关药物。

3.2　恢复期

3.2.1　肝郁脾虚证：治法：疏肝健脾，和胃化湿。主方：柴芍六君子汤（《医宗金鉴》）。药物：人参、炒白术、茯苓、陈皮、姜半夏、炙甘草、柴胡、炒白芍、钩藤钩。加减：食积者加焦三仙、莱菔子；腹胀明显者加莱菔子、木香。

3.2.2　气阴两虚证：治法：益气生津，养阴和胃。主方：生脉散（《医学启源》）或益胃汤（《温病条辨》）。药物：人参、五味子、沙参、麦冬、冰糖、细生地黄、玉竹。加减：口渴明显者加玄参、天花粉。

4.常用中成药

4.1　柴胡舒肝丸　疏肝理气，消胀止痛。用于肝气不舒证。

4.2　龙胆泻肝丸　清肝胆、利湿热。用于肝胆湿热证。但本药长期服用可导致肝肾损害，需在医生指导下使用。

4.3　消炎利胆片　清热、祛湿、利胆。适用于肝胆湿热证。

4.4　胆石通胶囊　清热利湿、利胆排石。用于肝胆湿热证。

4.5　大黄利胆胶囊　清热利湿、解毒退黄。用于肝胆湿热证。

4.6　茵栀黄颗粒　清热解毒、利湿退黄。用于肝胆湿热热证。

5.AP 的中西医结合治疗目标人群及策略　　AP 按严重程度分为轻症急性胰腺炎（mild acute pancreatitis，MAP）、中度重症急性胰腺炎（moderate severe acute pancreatitis，MSAP）和重症急性胰腺炎（severe acute pancreatitis，SAP）。其中，MAP 是指无脏器功能障碍，无局部或全身并发症；MSAP 是指有一过性脏器功能障碍，和（或）有局部或全身并发症；SAP 是指有持续性脏器功能障碍，和（或）有局部或全身并发症。

对于轻症 AP 患者，可单独采用中医辨证治疗，若未能取效者，可结合西医治疗。对于中、重度急性胰腺炎,除非患者合并心血管疾病和(或)肾脏疾病,初始治疗均应给予大量补液治疗。当患者有胃内容物潴留或因之而引起的腹痛、腹胀、恶心呕吐时,可行胃肠减压,利用负压吸引出胃肠道中的潴留物,减轻胃肠道压力,缓解症状[20]。

合并急性胆管炎的 AP 患者应在住院后的 24 h 内行 ERCP 检查[21],对于怀疑或已经证实的胆源型 AP 患者,如果符合重症指标,和(或)有胆管炎、黄疸、胆总管扩张,或最初判断是 MAP 但在治疗中病情恶化者,应行鼻胆管引流或内镜下十二指肠乳头括约肌切开术[6]。

怀疑胰腺坏死感染时行 CT 引导下细针穿刺(CT-FNA)以鉴别感染性坏死和无菌性坏死;对于胰腺外感染患者,如胆管炎、导管相关性感染、菌血症、尿道感染及肺炎等,应予以抗生素治疗;在 AP 后期阶段,若合并胰腺脓肿和(或)感染,应考虑内镜或手术治疗。

6.外治疗法

6.1 灌肠治疗 生大黄 30 g,加水 200 mL 煮沸后再文火煎 5 min,过滤去渣冷却至 38~40 ℃后灌肠,插管深度为 30~35 cm,保留 1~2 h,每天 2 次[22-23]。

6.2 腹部外敷 将芒硝 500~1000 g 研磨成粉末状,放于专门的外敷袋中,随后将外敷袋平铺均匀放于患者的中上腹部,当芒硝出现结晶变硬后更换,每日更换 2~4 次[4,24-26]。

6.3 针灸治疗 常用穴:足三里、下巨虚、内关、胆俞、脾俞、胃俞、中脘等,一般采用强刺激,也可电刺激。临床尚可酌情选取公孙、神阙、天枢、合谷、章门、气海、内庭、阳陵泉、期门、血海、膈腧、太冲、膻中等穴,以增强疗效[1]。

7.诊治流程见图1。

疗效评价

1.疾病疗效判定标准 痊愈:轻症,5 d 内症状及体征消失,且实验室指标(血清淀粉酶、CT 评分标准)恢复正常;重症,10 d 内达到上述标准。显效:轻症,5 d 内症状及体征消失,实验室指标明显改善;重症,10 d 内达到上述标准,合并症未完全消失,或 APACHE 分数降低 50% 以上。有效:轻症,5 d 内症状及体征好转,实验室指标改善;重症,10 d 内临床症状体征好转,相关辅助检查指标及影像检查包括 CT,较入院时有些恢复,但未恢复正常,或

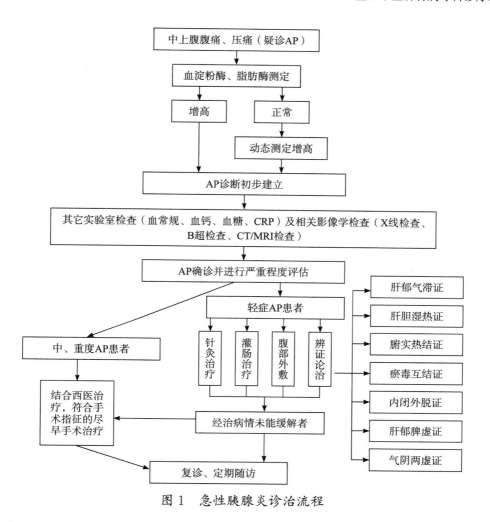

图1　急性胰腺炎诊治流程

APACHE 分数降低未达 50%。无效：轻症，5 d 内临床症状及体征无改变或加重；重症，10 d 内临床症状、体征无改变，或加重转手术治疗者，或 APACHE 分数降低未达 30%。死亡：指病情恶化，进而死亡。

参照《中药新药临床研究指导原则》[27]中治疗消化系统疾病的临床研究指导原则中的证候疗效评定标准修改。

2. 证候疗效判定标准　所有症状都分为无、轻、中、重 4 级，主症分别记 0、2、4、6 分，在次症分别记 0、1、2、3 分，对于舌脉则分为正常和非正常两级。临床痊愈：症状消失或基本消失，证候积分减少≥95%。显效：症状明显改善，证候积分减少≥70%，但<95%。有效：症状有好转，证候积分减少≥30%，但<70%。无效：症状无明显好转，甚至加重，证候积分<30%。

注：计算公式（尼莫地平法）为：［（治疗前积分－治疗后积分）/治疗前积

分]×100%。

预防调摄

1. 出院指导　节饮食、戒烟酒、调情志、避寒暑、慎起居、适劳逸。

2. 饮食调理　禁食水是治疗急性期AP的首要措施，一般轻、中度患者禁食时间1～3 d;避免暴饮暴食及进食过多的脂肪食物，尽量避免过度饮酒，虚痛者宜进食易消化的食物;热痛者忌食肥甘厚味、醇酒辛辣;食积者注意节制饮食，气滞者要保持心情舒畅。

3. 积极治疗　胆道疾病及其他可以引起急性胰腺炎的各种疾病，对于AP患者，应尽量查明原因，防止复发，应注意补充营养物质、电解质、维生素等，严密观察患者的各种变化并及时处理。

项目负责人:张声生

共识意见执笔人:李慧臻

共识意见专家(按姓氏笔画排名):丁霞、马群、王凤云、王邦才、王汝新、王垂杰、王春生、王宪波、王敏、牛兴东、叶松、田旭东、田耀洲、冯培民、朱生樑、朱莹、任顺平、刘力、刘友章、刘凤斌、刘华一、刘启泉、刘建设、刘绍能、刘德喜、江宇泳、孙玉信、苏娟萍、李乾构、李延萍、李军祥、李佃贵、李勇、李振华、李培、李慧臻、杨小军、杨胜兰、杨晋翔、杨翠兰、时昭红、吴耀南、何晓晖、余泽云、汪龙德、汶明琦、沈洪、张小萍、张声生、张学智、张磊、陈苏宁、陈涤平、林寿宁、林寿宁、季光、金小晶、周正华、周强、郑昱、单兆伟、孟立娜、赵文霞、赵宇明、赵鲁卿、胡玲、柯晓、查安生、钦丹萍、姜莉云、袁红霞、党中勤、徐进康、徐健众、唐旭东、唐志鹏、陶琳、黄明河、黄绍刚、黄贵华、黄恒青、黄穗平、梁超、董明国、舒劲、曾斌芳、谢胜、谢晶日、路广晁、蔡敏、潘洋、薛西林、魏玮。

参考文献

[1] 中华中医药学会脾胃病分会.急性胰腺炎中医诊疗专家共识意见.中华中医药杂志,2013,28(6):1826-1831.

[2] 许才明,陈海龙,刘哥良,等.中医学"治未病"思想在急性胰腺炎防治中的临床应用.中国中医急症,2015,24(8):1408-1410.

[3] 胡婷婷.中医治疗与护理干预重症急性胰腺炎临床效果观察及满意度评价.新中医,2016,48(6):238-240.

[4] 江涛峰,陈奕金,候天恩,等.大黄口服联合芒硝腹部外敷对重度急性胰腺炎疗效

观察.现代诊断与治疗,2015,26(5):987-988.

[5] Banks P A,Bollen T L,Dervenis C,et al. Classification of acute pancreatitis-2012: revision of the Atlanta classification and definitions by international consensus. Gut,2013,62(1):102-111.

[6] 中华医学会消化病学分会胰腺疾病学组,《中华胰腺病杂志》编辑委员会,《中华消化杂志》编辑委员会.中国急性胰腺炎诊治指南(2013,上海).中国实用内科杂志,2013,33(7):530-535.

[7] 急性胰腺炎协作组.中国6223例急性胰腺炎病因及病死率分析.胰腺病学,2006,6(6):321-325.

[8] 孔颖泽,倪红飞,周新守,等.急性胰腺炎辨证分型及中西医结合治疗疗效观察.中国中西医结合急救杂志,2012,19(1):46-47.

[9] 张闽光,郑颖,李超群,等."毒"对急性胰腺炎的临床意义.亚太传统医药,2014,10(18):56-57.

[10] 陈军贤,陈明显,夏亮,等."通导解毒法"治疗急性胰腺炎的临床应用.中华中医药学刊,2015,33(6):1333-1335.

[11] 孟秋菊,吕冠华.急性胰腺炎的病机演变与中医证治思路探析.浙江中西医结合杂志,2014,24(2):116-118.

[12] 李筱颖,刘凤斌.从滞、热、瘀论治急性胰腺炎.中国中医急症,2011,20(4):555-562.

[13] 曹慧萍,秦再文,黄宗文,等.黄宗文中西医结合治疗重症急性胰腺炎经验.河南中医,2014,34(4):607-608.

[14] 曲鹏飞,王红,刘鸿泽,等.急性胰腺炎的诊治共识解读.中国中西医结合外科杂志,2015,21(2):207-211.

[15] 陆拯.毒证论.北京:中国中医药出版社,2012:11-12,36-37,112.

[16] 陈军贤,陈明显,夏亮,等."通导解毒法"治疗急性胰腺炎的临床应用.中华中医药学刊,2015,33(6):1333-1335.

[17] 黄天生,朱生樑,马淑颖,等.急性胰腺炎中医证型与疾病轻重类型相关性研究.江苏中医药,2011,43(8):32-33.

[18] 徐鼎,崔乃强,崔云峰.急性胰腺炎中医研究近况.中国中医急症,2010,19(5):836-837.

[19] 宋雅芳,姬爱冬,刘友章.从广州中医药大学第一附属医院收治的273例急性胰腺炎看该病的发病特点.广州中医药大学学报,2006,23(3):214-217.

[21] Tenner S,Baillie J,DeWitt J,et al. American College of Gastroenterology Guidelines:management of acute pancreatitis. Am J Gastroenterol,2013,108(9):1400-1415,1416.

[20] 曲晓丽.急性胰腺炎非手术治疗的护理.实用医技杂志,2015,22(1):104-105.

[22] 王齐兵,易芳,彭绪东,等.生大黄保留灌肠对重症急性胰腺炎患者炎症因子的影响.中国中医急症,2016,25(3):517-519.

[23] 梁梅兰,张桂珍,菅瑞梅,等.生大黄保留灌肠治疗急性胰腺炎研究进展.护理研究,2016,30(6):2053-2056.

[24] 中国中西医结合学会普通外科专业委员会.重症急性胰腺炎中西医结合诊治指南(2014年,天津).中国中西医结合外科杂志,2014,20(4):460-464.

[25] 洪杏花.芒硝腹部外敷治疗重症胰腺炎的疗效观察.中华全科医学,2012,10(8):1262-1273.

[26] 张菊如,陆金英,杨雅红.清胰汤联合芒硝外敷辅助治疗急性胰腺炎疗效观察.中国中医急症,2012,21(10):1683.

[27] CFDA.中药新药临床研究指导原则.北京:中国医药科技出版社,2002:124-151.

第六节　胃食管反流病中医诊疗专家共识意见(2017)①

中华中医药学会脾胃病分会

胃食管反流病(gastroesophageal reflux disease,GERD)是指胃内容物反流入食管引起的反流相关症状和(或)并发症的一种疾病[1],其发病原因多样,主要与防御机制减弱有关,其中包括一过性下食管括约肌松弛等。目前GERD主要分为非糜烂性反流病(non-erosive reflux disease,NERD)、反流性食管炎(reflux esophagitis,RE)和Barrett食管(BE)三大临床类型。中医药作为一种综合治疗手段,通过辨病与辨证论治相结合的方法对该病进行治疗,具有一定特色优势。基于此,中华中医药学会脾胃病分会于2009年公布了胃食管反流病中医诊疗专家共识意见[2]。近年来中医药诊治GERD在诸多方面取得不少进展,有必要对共识意见进行更新,以适应临床需要,更好的指导临床工作。

中华中医药学会脾胃病分会于2014年8月在合肥牵头成立了《胃食管反流病诊疗专家共识意见》起草小组。小组成员依据循证医学的原理,广泛搜

---

① 《中国中西医结合消化杂志》2017年5月第25卷第5期:321-326。

集循证资料,并先后组织国内脾胃病专家就胃食管反流病的证候分类、辨证治疗、诊治流程、疗效标准等一系列关键问题进行总结讨论,形成本共识意见初稿,之后按照国际通行的德尔斐法进行了3轮投票。2015年9月在重庆进行了第一次投票,并根据专家意见,起草小组对本共识意见进行了修改。

2015年12月在北京进行了第二次投票。2016年6月在厦门中华中医药学会脾胃病分会召开核心专家审稿会,来自全国各地的20余名脾胃病学知名专家对本共识意见(草案)进行了第三次投票,并进行了充分地讨论和修改。2016年7月在哈尔滨市第28届全国脾胃病学术会议上专家再次进行了讨论、修改和审定。并于2016年9月在北京召开了本共识的最终定稿会议,完成了本共识意见。(表决选择:①完全同意;②同意,但有一定保留;③同意,但有较大保留;④不同意,但有保留;⑤完全不同意。如果>2/3的人数选择①,或>85%的人数选择①+②,则作为条款通过)。现将全文公布如下,供国内外同道参考,并冀在应用中不断完善。

1.概述

1.1 病名

根据胃食管反流病主要症状及病位、病因病机,属于中医"吐酸""食管瘅"范畴。

胃食管反流病是现代医学病名,中医无相应的病名,根据其主要临床表现烧心、反酸、胸骨后灼痛、咽喉不适、口苦、嗳气、反胃等症状,应归属于"吐酸""呕苦""吞酸""嘈杂""食管瘅"等范畴。

2009年《胃食管反流病中医诊疗共识意见》(深圳)中,以"吐酸病""食管瘅"作为胃食管反流病的中医病名,与胃食管反流病的解剖学概念、病理生理基础相近。GRED病位在食管,病性以热证居多,大约有40%的患者没有"吐酸"症状,大多非糜烂性胃食管反流病患者仅表现为烧心、咽喉不适、胸前区不适等症状;难治性胃食管反流病患者的发病更是与多种因素有关,不仅仅与酸反流相关,因此以"食管瘅"作为胃食管反流病的中医病名基本上可反映本病的病位、病因病机与主症[3]。

1.2 西医诊断

参照中华医学会消化病分会中国胃食管反流病共识意见专家组制定的《中国胃食管反流病专家共识意见》(2014年)。

1.2.1 临床症状 临床表现多样,烧心、反酸是最常见的典型症状,胸痛亦是常见症状;其他不典型症状有上腹痛、胃胀、嗳气、恶心等消化不良症状,或同时伴有咽喉不适、吞咽困难、睡眠障碍;食管外症状表现有慢性咳嗽、支气管哮喘、慢性喉炎、牙侵蚀症等，并发症包括上消化道出血、食管狭窄等[4]。

1.2.2　内镜检查　内镜检查可明确有无 RE 及 BE。

RE 的分级参照 1994 年美国洛杉矶世界胃肠病大会制订的 LA 分类法。

A 级：食管黏膜有一个或几个黏膜破损，直径小于 5 mm；

B 级：一个或几个黏膜破损，直径大于 5 mm，但破损间无融合现象；

C 级：超过 2 个皱襞以上的黏膜融合性损伤，但小于 75% 的食管周径；

D 级：黏膜破损相互融合范围累积至少 75% 的食管周径。

BE 的诊断主要根据内镜检查和食管黏膜活检，当内镜检查发现食管远端有明显的柱状上皮化生并得到病理学检查证实时，即可诊断为 BE。

临床上如患者有典型的烧心和反酸症状，可初步诊断为 GERD；上消化道内镜检查有 RE 和 BE 表现，本病诊断可成立；对于拟诊 GERD 的患者或有怀疑反流相关的食管外症状的患者，可采用 PPI 试验性治疗，如有明显效果，本病诊断一般可成立。

对于症状不典型者，常需结合内镜检查、食管 pH 阻抗监测和 PPI 试验性治疗综合分析进行诊断。

2.病因病机

2.1　病因

感受外邪、寒热客胃；情志不遂、思虑太过；饮食不节、烟酒无度；素罹胆病、胆邪犯胃以及禀赋不足、脾胃虚弱等为主要病因[5]。

2.2　病位

病位在食管和胃，与肝、胆、脾等脏腑功能失调密切相关[5-6]。

2.3　病机

胃失和降，胃气上逆为胃食管反流病基本病机[7]，肝胆失于疏泄、脾失健运、胃失和降、肺失宣肃、胃气上逆，上犯食管，形成本病的一系列临床症状。禀赋不足、脾胃虚弱为胃食管反流病发病基础，土虚木乘或木郁土壅，致木气恣横无制，肝木乘克脾土，胆木逆克胃土，导致肝胃、肝脾或胆胃不和；气郁日久，化火生酸，肝胆邪热犯及脾胃，脾气当升不升，胃气当降不降，肝不随脾升，胆不随胃降，以致胃气挟火热上逆；肝火上炎侮肺，克伐肺金，消灼津液，肺失肃降而咳逆上气，气机不利，痰气郁阻胸膈；病程日久，气病及血，则因虚致瘀或气滞血瘀。本病病理因素有虚实两端：属实的病理因素：痰、热、湿、郁、气、瘀；属虚者责之于脾。本病病机特点：一为逆，二为热，三为郁。

2.4　病机转化

初病以实热为主,湿、痰、食、热互结导致气机升降失调,胃气挟酸上逆;久病火热之邪,耗津伤阴,虚火上逆,因实而致虚。初病在气,脾胃气郁失其升降,肝气郁失其条达,肺气郁失其宣肃,大肠气郁失其通导;气郁迁延,由气滞而血瘀,气虚而致瘀,或气郁久而化热,耗伤阴血,津枯血燥而致瘀,气病及血。禀赋不足,素体亏虚,久病迁延,耗伤正气,均可引起脾胃虚弱,运化失常,浊气内生,气逆、食滞、火郁、痰凝、湿阻、血瘀相兼为病,因虚而致实。

3. 辨证分型

3.1 肝胃郁热证

主症:①烧心;②反酸。

次症:①胸骨后灼痛;②胃脘灼痛;③脘腹胀满;④嗳气或反食;⑤易怒;⑥易饥。

舌脉:①舌红,苔黄;②脉弦。

3.2 胆热犯胃证

主症:①口苦咽干;②烧心。

次症:①胁肋胀痛;②胸背痛;③反酸;④嗳气或反食;⑤心烦失眠;⑥易饥。

舌脉:①舌红,苔黄腻;②脉弦滑。

3.3 气郁痰阻证

主症:①咽喉不适如有痰梗;②胸膺不适。

次症:①嗳气或反流;②吞咽困难;③声音嘶哑;④半夜呛咳。

舌脉:①舌苔白腻;②脉弦滑。

3.4 瘀血阻络证

主症:①胸骨后灼痛或刺痛。

次症:①后背痛;②呕血或黑便;③烧心;④反酸;⑤嗳气或反食;⑥胃脘刺痛。

舌脉:①舌质紫暗或有瘀斑;②脉涩。

3.5 中虚气逆证

主症:①反酸或泛吐清水;②嗳气或反流。

次症:①胃脘隐痛;②胃痞胀满;③食欲不振;④神疲乏力;⑤大便溏薄。

舌脉:①舌淡,苔薄;②脉细弱。

3.6 脾虚湿热证

主症:①餐后反酸;②饱胀。

次症:①胃脘灼痛;②胸闷不舒;③不欲饮食;④身倦乏力;⑤大便溏滞。

舌脉：①舌淡或红，苔薄黄腻；②脉细滑数。

以上主症 2 项，加次症 2 项，参考舌脉，即可诊断证候。

4. 临床治疗

4.1 治疗目标

胃食管反流病中医治疗目标：①诱导并维持病情缓解，包括临床症状缓解、食管黏膜组织修复；②预防病情复发，改善患者生存质量；③减少并发症。

4.2 治疗原则

胃食管反流病的中医治疗应当根据证型辨证施治。临证治疗以畅达气机为要，依病情分别施以疏肝泄热、和胃降逆、理气化痰、活血祛瘀、健脾化湿；兼见虚证，辨明气血阴阳，补而不滞。轻度胃食管反流病，可单纯用中医治疗，以辨证口服汤剂为主；对于诊断为中、重度反流性食管炎（LA：B、C、D级）及难治性反流性食管炎病患者可进行中西医结合治疗，西药对症处理。

4.3 辨证论治

4.3.1 肝胃郁热证

治法：疏肝泄热、和胃降逆。

主方：柴胡疏肝散《景岳全书》合左金丸《丹溪心法》。

药物：柴胡、陈皮、川芎、香附、枳壳、芍药、甘草、黄连、吴茱萸。

加减：泛酸多者，加煅瓦楞、乌贼骨、浙贝母；烧心重者，加珍珠母、玉竹。

4.3.2 胆热犯胃证

治法：清化胆热，降气和胃。

主方：小柴胡汤《医方集解》合温胆汤《备急千金要方》。

药物：柴胡、黄芩、人参、甘草、半夏、生姜、大枣、竹茹、枳实、陈皮、茯苓。

加减：口苦呕恶重者，加焦山栀、香附、龙胆草；津伤口干甚者，加沙参、麦冬、石斛。

4.3.3 气郁痰阻证

治法：开郁化痰，降气和胃。

主方：半夏厚朴汤《金匮要略》。

药物：半夏、厚朴、茯苓、生姜、苏叶。

加减：咽喉不适明显者，加苏梗、玉蝴蝶、连翘、浙贝母；痰气交阻明显，酌加苏子、白芥子、莱菔子。

4.3.4 瘀血阻络证

治法：活血化瘀，行气止痛。

主方：血府逐瘀汤《医林改错》。

药物:桃仁、红花、当归、生地、川芎、赤芍、牛膝、桔梗、柴胡、枳壳、甘草。

加减:胸痛明显者,加制没药、三七粉、全瓜蒌;瘀热互结甚者,加丹皮、郁金。

4.3.5 中虚气逆证

治法:疏肝理气,健脾和胃。

主方:旋覆代赭汤《伤寒论》合六君子汤《医学正传》。

药物:旋覆花、代赭石、人参、生姜、半夏、大枣、甘草、陈皮、白术、茯苓。

加减:嗳气频者,加砂仁、豆蔻;大便溏薄甚者,加赤石脂、山药。

4.3.6 脾虚湿热证

治法:清化湿热,健脾和胃。

主方:黄连汤《伤寒论》。

药物:黄连、甘草、干姜、桂枝、人参、半夏、大枣。

加减:大便溏滞严重者,加木香、黄芩、茯苓;胃脘灼痛甚者,加吴茱萸、煅瓦楞、乌贼骨。

4.4 常用中成药

4.4.1 开胸顺气丸 消积化滞,行气止痛。用于气郁食滞所致的胸胁胀满、胃脘疼痛、嗳气呕恶、食少纳呆。

4.4.2 达立通颗粒 清热解郁,和胃降逆,通利消滞。用于肝胃郁热所致痞满证,症见胃脘胀满、嗳气、纳差、胃中灼热、嘈杂泛酸、脘腹疼痛、口干口苦;动力障碍型功能性消化不良见上述症状者。

4.4.3 越鞠丸 理气解郁,宽中除满。用于胸脘痞闷,腹中胀满,饮食停滞,嗳气吞酸。

4.4.4 舒肝和胃丸 舒肝解郁,和胃止痛。用于肝胃不和引起的胃脘胀痛,胸胁满闷,呕吐吞酸,腹胀便秘。

4.4.5 左金丸 清肝泄火,降逆止呕。用于胁肋胀痛、呕吐口苦、嘈杂吞酸等为表现的肝火犯胃证。

4.4.6 加味左金丸 平肝降逆,疏郁止痛。用于肝郁化火、肝胃不和引起的胸脘痞闷、急躁易怒、嗳气吞酸、胃痛少食。

4.4.7 乌贝散 制酸止痛。用于肝胃不和所致的胃脘疼痛、泛吐酸水、嘈杂似饥。

4.4.8 胆胃康胶囊 舒肝利胆,清利湿热。用于肝胆湿热所致的胁痛、黄疸,以及胆汁反流性胃炎,胆囊炎见上述症状者。

4.4.9 甘海胃康胶囊 健脾和胃,收敛止痛。用于脾虚气滞所致的胃及十二指肠溃疡,慢性胃炎,反流性食管炎。

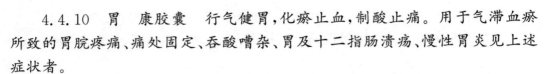

4.4.10 胃 康胶囊 行气健胃,化瘀止血,制酸止痛。用于气滞血瘀所致的胃脘疼痛、痛处固定、吞酸嘈杂、胃及十二指肠溃疡、慢性胃炎见上述症状者。

4.5 胃食管反流病难点及中西医结合治疗策略胃食管反流病难点在于如何控制气体或胆汁等非酸反流,非糜烂性胃食管反流病抑酸治疗症状缓解率低,难治性胃食管反流病抑酸治疗效果差,长期抑酸治疗可能导致不良反应,症状重叠时无明确的综合治疗手段,抑酸停药后导致病情反复[8]。现代医学在这些方面并没有令人满意的治疗方案,而中医药却可以发挥其作用。如可以通过降气和胃来抑制胃气上逆;通过疏利肝胆来缓解胆汁反流引起的症状;通过健脾和胃来改善脾胃功能,促进胃排空等。中医因其辨证与辨病结合,整体与局部兼治,可以弥补现代医学对于难治性胃食管反流病、症状重叠等治疗方案的不足,减少长期服用西药带来的不

4.6 针灸

针灸是治疗胃食管反流病的非药物疗法之一,体针疗法常用穴位:实证用内关、足三里、中脘;虚证用脾俞、胃俞、肾俞、膻中、曲池、合谷、太冲、天枢、关元、三阴交等,以泻法和平补平泻为主。

4.7 胃食管反流病诊治流程

诊治流程见图1。

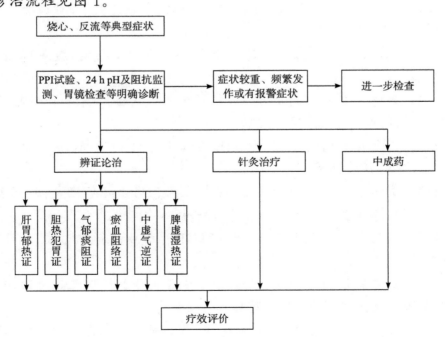

图1 胃食管反流病诊治流程图

5.疗效评定

5.1 症状疗效评定标准

(1)主要单项症状评价:包括反酸、烧心、胸骨后疼痛或不适、嗳气反流等典型反流症状。

主要症状分级记录:0级:没有症状,积0分。

Ⅰ级:症状轻微,不影响日常生活,积1分。

Ⅱ级:症状中等,部分影响日常生活,积2分。

Ⅲ级:症状严重,影响到日常生活,难以坚持工作,积3分。

评价标准:

①临床痊愈:原有症状消失。

②显效:原有症状改善2级者。

③有效:原有症状改善1级者。

④无效:原有症状无改善或原症状加重。

(2)主要症状综合疗效评定标准:按改善百分率=〔(治疗前总积分—治疗后总积分)/治疗前总积分〕×100%,计算症状改善百分率。痊愈:症状消失;显效:症状改善百分率≥70%;有效:30%≤症状改善百分率<70%;无效:症状改善百分率<30%。

5.2 证候疗效评定标准

按上述标准,以症状轻重分为4级(0、Ⅰ、Ⅱ、Ⅲ),积分分别为0分、1分、2分、3分[10],证候总积分为症状积分之和。

①临床痊愈:反流症状消失,疗效指数≥95%。

②显效:反流症状基本消失,虽偶有症状但很快消失,70%≤疗效指数<95%。

③有效:反流症状未消失,但较以前减轻,30%≤疗效指数<70%。

④无效:反流症状未消失,程度未减轻,甚或加重,疗效指数<30%。

采用尼莫地平法计算。疗效指数=〔(治疗前积分—治疗后积分)/治疗前积分〕×100%。参照《中药新药临床研究指导原则》[9]有关标准拟定。

5.3 胃镜下炎症判定标准

治疗前后胃镜下食管黏膜炎症改善情况:按1994年美国洛杉矶世界胃肠病大会制订的《洛杉矶分类(LA分类)法》[11]。痊愈:内镜下食管黏膜正常。显效:食管黏膜表现改善2级。有效:食管黏膜表现改善1级。无效:食管黏膜表现未改善。

5.4 食管运动功能与24小时pH及阻抗监测评价

高分辨率食管测压参照 Chicago 诊断标准[12]，主要观察指标：远端收缩积分（distal contractile integral，DCI）；食管远端平滑肌收缩的压力×持续时间×长度；单位：mmHg·s·cm），收缩前沿速度（contractile front velocity，CFV；单位：cm/s）。

24 小时食管阻抗监测指标[13-14]：包括酸反流（pH＜4）、弱酸反流（pH4～7）、弱碱反流（pH＞7）、液体反流、混合反流、气体反流、食团清除时间（min）、24 小时食团暴露时间（min）、近段反流事件次数以及近段反流事件百分比。阻抗监测指标正常范围采用 Zerbib 等[15]研究结果，符合下列任意 1 项定义为阻抗阳性：酸反流事件中位数≥35、弱酸反流事件中位数≥18、非酸反流事件中位数≥7、SI≥50%、SAP≥95%。

双通道 24 小时食管 pH 值监测评定[15]：主要观察指标：①患者监测期间出现的反酸、反胃、胃灼热和咳嗽等。②食管上、下电极的 De-Meester 总积分。③食管上、下电极的 6 项参数：24 小时食管 pH＜4 的次数，反流时间＞5 min 的次数，最长反流时间，总 pH＜4 的时间占监测时间的百分比，立位、卧位 pH＜4 的时间占监测时间的百分比。

5.5　生存质量评价标准

5.5.1　反流性疾病问卷（reffux diagnostic questionnaire，RDQ，又称耐信量表），是目前国际上最受公认和应用最为广泛的胃食管反流病诊断专用量表，RDQ 是以症状积分为主的病史调查，国内外已经证实其在胃食管反流病诊断的有效性及可靠性[16-17]。RDQ 计分标准：(1)依症状发作频率计分：按照烧心、反食、非心源性胸痛、反酸四种症状每周发生频率，依“从未有过”“1 周＜1 d”、“1 周 1 d”、“1 周 2～3 d”、“1 周 4～5 d”、“几乎每天”分别记 0、1、2、3、4、5 分，最高可得 20 分；(2)依症状发作程度计分：按照上诉四种症状发生程度，“从未有过”记 0 分；“症状不明显，在医生提醒下发现”记 1 分；“症状明显，影响日常生活，偶尔服药”记 3 分；“症状非常明显，影响日常生活，需长期服药治疗”记 5 分；“症状介于 1 分和 3 分之间”记 2 分；“症状介于 3 分和 5 分之间”记 4 分。症状频率及症状程度计分最高 40 分，以 RDQ 积分≥12 分拟诊断为 GERD[18]。

5.5.2　《SF-6 健康量表》是最常用的普适性测量工具，适用于评估胃食管反流病患者健康相关生命质量和临床干预效果[19]；胃食管反流病生存质量量表（GERD-QOL）是香港学者 Chan 等[16]为 GERD 患者研制的用于临床疗效评价和生存质量流行病学调查的自评工具，GERD-QOL 量表应用广泛，其资料收集不受患者年龄和教育水平的影响，扩大了受试人群；同时量表围绕日常活动、治疗反应和情感状态等多领域对胃食管反流病患者进行考察,是一个实用性强的生存质量测评工具[20]。

5.5.3　患者报告结局指标(patient-reported outcomes,PRO)是近些年来国外在健康相关的生存质量之上发展起来的评价指标。PRO 量表即患者报告结局指标的测评量表。在慢性病领域,从患者报告结局指标的角度入手,以量表作为工具来评价中医临床疗效,已经逐渐被认可。借鉴量表的制作原则和方法,研制具有中医特色的脾胃系疾病 PRO 量表,对 GERD 的疗效评价有借鉴意义。

6.预防调摄

6.1　情志调摄

胃食管反流患者往往存在一定程度的情志失调、肝气郁结,所以保持心情舒畅尤为重要,宜疏导患者,树立积极乐观的心态,及时调节好心情,以利疾病早日康复。

6.2　饮食宜忌

①对于肥胖的患者,要控制饮食,平衡营养,尽快减轻体重。②减少高脂肪膳食的摄入,因高脂肪食物可促进小肠黏膜释放胆囊收缩素,从而降低食管下端括约肌张力,使胃内容物易反流。③忌食咖啡、巧克力、薄荷等食物,因其也可以减低食管下端括约肌张力。④禁烟、酒。长期大量摄入酒精,可引起"酒精性"食管炎,吸烟也可能降低食管下端括约肌张力。⑤避免进食过冷、过热及甜酸辛辣等刺激性食物,以防疼痛症状加重,导致病情反复。⑥避免短时间内快速食入大量液体食物。

6.3　用药指导

避免服用可降低食管下端括约肌张力的药物,如普鲁本辛、颠茄、阿托品、氨茶碱、烟酸、异博定、心痛定、安定等。

6.4　起居调摄

①由于反流易发生在夜间,睡眠时应抬高床头(15～20 cm)。②睡前不进食,晚餐与入睡的间隔不得少于 3 h,以减少夜间食物刺激泌酸。③每餐后让患者处于直立位或餐后散步,借助重力促进食物排空,避免剧烈运动。

6.5　随访

本病与生活方式和情志变化等关系密切,病情容易复发,但一般预后较好。

目前尚无足够的临床随访资料阐明 NERD 的自然病程;RE 可以合并食管狭窄、溃疡和上消化道出血;BE 有可能发展为食管腺癌。这 3 种疾病形式之间相互关联及进展的关系需要进一步研究[21]。

GERD初起为实证居多，随着病情的发展逐渐转变为虚实夹杂以及虚证表现，其虚以气虚为主，其实以气滞、痰阻、郁热、湿阻多见；且兼夹证多[22]。本病因与生活方式和情志变化等关系密切，病情容易复发，但一般预后较好。

项目负责人：张声生

共识意见执笔人：朱生樑、王宏伟、周秉舵

参与本共识意见专家如下（按姓氏笔画排名）：丁霞、马群、王凤云、王邦才、王汝新、王秀娟、王垂杰、王春生、王宪波、王晓素、王敏、牛兴东、叶松、田旭东、田耀洲、冯培民、朱生樑、朱莹、任顺平、刘力、刘友章、刘凤斌、刘华一、刘启泉、刘建设、刘绍能、刘德喜、江宇泳、孙玉信、严光俊、苏娟萍、李军祥、李佃贵、李勇、李振华、李培、李乾构、李慧臻、杨胜兰、杨晋翔、杨翠兰、时昭红、吴耀南、何晓晖、余泽云、汪龙德、汪红兵、汶明琦、沈洪、张小萍、张正利、张声生、张磊、陈苏宁、陈涤平、林江、林寿宁、金小晶、周正华、郑昱、单兆伟、赵文霞、赵宇明、胡玲、查安生、钦丹萍、姜莉云、柳文、袁红霞、党中勤、徐进康、徐健众、唐旭东、唐志鹏、陶琳、黄明河、黄绍刚、黄贵华、黄恒青、黄穗平、梁超、董明国、舒劲、曾斌芳、谢胜、谢晶日、路广晃、蔡敏、潘洋、薛西林、魏玮。

参考文献

[1] Vakil N, van Zanten S V, Kahrilas P, et al. The Mont-real definition and classification of gastro-esophageal reflux disease: a globalevidencebased consensus [J]. Am J Gastroenterol, 2006, 101(8): 1900-1920.

[2] 中华中医药学会脾胃病分会. 胃食管反流病中医诊疗共识意见[J]. 中医杂志, 2010, 51(9): 844-847.

[3] 应海峰, 朱生樑. 胃食管反流病中医病名的探讨[C]. 中华中医药学会第二十一届全国脾胃病学术交流会论文汇编, 2009.

[4] 朱生樑. 胃食管反流病基础与中西医临床[M]. 上海：上海科学技术出版社, 2015: 24-25.

[5] 杨旭, 潘飞辰, 李平, 等. 沈洪治疗胃食管反流病临证经验[J]. 河北中医, 2015, 37(5): 653-655.

[6] 陶琳, 张声生. 调肝理脾理论运用胃食管反流病现状和思考[J]. 世界中医药, 2015, 10(5): 671-675.

[7] 李敬华, 胡建华, 张丽颖, 等. 唐旭东通降法治疗胃食管反流病经验[J]. 中医杂志, 2012, 53(20): 1779-1780.

[8]张北华,唐旭东,李保双,等.中医药治疗胃食管反流病的优势探讨[J].中医杂志,2012,53(8):658.

[9]梁学亚,蓝宇,贾绮宾,等.反流性食管炎和非糜烂性反流病患者酸暴露与食管压力监测结果分析[J].中华消化内镜杂志,2006,23(1):11-14.

[10]郑筱萸.中药新药临床研究指导原则(试行)[M].北京:中国医药科技出版社,2002:124-129.

[11] Lundell L R, Dent J, Bennettc J R, et al. Endoscopic assessment of esophagitis:clinical and functional correlate and further validation of the LosAngeles classification[J]. Gut,1999,45(2):172-180.

[12]Chen C L, Yi C H. Assessment of esophageal motor function using cornbined muhichannel intraluminal impedance and manometry in healthy volunteers: a single center study in Taiwan[J]. J Gastroemerol Hepatol,2007,22(7):1039-1043.

[13]易丽莎,陈莹,孙会会,等.24 h食管pH阻抗联合监测诊断胃食管反流病的价值评估[J].同济大学学报(医学版),2013,34(3):40-44.

[14]王晓辉,崔立红,弓三东,等.高分辨率食管测压联合双通道24 h食管pH监测在胃食管反流病发病机制研究中的应用[J].解放军医药杂志,2014,26(8):50-53.

[15]Zerbib F, des Varannes S B, Roman S, et al. Normal values and day-to-day variability of 24 h ambulatory oesophageal impedance-pH monitoring in a Belgian French cohort of healthy subjects [J]. Aliment Pharmacol Ther, 2005, 22 (10): 1011-1021.

[16] Chan Y, ChingJ Y, Cheung C M, et al. Development and validation of a disease-specific quality of life questionnaire for gastroesophageal reflux disease: the GERD-QOL questionnaire[J]. Aliment Pharmacol Ther,2010,31(3):452-460.

[17] Ho K Y, Gwee K A, Khor J L, et al. Validation of a graded response questionnaire for the diagnosis of gas-troesophageal reflux disease in an Asianprimary care population[J]. JC lin Gastroenterol,2008,42(6):680-686.

[18]赵迎盼,廖宇,钟佳珮,等.胃食管反流病问卷(Ger-dQ)与反流性疾病问卷(RDQ)的比较研究[J].胃肠病和肝脏病学杂志,2015,24(5):572-574.

[19]官小莉,汪晖.胃食管反流病患者生存质量测评量表的研究进展[J].中华护理杂志,2015,50(1):97-101.

[20]Shaw M, Dent J, Beebe T, et al. The reflux disease questionnaire: ameasure for assessment of treatment response in clinical trials[J]. Health Qual Life Outcomes,2008,6:31.

[21]Fass R, Ofman J J. Gastroesophageal reflux disease should we adopt a new conceptual framework? [J]. Am J Gastroenterol,2002,97(8):1901-1909.

[22]孙永顺,朱生樑,马淑颖,等.260例胃食管反流病中医证候特点剖析[J].江苏中医药,2004,25(12):11-12.

第七节 功能性消化不良诊疗常规[①]

概述

1. 西医学对功能性消化不良的认识

功能性消化不良（funcational dyspepsia，FD）又称非溃疡性消化不良（non-ulcer dyspepsia，NUD）、非器质性消化不良（non-or ganic dyspepsia，NOD），为国外学者习用的诊断术语，我国于 1987 年首次引用功能性消化不良这个概念，为推动中西医对这一常见多发病的临床诊治与科研工作的国际学术交流，建议采用 FD 诊断概念，开展中西医结合研究。

本病属于消化不良的范畴。1991 年伦敦会议统一定义"消化不良"为临床常见的一组症候群，表现为一种间断或持续的上腹部疼痛或不适感，与进食有关或无关。具体可描述为（1）上腹痛或不适；（2）餐后饱胀；（3）腹部胀气；（4）嗳气；（5）早饱；（6）厌食；（7）恶心；（8）呕吐；（9）烧心；（10）反胃。消化不良分为器质性与功能性两种，后者即 FD。

功能性消化不良（FD）的定义为一个日渐完善的过程（附表），具有代表性的有：（1）1989 年芝加哥国际专科会议：将 FD 分为反流样、运动障碍样、溃疡样、吞气样；（2）1995 年荷兰专题会议：将 FD 分为反流样、运动样、运动障碍样、溃疡样、复合型；（3）罗马标准；2000 年罗马 II 标准.

附表：近年来关于 FD 的定义表

作者（时间）	定义
Talley&Piper(1986)	间断或持续存在上消化道症状 4 周以上，与劳累无关
Talley&Piper(1986)	慢性，复发性疼痛或恶心 3 个月以上，与进食有关或无关
Colin-Jones(1988)	上腹或胸骨后疼痛、不适、烧心、恶心、呕吐等上消化道症状
张锦坤(1989)	慢性上消化道症状，跟踪 2～5 年，2 次以上内镜检查无器质性病变

---

① 厦门市中医院内部使用。

续表

作者(时间)	定义
芝加哥会议(1989)	FD分为反流样、运动障碍样、溃疡样、吞气样
Jones(1990)	消化不良症状持续存在
Talley(1991)	上腹部症状时间超过4周
Stan ghellin(1992)	上腹部不适或疼痛,烧心,恶心,呕吐,反流,早饱等,下腹痛与腹泻除外
Schlemper(1993)	上消化道症状至少3个,病程3个月以上
Cream(1994)	发作性、复发性,或持续性上腹部症状在4周以上
荷兰专题会议(1995)	FD分为反流样,运动障碍样,溃疡样,复合型
Rome标准	上腹正中部疼痛和不适,不包括左、右季肋部的疼痛,时间持续12周
RomeII	一年内有12周表现持续或间断上腹正中疼痛和不适

罗马Ⅱ标准是比较完善和普遍认同的诊断标准,具体表述如下:

在过去1年内至少12周有以下症状:

(1)持续或间断性上腹正中疼痛或不适;

(2)上腹痛和上腹不适未能在排便后缓解,亦未见有粪便次数和外形的改变(既不是IBS);

(3)包括内镜检查未发现胃部器质性病变。

功能性消化不良(FD)是一种常见功能性胃肠疾病,发病率很高。每个人都有过轻重不同、持续时间不等的消化不良症状,由于对日常生活影响程度不同、精神状态不同,有些并未在意,有些则经常就诊。同时人们对消化不良的认识不同、研究方法和计算方法的不同,使FD发病的流行病学资料难以精确统计。一般认为FD的患病率高达20%~40%,年发率在1%以上,占消化门诊的50%左右。欧洲对消化不良的流行病调查证实人群发病率约为19%~78%,而有消化不良症状者相当部分内镜检查结果为正常,其中绝大多数为FD;流行病调查显示:在美国FD占总人群15%~20%,占消化科门诊的30%~40%;我国报道FD占总人群为18%~45%。世界各国每年为FD患者的处理耗费了巨额的费用,如何用较为低廉的费用,安全,有效处理FD是消化界颇受关注的问题。

2. 中医学对 FD 的认识

功能性消化不良是西医病名,中医病名是什么,目前报道较少。关于FD相当于中医什么病,我认为不能笼统地说,而要根据临床主症不同,分别称为

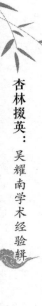

不同的中医病名。

FD 的主症有三：

（1）上腹部痞满，餐后早饱为主症者，应属于中医"痞满"的范畴，可命名为"痞满"；

（2）临床表现以上腹部疼痛或胸骨后疼痛为主症者，应属于中医"胃脘痛"范畴，可命名为"胃脘痛"；

（3）临床表现以嘈杂、烧心、反酸为主症者，应属于中医的"嘈杂"范畴，可命名为"嘈杂"。

确定 FD 中医病名，可与西医分型相对应：中医痞满病相当于 FD 功能障碍型；中医胃脘痛相当于西医 FD 溃疡型；中医嘈杂病证相当于反流型 FD。FD 中医命名与 FD 西医临床分型相联系，有利于中医辨证论治与辨病论治的结合，有利于开展中医科研工作，也有利于中药新药开发。

FD 中医命名虽然有三，但重点在于研究痞满，因反酸量多往往有十二指肠球部溃疡，以胃痛为主症往往有胃溃疡，严格说来，不属于 FD 范围。

病因病机

1.西医病因及发病机制

1.1　胃酸分泌增加

高酸分泌是消化性溃疡（PU）形成的首要因素，部分患者症状特点类似于PU，且对抗酸治疗反应良好，故提示高胃酸分泌可能与 FD 关系密切。

1.2　内脏神经感觉敏感性增加

内脏神经过度敏感可能使 FD 患者对多种刺激因素的反应性增加。试验表明常常 FD 患者对酸的敏感性增加。伟大机械性膨胀耐受性降低。

1.3　上胃肠动力障碍

主要表现为：（1）食物在胃内分布异常；（2）胃窦动力减低，胃排空延缓；（3）十二指肠反流可能代表一特殊 FD 类型，但在 FD 中确切治病尚无定论。

1.4　幽门螺旋杆菌感染

Hp 感染→黏膜慢性炎症或活动性胃炎→胃肠动力障碍→FD 临床症状，可能是 HP 与 FD 的一条途径。

1.5　胃及十二指肠慢性炎症

FD 患者常常被诊断为"慢性胃炎"或"十二指肠球炎"，提示 FD 与胃及十二指肠慢性炎症密切相关。

1.6 胃肠激素分泌异常

血清胃动素水平的改变可能影响到消化间期运动复合波(IMC),FD患者的血清胃动素水平和胃动素峰值均明显下降。可能FD患者的胃黏膜和胃黏液中的免疫反应样生长抑素(SST)增高。且FD患者多见于女性,提示性激素在发病中有一定作用。

1.7 植物神经功能紊乱

迷走神经功能障碍可能是FD的病理生理基础,FD患者的迷走神经张力较健康组低下,缺乏应激相关动力。

1.8 精神心理障碍

采用MMPI问卷(人格调查)提示FD患者的疑病、抑郁、癔病和精神分裂量表上的得分增高,病理心理水平增高,抑郁和特质性焦虑增加。

近年来,由于医学模式由简单的生物模式向整合的生物—心理—社会模式(biopsychosocialmodel)的转化,以及脑—肠相互作用(brain-gut interaction)概念的提出,使人们增加了对FD的认识,理解和关注,治疗较传统疗法有很大进展。

2.中医病因病机

FD的发病可以概括为以下八种:一是禀赋不足、脾胃虚弱;二是饮食伤胃、胃失通降;三是劳倦伤脾、脾失健运;四是情志伤肝、肝郁气滞;五是内伤外感、湿热中阻;六是水湿内停、痰浊滞胃;七是虚火内盛、胃阴不足;八是日久湿滞、寒热错杂。但多因饮食不节与情志所伤所致,一方面由于人民生活水平提高,往往暴饮暴食,饮食过量,损伤脾胃,即所谓"饮食自倍、肠胃乃伤";另一方面,生活节奏加快,工作学习压力增加,精神日益紧张,致情志抑郁,伤及气机,肝气郁结犯胃,脾胃受伤,纳运失调,形成食积、湿热、痰、瘀等病理产物,阻滞中焦气机,脾胃升降失司,导致胃肠运动功能紊乱,出现上腹痞满、纳呆早饱、疼痛嘈杂、烧心反酸等一系列主要症状。

FD病位在胃,涉及肝脾,基本病机可归纳为:脾胃损伤、纳运失常;肝气郁结、气机不利;气血瘀阻、痰湿阻胃、损伤气机;为本虚标实,虚实夹杂。其中脾虚为本,气滞血瘀、食积痰湿等实邪为标,但脾虚气滞为基本病机,且贯穿本病的始终。治宜标本同治,以健脾理气法为基本治法,在健脾益气的基础上,重用理气药,再跟据临床症状进行加减,可获得较好疗效。

脾胃的正常生理功能是纳和化、升和降、燥和湿的矛盾统一。临床需要特别重视脾胃气机的升降,《素问·阴阳应象大论篇》曰:"清气在下,则生飧泄,浊气在上,则生䐜胀,此阴阳反作,病之逆从也。"如胃气不降则糟粕不能下行,其在上则胸闷哽噎,在中则胃脘胀痛,在下则大便秘结;若胃气不降反升,可致嗳气呃逆,恶心呕吐,反酸烧心等;若脾气不升,则不能运化精微,益气生血,可致餐后脘闷、食后嗜睡、腹胀腹泻、消瘦乏力、精神倦怠等;若脾气不升反降,则中气下陷,症见腹部坠胀,肛门坠胀,大便滑脱失禁。因此,治疗FD要求把握气机升降,注意脾之升清,胃之和降,且时时勿忘肺之宣降,肝之调达,此治FD之大法。

诊断、鉴别诊断

诊断标准:罗马Ⅱ标准。

在过去1年内至少12月有以下症状:

(1)持续或间断性腹正中疼痛或不适;

(2)上腹痛和上腹不适未能在排便后缓解,亦未见有粪便次数和外形的改变(即不是IBS);

(3)包括内镜检查未发现胃部器质性病变。通过内窥镜及实验和影像学检查排除胃、肝、胆、胰及肠道的器质性病变,除外消化性溃疡,肿瘤,反流性食道炎,肝胆胰疾病,肠激惹综合症及其他系统疾病的一组临床证候群。

鉴别诊断:由于本病的诊断方式是有主诉加排除诊断相结合,所以需借助X线、B超、内窥镜等实验室和影像学现代检查手段排除胃、肝、胆、胰及肠道的器质性病变,除外慢性胃炎、十二指肠炎、消化性溃疡、胃黏膜脱垂、肿瘤、反流性食道炎、肝胆胰疾病、肠激惹综合症及其他系统疾病。

治疗进展

1.西医治疗进展

1.1 抗酸剂和抑酸剂

Delatter等FD多中心研究提示西米替丁2周缓解率高于安慰剂,奥美拉唑、胶体铋、硫糖铝、喜克溃,麦滋林-S等均可做辅助治疗,而单用效果差。

1.2 胃动力药

对于FD的治疗,西药目前已有三代促胃动力剂,第一代及第二代主要作用于上消化道。第一代胃复安为中枢性多巴胺受体阻滞剂,能通过血脑屏障,引起明显的椎体外系副作用和泌乳反应;第二代吗丁啉为外周多巴胺受体阻滞剂,但仍有部分患者出现精神症状和泌乳;第三代西沙比例是通过选择性地增加肠肌神经丛节后处乙酰胆碱的释放而促进胃肠运动。由于肠肌间丛上 5-羟色胺 4 型受体(5-HT$_4$)广泛存在于全胃肠道,故其促动力作用是广谱的。但本品可能引起心电图 QT 间期延长,昏厥和严重的心律失常。伊托必利为一种新型的消化道促动力药,对循环系统无明显影响,但主要不良反应有过敏症状,消化道症状,神经系统症状等。莫沙必利为强效选择性 5-HT$_4$ 受体激动剂,虽无锥体外系综合征和室上性心动过速等心血管副作用,但有与伊托必利相类似的副作用。

另外,英国 Pilot、日本伊藤等相继报告了红霉素对消化道的促动力作用。它促使 MMI3 期运动(移行性复合运动)出现。但红霉素有肝毒性和过敏等副作用。

(1)甲氧氯普胺 Metoclopramide(灭吐灵、胃复安)。

(2)多潘立酮 Domperidone(吗丁林)。

(3)西沙必利 Cisapride(普瑞博思)。

(4)伊托必利 Itopride(瑞复啉)。

(5)莫沙必利 Mosapride(贝洛纳)。

(6)红霉素 Erythromycin。

1.3 抗 Hp 治疗

FD 的 Hp 检出率在 $39\%\sim87\%$,HP 可引起自限性消化不良,但 Hp 对 FD 的致病作用仍然不清楚。所以抗 Hp 治疗仍然是争论的焦点。对 Hp 阳性的 FD 患者,是否需要根除 Hp,支持和反对的意见大致相等,但近两年情况出现某些变化。1999 年全国慢性胃炎研讨会共识意见提出,消化不良仅在经常规治疗效差时才主张根除 Hp。而 2000 年欧洲 Hp 感染处理的观念 Maastricht-2 公识中建议对 FD 患者根除 Hp。并指出"虽然建议对 FD 患者根除 Hp 所根据的症状改善效益是轻度的,15 例 Hp 感染患者才能治愈 1 例 FD 患者,然而这一 10% 或更低的效应率相等于任何现有 FD 的治疗,包括抗分泌治疗"。2002 年 8 月第三届全国 Hp 学术会议纪要中强调了对 Maastricht-2 报告的重视。近来有上海专家对"1999 年 Hp 共识"提出了修改要求。2000 年国外有报告短程根除 Hp 治疗可获得与长期持续或间断服用质子泵抑制剂或促动力药物相似的症状改善率(随访 1 年)。2001 年国内报告 60 例 FD 患者,根除 Hp,随访两年,能长期有效地缓解消化不良症状,且均存在费用/效益比优势。故目前国内外对 FD 患者的 Hp 根除治疗的态度出现某种认可和积极的倾向。

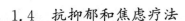
1.4 抗抑郁和焦虑疗法

流行病学资料显示FD患者普遍存在抑郁和焦虑情绪。由于发病的医学模式的转化,以及脑—肠相互作用(brain-gutinteractions)概念的提出,近年来,强调解决或减轻患者的心理及精神障碍以促进康复。因此对于传统药物如吗丁啉,普瑞博斯等胃肠动力药及抑酸剂疗效欠佳的某些患者,尤其是一些难治性病例,学者们不断尝试着用各种抗抑郁药和抗焦虑药来治疗FD。目前普遍认为,对于有明显抑郁和焦虑的FD患者,抗抑郁和抗焦虑药将有帮助。三环类抗抑郁药(TCA)和选择性5-羟色胺再摄取抑制剂(SSRI)是常用的抗抑郁剂。Tanum等报道,用三环类抗抑郁药米安舍林(mianserin)治疗症状超过12月的各类顽固性FGID,发现不仅治疗组患者的主要和次要症状得以改善,其在缺勤,社会生活和家庭生活质量等方面亦有明显改善。潘小平等对比了24例FD患者和24名健康人,显示FD患者存在明显精神和躯体症状(包括焦虑抑郁情绪等),在接受抗抑郁药物帕罗西汀或氟西汀治疗8周后,FD患者的精神和躯体症状均有明显改善。其他的一些研究显示了抗抑郁药物治疗的有效性,对有焦虑症状的FD患者,小剂量的苯二氮卓类(如地西泮,阿普唑仑等)可能有效。

2. 中医辨证论治

根据FD的临床表现,中医主要辨为脾虚气滞、脾虚痰湿、肝郁气滞、饮食积滞、寒热错杂五个证型进行施治。

2.1 脾虚气滞证

治法:健脾理气。

方药:香砂六君汤加味。

| 潞党参15 g | 茯苓15 g | 炒白术10 g | 木香6 g^(后下) |

潞党参15 g　　　茯苓15 g　　木香6 g$^{(后下)}$

缩砂仁6 g$^{(后下)}$　　陈皮10 g　　姜半夏10 g　　厚朴12 g

徐长卿15 g　　　甘草6 g

2.2 脾虚痰湿证

治法:健脾祛湿化痰。

方药:香砂六君汤加减。

潞党参15 g　苍术10 g　　茯苓20 g　　陈皮10 g

姜半夏12 g　木香6 g$^{(后下)}$　　砂仁6 g$^{(后下)}$　　莱菔子15 g$^{(包煎)}$

大腹皮12 g　甘草6 g

2.3 肝郁气滞证

治法:疏肝理气。

方药:四逆散加味。

柴胡 10 g	白芍 15 g	枳实 10 g	制香附 10 g
莪术 10 g	郁金 12 g	佛手 15 g	炒白术 12 g
栀子 10 g	甘草 6 g		

2.4 饮食积滞证

治法:消积导滞。

方药:枳术丸加味。

枳实 15 g	炒白术 15 g	茯苓 12 g	焦三仙各 12 g
鸡内金 10 g	蒲公英 20 g	陈皮 10 g	姜半夏 10 g
大黄 2 g	焦槟榔 10 g	甘草 6 g	

2.5 寒热错杂证

治法:寒热并用、和中消痞。

方药:半夏泻心汤加减。

姜半夏 12 g	枯黄芩 12 g	黄连 5 g	干姜 10 g
太子参 12 g	炒白术 10 g	陈皮 10 g	厚朴 10 g
吴茱萸 3 g	生甘草 5 g		

总之,治疗FD要灵活运用香砂六君子汤、四逆散、枳术丸和半夏泻心汤。

香砂六君子汤中从现代药理学研究分析:四君子汤可以促进消化,促进胃排空,调节胃肠运动功能,增加小肠的吸收,另外,四君子汤对脾虚证临床所表现的胃泌素,D-木糖等多种生化病理改变均有明显的恢复正常和改善作用。陈皮所含的挥发油对胃肠道的作用有利于胃肠积气的排泄,促进胃酸的分泌,有助于消化,同时,所含的橙皮甙有维生素P样作用,可降低毛细血管的通透性,防止出血,抗炎和调节胃肠功能的作用。半夏可抑制呕吐中枢,有良好的止呕作用。木香和枳壳切中病机,用量大、疗效明显,使胃肠运动收缩节律增强,还有抑制调节植物神经,中枢神经功能,促进内源性内动素的释放。所以,香砂六君子汤可以调整胃肠运动功能,增加胃排空,促进消化液的分泌和胃肠吸收功能,是治疗FD比较理想的方剂之一。

四逆散疏肝理气、缓急止痛。方中柴胡皂甙、白芍碱可镇痛,白芍可松弛和抑制胃肠平滑肌运动,枳实可兴奋胃肠平滑肌,使胃肠运动收缩节律增强,紧张性增加。白芍和甘草配伍为芍药甘草汤,药理实验表明,有抗炎及缓解胃肠平滑肌痉挛的功能,白芍又有兴奋和抑制胃肠运动双向调节作用。因此,四逆散有消炎,调节胃肠运动双向作用。

枳术丸健脾消痞,主治脾虚气滞、饮食停聚、胸脘痞闷、不思饮食,方中白术补气健脾,枳实理气通便,两药配合消补并用,对胃肠道有较好的调节平衡作用。药理实验表明,既能兴奋胃肠,促进蠕动,又能降低胃肠平滑肌张力,解除痉挛,对胃肠运动有双向调节作用。

半夏泻心汤,温武兵通过半夏泻心汤煎剂对小鼠胃肠蠕动功能,对家兔十二指肠平滑肌肌电活动,对家兔离体小肠运动的影响的实验观察,表明半夏泻心汤煎剂对实验动物的胃肠运动功能呈轻微抑制倾向。认为这一效应的产生可能与半夏、黄芩、黄连、炙甘草、大枣的药理作用有关。结果还表明半夏泻心汤煎剂对药物干扰下的动物胃肠蠕动功能、动物在体十二指肠平滑肌肌电活动、动物离体小肠机械收缩功能均呈兴奋与抑制的双向调节作用。这种双向调节效应表现在半夏泻心汤既能抑制动物胃肠蠕动亢进,又可兴奋抑制条件下的胃肠蠕动,能根据不同条件、状态显示出不同的适应原样效应。这些作用的产生,表明半夏泻心汤既可兴奋胃肠,促进胃肠蠕动,又可降低平滑肌张力,解除胃肠平滑肌痉挛,对恢复胃肠平滑肌蠕动与张力的平衡,改善胃肠功能紊乱是十分有益的。

上述可见,中药治疗功能性消化不良不仅与促胃肠动力,调节胃肠激素和增加容受能力有关,且与中药的多层次,多靶点,双向调节有密切关系。因功能性消化不良的发病机理至今尚未明了,西医治疗多从应用促动力药,抗酸药及根除 HP 着手,疗效不甚满意且副作用较大。中药临床治疗本病确有疗效显著,副作用少的优点,故中药治疗功能性消化不良的机理日益受到重视。

辨证调护

(1)纠正不良饮食习惯和不良嗜好;

(2)保持良好的精神状态和情绪稳定;

(3)少吃易引起腹胀的食品,较少胃肠道的气体;

(4)避免进食含气的饮料,如汽水、可乐等;

(5)避免吃产气的食物如萝卜、洋葱、豆类、白薯、蜂蜜、牛奶、蔗糖等;

(6)减少不易消化食物、刺激性食物的摄入:如大量脂肪、蛋白质、甜点、豆制品、薯类。肥胖者宜减轻体重;

(7)加强卫生宣教,使患者增强主动适应能力。

胃肠道不但受中枢,周围,肠自主神经系统的共同支配,既有感觉又有运动,还受神经内分泌系统的调控。故胃肠道是心身相关最敏感的器官,有人称胃为人类情绪的反应板。这也是社会心理因素致病的生理基础.除了上述的抗抑郁,抗焦虑药物和中药治疗,以及普通心理治疗外,我们要加强卫生宣教,宣教的内容除了合理饮食、作息规律、劳逸结合外,还要使患者了解外界的种种不良信息通过脑—肠轴,在不同水平上影响着胃肠的运动和感觉,同时,躯体反应又进一步影响了人的情绪和行为。通过卫生宣教,一方面使患者了解某些症状的产生和加重的原因,进而减轻对疾病相关症状的过分焦虑,更重要的是使患者主动避免不良社会应激情况,或通过主动的自我心理调试,增强应激能力,减轻焦虑的程度,以利于疾病的恢复和减少发作。必要时,可利用生物反馈方法进行治疗。

总之,FD作为生物—心理—社会医学模式的典型性疾病,病因是多因素的,故FD的治疗应针对脑—肠轴的不同水平,采用中西医综合治疗及个性化治疗原则,但不论是促动力剂,抗抑郁药,抗焦虑药和心理疗法,还是中药治疗都应不仅重视躯体症状的改善,而且应同时重视改善心理状态和提高与相关的生活质量才能获得更好的疗效。

第八节 大肠息肉(结肠息肉)中医诊疗方案(2004)[①]

一、诊断

(一)疾病诊断

1.中医诊断:大肠息肉是指大肠黏膜上的单个或多个赘生物。以腹痛或腹部胀满不适,大便溏泻或黏液便,或便血、便秘等为临床表现。

2.西医诊断:参照《胃肠病学》(第三版,郑芝田主编,人民卫生出版社)《临床诊疗指南:消化系统疾病分册》(中华医学会编著,人民卫生出版社)。

(1)有腹痛、腹泻及黏液便或便秘、便血等症状或局部压痛体征。也可无症状及体征。

---

① 厦门市中医院内部使用。

(2)X线钡剂检查：根据病史、症状作X线钡剂灌肠检查，可检出息肉，气钡双重造影更清晰。

(3)内镜检查：结肠镜检查是结肠息肉诊断最佳方法。根据病史、症状作结肠镜检查，可检出息肉。同时进行黏膜活检，有助于与其他赘生物鉴别和了解息肉的组织学类型。

(二)证候诊断

1. 湿瘀阻滞证：大便溏烂不爽或黏液便，或见便下鲜红或暗红血液，或腹痛腹胀，或腹部不适，脘闷纳少。舌质偏暗或有瘀点、瘀斑，苔白厚或腻，脉弦或涩。

辨证分析：本证以湿邪内蕴，瘀血阻滞为主要病机。患者平素饮食不节，伤及脾胃，脾虚湿滞，湿邪壅滞大肠，气血运行不畅，故见大肠肿物形成；湿困中焦，大肠传动功能失司，清浊部分，杂合而下，故见大便溏烂不爽或黏液便；久病入络，瘀血内阻，血液不循常道，溢于脉外，下注肠道，故见便血；湿邪困脾，中焦气机不畅，故见腹痛腹胀或腹部不适，脘腹满闷；脾失健运，故见纳少。舌质偏暗或有瘀点、瘀斑，苔白厚或腻，脉弦或涩为湿瘀阻滞之象。本证以脘闷纳少，舌质偏暗或有瘀点、瘀斑，苔白厚或腻，脉弦或涩为辨证要点。

2. 肠道湿热证：腹胀腹痛，大便溏泻，或黏液便，泻下不爽而秽臭，或有便血，或大便秘结，兼口渴喜饮，小便黄，肛门灼热坠胀，舌质偏红，舌苔黄腻，脉弦滑或滑数。

辨证分析：本证以湿热积滞肠中，与气血搏结，脂膜血络受伤为主要病机。患者平素喜食油腻，久之酿生湿热，湿热之邪壅滞大肠，气血运行不畅，故见大肠肿物形成；湿热之邪积滞肠中，与气血搏结，气机不畅，传导失常，故腹痛腹胀，泻下不爽；肠道传导失司，清浊不分，杂合而下，故见腹泻；湿热与气血搏结，脂膜血络受伤，化脓出血，故可见黏液便或便血；湿热伤津，故见口渴，肠失濡润，故偶可见便秘；湿热下注则肛门灼热坠胀，小便黄；舌红苔黄腻、脉滑数皆为湿热内盛之象。本证以泻下不爽，肛门灼热坠胀，伴湿热内盛征象为辨证要点。

3. 气滞血瘀证：脘腹胀闷疼痛，或有刺痛，便秘、便血或大便溏烂，或有痞块，时消时聚，舌质偏暗或有瘀斑，脉弦或涩。

辨证分析：本证以气机阻滞，瘀血内阻为主要病机。平素性情急躁，中焦气机不利，肠道气血运行不畅，故见大肠肿物形成；不通则痛，故见脘腹胀满疼痛；久病入络，瘀血内阻，故偶有脘腹刺痛；中焦气机不利，肠道传导失司，故见便秘或大便溏烂;肠道瘀血内阻,血液不循常道,溢于脉外,下注肠道,故见便血;中焦气机郁滞,故见腹部痞块,时消时聚。舌质偏暗或有瘀斑,脉弦或涩为气滞血瘀之象。本证以脘腹胀闷疼痛,或有刺痛,舌质偏暗或有瘀斑,脉弦或涩为辨证要点。

4.脾虚夹瘀证:见腹痛隐作,大便溏薄,便血色淡,神倦乏力,面色萎黄,纳呆,或畏寒、四肢欠温,舌质淡胖而暗,或有瘀斑、瘀点,脉虚或细涩。

辨证分析:本证以脾气亏虚,瘀血内阻,肠道运化失常为主要病机。患者平素饮食无规律,日久伤及脾胃,脾气亏虚,不荣则痛,故见腹部隐痛;脾失健运,肠道传导失司,清浊部分,杂合而下,故见大便溏薄;脾虚统摄无权,血溢脉外,故见便血色淡;脾主四肢肌肉,脾虚失养,故见神疲乏力、面色萎黄、畏寒、四肢欠温;脾虚健运失司,故见纳差;久病入络,故见舌暗,舌下瘀斑;舌质淡胖而暗,或有瘀斑、瘀点,脉虚或细涩皆为脾虚夹瘀之象,本证腹部隐痛,倦怠乏力,舌淡暗有瘀斑为辨证要点。

5.脾虚湿热证:腹痛、腹胀,大便溏薄或秘结,神疲乏力,纳呆,面色萎黄,口干口苦,大便偶夹血液,小便黄,舌淡红苔黄或黄腻,边有齿印,脉细滑或弦细。

辨证分析:本证以脾气亏虚,湿热内蕴为主要病机。平素饮食不节,伤及脾胃,脾虚健运失司,湿浊内生,郁而化热,致湿热蕴结,湿热之邪壅滞大肠,气血运行不畅,故见大肠肿物形成;中焦气机不畅,不通则痛,故见腹胀腹痛;脾虚失运,肠道传导功能失司,故见大便溏薄或秘结;脾主四肢肌肉,脾虚失运,故见神疲乏力、面色萎黄;脾虚中焦运化失司,故见纳差;湿热伤津,故见口干口苦、尿黄;湿热之邪下注肠道,脂膜血络受伤,故见便中夹血;舌淡红苔黄或黄腻,边有齿印,脉细滑或弦细为脾虚湿热之象。本病以腹痛腹胀,神疲乏力,口干口苦为辨证要点。

6.脾阳亏虚证:腹部隐痛或胀闷,大便溏薄或秘结,形寒怕冷,喜热饮食,舌淡红苔薄白,脉沉细。

辨证分析:本证以脾阳亏虚,中焦失于濡养为主要病机。患者素体禀赋不足,脾阳不足,不荣则痛,故见腹部隐痛或胀闷;脾虚失运,肠道传导功能失司,清浊部分,杂合而下,故见大便溏薄;脾虚推动无力,故见便秘;脾主四肢肌肉,脾阳亏虚,故见形寒肢冷;中焦失于温煦,故见喜热饮食;舌淡红苔薄白,脉沉细为脾阳亏虚之象。本病以腹痛便溏、形寒肢冷为辨证要点。

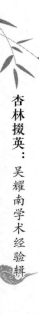
二、治疗方案

（一）辨证选择口服中药汤剂或中成药

1. 湿瘀阻滞证

治法：行气化湿，活血止痛。

推荐方药：平胃散合地榆散加减。

苍术、陈皮、地榆、槐花、茯苓、薏苡仁、莪术、丹参、赤芍、槟榔等。

2. 肠道湿热证

治法：清热解毒，行气化湿。

推荐方药：地榆散合槐角丸加减。

地榆、槐花、枳壳、槟榔、当归、赤芍、黄芩、茯苓、蒲公英、薏苡仁、防风等。

3. 气滞血瘀证

治法：活血化瘀，行气止痛。

推荐方药：血府逐瘀汤加减。

当归、生地黄、桃仁、红花、枳壳、赤芍、柴胡、川芎、牛膝、薏苡仁、槐花、地榆、桔梗、甘草等。

4. 脾虚夹瘀证

治法：补益气血，活血化瘀。

推荐方药：四君子汤和化积丸加减。

党参、白术、茯苓、薏苡仁、莪术、煅瓦楞子、丹参、三七、槟榔等。

5. 脾虚湿热证

治法：健脾益气，清热利湿。

推荐方药：参苓白术散合芍药汤加减。

党参、白术、茯苓、白扁豆、陈皮、薏苡仁、砂仁、赤芍、黄芩、黄连、槐花炭、栀子、炙甘草等。（去白芍、当归、木香、槟榔、砂仁、大黄，加赤芍、槐花炭、栀子）

6. 脾阳亏虚证

治法：健脾益气，温阳补虚。

推荐方药：附子理中汤加减。

制附子、白术、党参、炙甘草、干姜、香附、白芍等。

（二）静脉滴注中成药注射剂

根据病情可辨证选用丹参注射液、香丹注射液、热毒宁注射液、黄芪注射液或参麦注射液等。

（三）针灸治疗

1.针刺治疗

主穴：天枢、大肠俞、上巨虚、三阴交、血海。

配穴：湿瘀阻滞证配阴陵泉、丰隆；肠道湿热证配合谷、内庭、阴陵泉；气滞血瘀证配太冲、阳陵泉；脾虚夹瘀证配脾俞、足三里、关元。

操作方法：患者取卧位或坐位，使用 0.40×50 mm 毫针，取主、配穴进行治疗，根据穴位部位不同选择进针角度及深度，根据病情使用补、泻手法，留针 30 分钟。

疗程：每天 1 次，7 天为 1 个疗程。一般治疗 3～4 个疗程。

2.艾灸治疗

穴位选择：关元、天枢、大肠俞。

灸法：艾条灸 30 分钟，艾罐灸 30 分钟。

操作方法：点燃艾条，将点燃的一端，在距离施灸穴位皮肤 3 cm 左右处进行熏灸，以局部有温热感而无灼痛为宜。每处灸 30 分钟，至局部皮肤红晕为度。

疗程：每天 1 次，每次 2 个部位。10 天为 1 个疗程，一般治疗 3 个疗程。

（四）中药肠道水疗

术后 5 日后可进行中药肠道水疗。

1.证候偏于湿热者，治宜清热除湿，导滞止痛。

推荐方药：白头翁汤合香连丸加减。

白头翁、秦皮、黄连、木香、地榆、槐花、赤芍、苍术、延胡索、冰片等。

使用结肠途径治疗仪进行水疗或保留灌肠，每日 1 次，7 日为 1 个疗程，治疗 1～2 个疗程。

2.证候偏于湿瘀者，治宜除湿导滞，清热活血。

推荐方药：平胃散合香连丸加减。

苍术、陈皮、黄连、木香、茯苓、槐花、丹参、地榆、赤芍、冰片等。

使用结肠途径治疗仪进行水疗或保留灌肠，每日 1 次，7 日为 1 个疗程，

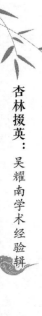

治疗 1~2 个疗程。

（五）外治法

1. 穴位注射疗法

主穴：大肠俞、天枢、三阴交、足三里、上巨虚。

配穴：湿瘀阻滞证配血海、丰隆；肠道湿热证配下巨虚；气滞血瘀证配太冲、膈俞；脾虚夹瘀证配脾俞、血海。

药物：黄芪注射液、当归注射液、丹参注射液。

操作方法：穴位常规消毒，用 5 mL 注射器，选择上述药液其中一种，吸取 4 mL。刺入穴内，探得针感后，回抽无血，缓慢注入药液，每穴注射 1 mL。主、配穴可轮换搭配使用。

疗程：每 2 天 1 次，10 天为 1 个疗程。一般治疗 2~3 个疗程。

2. 贴敷疗法

常用穴：神阙、天枢、关元。

辨证用药：

（1）湿瘀阻滞证：薏苡仁、苍术、当归、赤芍、川芎、冰片各等份，研细末。

（2）肠道湿热证：黄芩、黄连、茯苓、冰片各等份，研细末。

（3）气滞血瘀证：当归、赤芍、延胡索、香附、冰片各等份，研细末。

（4）脾虚夹瘀证：党参、黄芪、川芎、桃仁、红花、冰片各等份，研细末。

（5）脾虚湿热证：党参、黄芪、茯苓、白术、黄芩、黄连、石菖蒲、冰片等份，研细末。

（6）脾阳亏虚证：制附片、黄芪、吴茱萸、干姜、党参、炒白术相应份量，研细末。

操作方法：在调配好的中药粉末中加入适量凡士林或蜂蜜调成膏状，做成直径约 0.5 cm 的药饼，用胶布固定于所选穴位上。贴药后留置 8 小时。敷药后局部皮肤若出现红疹、瘙痒、水泡等过敏现象，应暂停使用。

疗程：每次选 1~2 个穴位。每日换药 1 次，10 天为 1 个疗程，一般为 1~3 个疗程。

3. 埋线疗法

主穴：大肠俞、天枢、三阴交、足三里、上巨虚。

配穴：湿瘀阻滞证加血海、丰隆；肠道湿热证加下巨虚；气滞血瘀证加太冲、膈俞；脾虚夹瘀证加脾俞、血海。脾阳亏虚证加脾俞、肾俞、关元。

操作方法：将已消毒的羊肠线置入注射器针头内，局部消毒后快速刺入穴位,将羊肠线推入穴位皮下或肌层。

疗程:10 天/次,一般治疗 4～5 次。

（六）雷火灸疗法

针对脾虚、阳虚、血瘀症患者,可酌情选用雷火灸疗法。每次 6～12 柱灸,每次 30～40 min,3 天 1 次,10 次 1 个疗程。

（七）其他疗法

根据病情需要和临床症状,可选用针灸治疗仪、特定电磁波治疗器、足疗仪、针刺手法针疗仪、电磁治疗仪等,与外治法结合治疗。

（八）护理调摄

根据不同证型进行辨证施食、饮食指导、情志调摄及健康教育等。

三、疗效评价

（一）评价标准

1. 中医证候疗效评价:参照《中药新药临床研究指导原则》制定。
临床痊愈:腹痛、腹泻、便血、便秘等症状或体征消失或基本消失;
显效:腹痛、腹泻、便血、便秘等症状或体征明显改善;
有效:腹痛、腹泻、便血、便秘等症状或体征均有好转;
无效:腹痛、腹泻、便血、便秘等症状或体征无明显改善,甚或加重。
2. 疾病疗效评价:参照《临床疾病诊断依据治愈好转标准》制定。
临床治愈:息肉消除,临床症状及体征消失。
显效:息肉消除,临床症状及体征明显好转。
有效:息肉消除,临床症状及体征部分好转。
无效:息肉消除,临床症状及体征无好转。
3. 中（远）期疗效评价:
治愈:半年内息肉、临床症状及体征无复发。
无效:半年内息肉复发,临床症状及体征反复。

（二）评价方法

1. 评价中医证候疗效根据治疗前后症状及舌脉的变化评价。

2. 疾病疗效评价采用内镜观察及症状观察相结合的方法进行评价。

3. 中（远）期疗效评价采用内镜观察及症状观察相结合的方法进行评价。

四、难点分析

1. 大肠息肉（结肠息肉）患者一般存在不良生活习惯，如喜食肥甘厚腻或饮酒，运动少，发现病情后也难完全纠正，故常易复发。

2. 息肉综合征、多发息肉、大息肉或复杂情况（息肉多发大于 5 枚以上，或息肉直径≥2 cm；或广基息肉；或蒂直径≥1 cm 的粗蒂息肉；或侧向生长型息肉）患者手术难以切除干净，且易复发。

第九节　吐血、便血（上消化道出血）中医诊疗常规（2006）[①]

胃、肠脉络受损或失固，血随胃气上逆故见吐血，血液随大便而下而见便血。可见于上消化道出血。

一、诊断标准

（一）疾病诊断

1. 中医诊断标准（参照全国中医药行业高等教育"十三五"规划教材第 2 版，2019）

（1）血随胃气上逆，可见吐血鲜红或咖啡样；血液随大便而下，或血与粪便夹杂，或单纯便血，出血量大时大便颜色可偏红，出血量少时可表现为解黑便。

---

① 厦门市中医院内部使用。

(2)可伴有腹痛,出血量多者可出现头晕,心悸气短,汗出肢冷,甚则晕厥。

2.西医诊断标准(参照第12版实用内科学,2005)

(1)呕血或黑便;

(2)失血性周围循环衰竭;

(3)贫血和血象变化;

(4)发热;

(5)氮质血症;

(6)经胃镜检查证实为上消化道病变所致的出血(食管、胃、十二指肠、胆道、胰腺)。

(1)、(6)项为必备项目,其余各项为辅助诊断项目。

(二)证候诊断

1.吐血

(1)胃热壅盛:

主症:脘腹胀满,甚至作痛,吐血色红或紫暗,常夹食物残渣,口干口臭,便秘,大便色黑。

舌脉:舌红,苔薄黄或黄腻,脉滑数。

证候分析:本证以胃肠积热,胃络受伤为主要病机。热邪灼伤胃络,血溢脉外,随胃气上逆,故见呕血;热邪阻滞中焦,胃气痞塞不通,胃失和降,则脘腹闷痛;热邪阻滞气机,津液不能上乘,则口干口臭;热邪伤津,肠失濡润,故见便秘;舌质红,苔薄黄或黄腻,脉滑数为胃热壅盛之征。本病以呕血、口干,苔黄为辨证要点。

(2)肝火犯胃:

主症:吐血色红或紫暗,口苦胁痛,心烦易怒。

舌脉:舌红绛,脉弦数。

证候分析:本证以肝郁犯胃,气机郁滞,久而化热,灼伤胃络为主要病机。热邪灼伤胃络,血溢脉外,随胃气上逆,故见呕血;热灼津伤,故见口苦;肝气郁结,气机不畅,故见两胁疼痛、心烦易怒;舌质红,脉弦数为肝火犯胃之象。本证以吐血、口苦胁痛、心烦易怒为辨证要点。

(3)脾虚湿热:

主症:吐血色红或紫暗,脘腹胀痛,倦怠乏力,口干口苦,小便淡黄。

舌脉:舌淡红,苔黄腻,脉细滑。

证候分析:本证以脾虚湿热,湿热内蕴,灼伤胃络为主要病机。脾胃虚弱,运化失司,湿浊内停,蕴久化热,湿热内蕴,热伤血络,血溢脉外,随胃气上逆,故见呕血;湿热阻滞中焦,胃气痞塞不通,则胃脘闷痛;脾胃虚弱,失于濡养,故见倦怠乏力;湿热困脾,脾失健运,水湿不化,故见口干口苦;舌质淡红,苔黄腻,脉细滑为脾虚湿热之征。本病以呕血、倦怠乏力、口干口苦为辨证要点。

(4)气虚不摄:

主症:吐血缠绵不止,时轻时重,血色暗淡,神疲乏力,气短声低,面色苍白。

舌脉:舌淡,苔白,脉细。

证候分析:本证以脾胃虚弱,气虚不摄为主要病机。胃病日久,伤及脾胃,脾胃气虚,气不摄血,血溢脉外,随胃气上逆,故见呕血;脾气亏虚,气短不足,故见少气懒言;脾主肌肉四肢,气虚不能濡养四末,故肢体倦怠,面色苍白;舌淡苔白,脉细,均为脾胃气虚之象。

2.便血

(1)肠道湿热:

主症:便血色红,大便不畅或稀溏,或有腹痛,口苦。

舌脉:舌红,苔黄腻,脉濡数。

证候分析:本证以湿热蕴结,灼伤胃络为主要病机。湿热之邪灼伤脉络,血溢脉外,下注肠道,故见便血;湿热之邪下注肠道,肠道传导功能失司,故见大便不畅或稀溏;湿热中阻,中焦气机不畅,不通则痛,故见腹痛;湿热伤津,故见口苦;舌质红,苔黄腻,脉濡数为湿热俱重之征。本病以便血舌红,口干口苦,苔黄腻为辨证要点。

(2)热灼胃络:

主症:便色如柏油,或稀或稠,伴胃脘疼痛,口干。

舌脉:舌红,苔薄黄,脉弦细。

证候分析:本证以热灼胃络,胃络受伤为主要病机。热邪灼伤胃络,血溢脉外,下注肠道,故见便血;热邪阻滞中焦,胃气痞塞不通,胃失和降,故见胃脘疼痛;热邪阻滞气机,津液不能上乘,则口干;舌质红,苔薄黄,脉弦细为热灼胃络之征。本病以便血、口干,舌红苔黄为辨证要点。

(3)脾虚湿热:

主症:便血色暗红或紫黑,便解不畅或稀溏,脘腹胀痛,倦怠乏力,小便淡黄。

舌脉:舌淡红,苔黄腻,脉细滑。

证候分析:本证以脾虚湿热,湿热内蕴,灼伤胃络为主要病机。脾胃虚弱,运化失司,湿浊内停,蕴久化热,湿热内蕴,热伤血络,血溢脉外,随胃气上逆,故见呕血;湿热阻滞中焦,胃气痞塞不通,则胃脘闷痛;脾胃虚弱,失于濡养,故见倦怠乏力;湿热困脾,脾失健运,水湿不化,故见口干口苦;舌质淡红,苔黄腻,脉细滑为脾虚湿热之征。本病以呕血、倦怠乏力、口干口苦为辨证要点。

(4)气虚不摄:

主症:便血紫暗或色黑如柏油样,脘腹隐痛,食少便溏,面色少华,神倦懒言。

舌脉:舌淡,苔白,脉细。

证候分析:本证以脾胃虚弱,气虚不摄为主要病机。胃病日久,伤及脾胃,脾胃气虚,气不摄血,血溢脉外,下注肠道,故见便血;不荣则痛,故见脘腹隐痛;脾气亏虚,气短不足,故见少气懒言;脾主肌肉四肢,气虚不能濡养四末,故肢体倦怠,面色苍白;舌淡苔白,脉细,均为脾胃气虚之象。

(5)脾胃虚寒:

主症:便血紫暗或色黑如柏油样,脘腹隐痛,喜按喜暖,畏寒肢冷,食少便溏,面色少华,神倦懒言。

舌脉:舌淡,苔白,脉细弱。

证候分析:本证以中焦虚寒,失于温养为主要病机。胃病日久,累及脾阳,脾胃虚寒,脾虚不能摄血,以致血溢脉外,下注肠道,故见便血;中焦失于温养,故胃痛绵绵,喜温喜按,遇寒或饥饿时痛剧,得温或得食后痛缓;脾主肌肉四肢,阳虚不能布达四末,故见畏寒肢冷;脾虚不能运化水谷,则食少便溏;舌淡,苔白,脉细弱,均为脾胃虚寒之象。本证以便血、形寒肢冷为辨证要点。

二、入院标准

符合诊断标准的中医辨证者,均可收住院治疗。

三、检查项目

一般体检项目:血、尿、便常规化验,血型、出凝血四项、心、肝、肾功能检查,胃镜检查,幽门螺旋杆菌检查。

四、治疗方案

(1)慎起居,适寒温,怡情怀,节饮食。

(2)饮食治疗:暂禁食或清淡流质饮食,忌食辛辣、油腻之品。

(3)药物治疗:采用中医中药治疗为主,配合中药及西药针剂静滴。

(一)吐血

1.胃热壅盛

治法:清热泻火,凉血止血。

(1)药物治疗:

①方药:泻心汤合十灰散加减。

生大黄 6 g(后下)	枯黄芩 10 g	川黄连 6 g	焦栀子 10 g
蒲黄炭 10 g(包煎)	仙鹤草 30 g	茜草碳 10 g	地榆碳 15 g
大小蓟 15 g	白茅根 30 g	侧柏叶 10 g	紫珠草 15 g

②口服致康胶囊,3 粒,tid;或止血宝颗粒 1 包,bid。

(2)外治法:纳米穴位敷贴胃俞、中脘、足三里。

(3)饮食治疗:饮食宜软易消化,养成细嚼慢咽的饮食习惯,减少对胃的刺激,避免进食肥甘厚腻盐渍、烟熏、煎炸的食物,平时应戒烟酒。

2.肝火犯胃

治法:泻肝清胃,凉血止血。

(1)药物治疗:

①方药:龙胆泻肝汤加减。

龙胆草 10 g	栀子炭 10 g	黄芩 10 g	北柴胡 10 g
生地黄 15 g	车前子 10 g(包煎)	泽泻 10 g	紫珠草 15 g
侧柏叶 15 g	仙鹤草 30 g	茜草 10 g	蒲黄炭 10 g(包煎)
生甘草 5 g			

②口服云南白药胶囊,2 粒,tid;或致康胶囊,3 粒,tid。

(2)外治法:纳米穴位敷贴肝俞、内关、胃俞、中脘、足三里。耳穴埋豆贴肝(耳甲庭后下部)、胃(耳轮角消失处)、脾(耳甲腔的后下方,耳轮脚消失处与轮屏切迹连线的中点)、神门(三角窝内,对耳轮脚上下脚分叉稍上方)、皮质下(对耳屏内侧面前下方)。

(3)饮食治疗:饮食宜清淡饮食,可适当进食水果。避免过于粗糙、过热的食物,养成细嚼慢咽的饮食习惯,减少对胃的刺激,避免食用盐渍、烟熏、不新鲜的实物。忌食南瓜、芋头、红薯、土豆等淀粉类,壅阻气机的食物及辛辣、燥热、肥厚甘腻之品。

指导患者酌情选用以下食疗:

①麦芽青皮饮:生麦芽 30 g,青皮 10 g,水煮成饮去渣服。

②砂仁藕粉:砂仁 1.5 g,木香 1 g,研粉,藕粉 30～50 g,白糖适量,开水冲服。

(4)护理:

①安慰患者使其性情开朗,避免精神刺激或情绪激动,善于克制情志,郁怒、悲伤时应注意避免进食,平时应戒烟酒。

②出血时暂禁食。

③适当进行锻炼,如气功、慢跑,太极拳等以增强体质。

3.气虚不摄证

治法:益气摄血。

(1)药物治疗:

①方药:归脾汤加减。

黄芪 30 g　　炒白术 12 g　　潞党参 15 g　　蒲黄炭 10 g(包煎)

茯苓 15 g　　仙鹤草 30 g　　龙眼肉 15 g　　三七粉 6 g(冲服)

白及 10 g　　紫珠草 15 g

②中成药:口服云南白药胶囊,2 粒,tid;致康胶囊,3 粒,tid。

(2)外治法:纳米穴位敷贴胃俞、脾俞、中脘、足三里,或神灯照射,或艾条灸,每日 2 次,每次 10～20 分钟。

(3)饮食治疗:饮食宜温,少食多餐,平时可选用大枣、莲子、桂圆、羊肉、饮食宜软易消化,避免过于粗糙或过凉,忌食生冷、烟熏、冰冻食物。

指导患者酌情选用以下食疗:

①姜糖饮:生姜三片、红糖适量,水煎服。

②姜枣饮:生姜三片、法半夏 6 g、红枣 3 个,水煎服。

③良姜粥:良姜 15 g 为末,粳米 100 g,水 2000 mL,加良姜至 1500 mL,去渣下米煮粥服。

④生姜粥:粳米 50 g,生姜 5 片,葱、米醋适量,姜、米共煮,粥将熟时下葱醋,热食之。

⑤吴茱萸粥:吴茱萸末 3 g,葱白 5 寸,粳米 50 g,先煮米成粥,熟入吴茱萸末及葱,趁热食之。

（4）护理：

①慎起居，适寒温，怡情怀，节饮食。

②卧床休息，控制剧烈活动，避免劳累。适当进行锻炼，如气功、慢跑，太极拳等以增强体质。

③中药宜热服。

④伴呕吐清水者，服生姜片或糖姜片，或针刺内关、合谷以止呕。

4.脾虚湿热证

治法：健脾清热，利湿止血。

（1）药物治疗：

①方药：宁血方加减。

生黄芪20 g	炒白术12 g	山药15 g	蒲黄炭10 g（包煎）
栀子炭10 g	云茯苓15 g	黄芩10 g	仙鹤草15 g
潞党参10 g	紫珠草15 g	甘草6 g	三七粉6 g（冲服）

②口服云南白药胶囊，2粒/次，3次/日；或致康胶囊，3粒，tid。

（2）外治法：纳米穴位敷贴胃俞、脾俞、中脘、足三里；神灯照射或微波照射，每日2次，每次20～30分钟。

（3）饮食治疗：饮食宜温，少食多餐，平时可选用大枣、莲子饮食宜软易消化，避免过于粗糙或过凉，忌食生冷、辛辣燥热的食物，指导患者酌情参照上述各证型的食疗法。

（4）护理：

①加强精神护理，消除恐癌情绪，心情愉快，配合治疗。慎起居，适寒温，怡情怀，节饮食。避免劳累和精神刺激、情绪激动。

②有吐血及胃痛或伴剧烈呕吐者须禁食，可配合服田七末、白及粉、云南白药等以止血。待病情缓解后方可进流汁、半流、软食，以少食多餐为原则。适当休息，控制剧烈活动，避免劳累。适当进行锻炼，如气功、慢跑，太极拳等以增强体质。

③中药宜温服。

（二）便血

1.肠道湿热

治法：清化湿热，凉血止血。

（1）药物治疗：

①方药：地榆散加减。

地榆炭 15 g　　茜草碳 10 g　　栀子炭 10 g　　黄芩 10 g

川黄连 5 g　　云茯苓 10 g　　蒲黄炭 10 g　　槐花 10 g

仙鹤草 30 g　　侧柏叶 10 g　　生甘草 6 g　　三七粉 6 g$^{(冲服)}$

②中成药:口服云南白药胶囊,2 粒/次,3 次/日;或致康胶囊,3 粒,tid。

(2)外治法:纳米穴位敷贴胃俞、中脘、足三里。

(3)饮食治疗:饮食宜软易消化,养成细嚼慢咽的饮食习惯,减少对胃的刺激,避免进食肥甘厚腻盐渍、烟熏、煎炸的食物,平时应戒烟酒。

指导患者酌情选用以下食疗:

①银花莲子粥:银花 15～30 g,莲子肉(不去芯)30～50 g,银花煮水去渣后用水煮莲子肉为粥,晨起作早餐食之。

②赤小豆山药粥:赤小豆 30～50 g,山药 30～50 g,白糖适量,先煮赤小豆至半熟,放入山药,煮粥。

③山药扁豆粥:山药去皮切片 30 g,白扁豆 15 g,白米 30 g,白糖适量,先煮白米、白扁豆,加入山药、白糖,早晨食用

④百合杏仁赤豆粥:百合 10 g,杏仁 6 g,赤小豆 60 g,煮粥。

(4)护理:

①怡情放怀,避免精神刺激或情绪激动,善于克制情绪。

②疼痛时适当休息,自上而下按摩胃部,使气顺而痛缓。

③适当进行锻炼,如气功、慢跑,太极拳等以增强体质。

2.热灼胃络

治法:清热泻火,凉血止血。

(1)药物治疗:

①方药:泻心汤合十灰散加减。

生大黄 6 g$^{(后下)}$　　黄芩 10 g　　川黄连 6 g　　栀子炭 15 g

蒲黄炭 10 g　　茜草 10 g　　大小蓟 15 g　　仙鹤草 30 g

白茅根 30 g　　侧柏叶 10 g　　三七粉 6 g$^{(冲服)}$

②口服云南白药胶囊,2 粒/次,3 次/日;或致康胶囊,3 粒,tid。

(2)外治法:纳米穴位敷贴胃俞、中脘、足三里。

(3)饮食治疗:饮食宜软易消化,养成细嚼慢咽的饮食习惯,减少对胃的刺激,避免进食肥甘厚腻盐渍、烟熏、煎炸的食物,平时应戒烟酒。

3.气虚不摄证

(1)药物治疗:

治法:益气摄血。

①方药:归脾汤加减。

黄芪20 g　　潞党参15 g　　炒白术12 g　　全当归10 g

茯苓15 g　　仙鹤草30 g　　龙眼肉15 g　　三七粉6 g^(冲服)

白及10 g　　蒲黄炭10 g^(包煎)

②口服云南白药胶囊,2粒/次,3次/日;或致康胶囊,3粒,tid。

(2)外治法:纳米穴位敷贴胃俞、脾俞、中脘、足三里,或神灯照射、艾条灸,每日2次,每次10~20分钟。

(3)饮食治疗:饮食宜温,少食多餐,平时可选用大枣、莲子、桂圆、羊肉、饮食宜软易消化,避免过于粗糙、或过凉,忌食生冷、烟熏、冰冻食物。

指导患者酌情选用以下食疗:

①姜糖饮:生姜三片、红糖适量,水煎服。

②姜枣饮:生姜三片、法半夏6 g、红枣3个,水煎服。

③良姜粥:良姜15 g为末,粳米100 g,水2000 mL,加良姜至1500 mL,去渣下米煮粥服。

④生姜粥:粳米50 g,生姜5片,葱、米醋适量,姜、米共煮,粥将熟时下葱醋,热食之。

⑤吴萸粥:吴茱萸末3 g,葱白5寸,粳米50 g,先煮米成粥,熟入吴茱萸末及葱,趁热食之。

(4)护理:

①慎起居,适寒温,怡情怀,节饮食。

②适当休息,宜卧床休息,控制剧烈活动,避免劳累。适当进行锻炼,如气功、慢跑,太极拳等以增强体质。

③中药宜热服。

④伴呕吐清水者,服生姜片或糖姜片,或针刺内关、合谷以止呕。

4.脾胃虚寒证

治法:健脾温中,养血止血。

(1)药物治疗:

①方药:黄土汤加减。

灶心土20 g^(先煎)　　炮姜10 g　　炒白术12 g　　制附子10 g^(先煎)

仙鹤草30 g　　黄芩10 g　　阿胶10 g^(烊化)　　三七粉6 g^(冲服)

蒲黄炭10 g^(包煎)　　熟地黄20 g白及10 g

②口服云南白药胶囊,2粒/次,3次/日;或致康胶囊,3粒,tid。

(2)外治法:纳米穴位敷贴胃俞、脾俞、中脘、足三里,或神灯照射,或艾条灸,每日 2 次,每次 10～20 分钟。

(3)饮食治疗:饮食宜温,少食多餐,平时可选用大枣、莲子、桂圆、羊肉、饮食宜软易消化,避免过于粗糙或过凉,忌食生冷、烟熏、冰冻食物。

指导患者酌情选用以下食疗:

①姜糖饮:生姜三片、红糖适量,水煎服。

②姜枣饮:生姜三片、法半夏 6 g、红枣 3 个,水煎服。

③良姜粥:良姜 15 g 为末,粳米 100 g,水 2000 mL,加良姜至 1500 mL,去渣下米煮粥服。

④生姜粥:粳米 50 g,生姜 5 片,葱、米醋适量,姜、米共煮,粥将熟时下葱醋,热食之。

⑤吴萸粥:吴茱萸末 3 g,葱白 5 寸,粳米 50 g,先煮米成粥,熟入吴茱萸末及葱,趁热食之。

(4)护理:

①慎起居,适寒温,怡情怀,节饮食。

②适当休息,宜卧床休息,控制剧烈活动,避免劳累。适当进行锻炼,如气功、慢跑,太极拳等以增强体质。

③中药宜热服。

④伴呕吐清水者,服生姜片或糖姜片;或针刺内关、合谷以止呕。

5.脾虚湿热证

治法:健脾清热,利湿止血。

(1)药物治疗:

①方药:宁血方加减。

黄芪 20 g	炒白术 12 g	山药 15 g	蒲黄炭 10 g^(包煎)
栀子炭 10 g	云茯苓 15 g	黄芩 10 g	仙鹤草 15 g
党参 10 g	紫珠草 15 g	甘草 3 g	三七粉 6 g^(冲服)

②口服云南白药 2 粒/次,3 次/日;或致康胶囊,3 粒,tid。

(2)外治法:纳米穴位敷贴胃俞、脾俞、中脘、足三里;神灯照射或微波照射,每日 2 次,每次 20～30 分钟。

(3)饮食治疗:饮食宜温,少食多餐,平时可选用大枣、莲子饮食宜软易消化,避免过于粗糙或过凉,忌食生冷、辛辣燥热的食物,指导患者酌情参照上述各证型的食疗法。

(4)护理:

①加强精神护理,消除恐癌情绪,心情愉快,配合治疗。慎起居,适寒温,

331

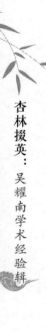
怡情怀,节饮食。避免劳累和精神刺激、情绪激动。

②有吐血及胃痛或伴剧烈呕吐者须禁食,可配合服田七末、白及粉、云南白药等以止血。待病情缓解后方可进流汁、半流、软食,以少食多餐为原则。适当休息,控制剧烈活动,避免劳累。适当进行锻炼,如气功、慢跑,太极拳等以增强体质。

③中药宜温服。

五、疗效评价

(1)治愈:吐血或便血控制,临床症状消失,大便隐血试验连续 3 次为阴性。

(2)好转:吐血或便血量减少,临床症状好转,大便隐血程度减低。

(3)未愈:吐血或便血及临床症状无改善。

六、疗效要求

治愈率 70%,好转率 20%,未愈率 10%。中医药治疗率>85%。

七、出院标准

达到临床痊愈或显效标准。

八、住院天数

14～21 天。

九、出院指导

(1)注意饮食卫生,避免刺激性食物或药物,戒烟酒,饮食有节。
(2)保持精神愉快,避免受凉或过劳。
(3)间隔 3 月进行胃镜复查。

十、难点分析

上消化道出血最常见病因为消化性溃疡和肝硬化食管胃底静脉曲张破裂出血。消化性溃疡治疗难点：

（1）根除 Hp 效果不理想：Hp 是胃疡病（消化性溃疡）发生的重要致病因子，和活动性胃炎有明确关系。西药根除 Hp 虽有较好的疗效，但随着抗生素的广泛应用，耐药菌株在逐年增加，而且副作用大，患者依从性差。但是，单纯依靠中药治疗 Hp 感染疗效还不够理想。

（2）胃疡病（消化性溃疡）缓解容易根治难，易复发。对肝硬化食管胃底静脉曲张破裂出血者，治疗难点在于解决门静脉高压问题，目前中医对此尚无有效的根治方法，西医 EVL 术也只是治标问题，需行 TIPS 术降低门静脉压力，但该手术难度高，术后并发症多。

十一、解决措施

对消化性溃疡所致上消化道出血，解决措施为：

（1）加强抗 Hp 中医药研究：我们采用中医治疗 HP 感染取得了良好的疗效，有以下 3 种方法：

①直接抑杀：根据体处药理试验报告，选用具有抑杀 Hp 的中药如：大黄、黄连、蒲公英、九节茶、厚朴、槟榔等。

②扶正祛邪：采用中医健脾益气活血的方法保护胃黏膜屏障和提高人体的抗病能力来治疗 Hp 感染。

③辨证施治：即用中药来改变人体内环境以抑杀 Hp，因 Hp 感染需要一个病理环境，这个病理环境就表现成为中医的各病理证型，通过辨证施治，调整人体阴阳平衡，可使 Hp 失去生存和繁衍的病理环境，从而达到抑杀 Hp 的目的。

我们用中药治疗 HP 感染，曾观察 68 例，根除率 45.83%，总有效率 66.67%。已总结成论文发表在《中国中西医结合杂志》2005 年 25 卷第 9 期。

在今后的研究中应加大中医药治疗 Hp 感染的研究力度，通过开展临床流行病学的研究，分析 Hp 阳性及 Hp 耐药患者的证候学特征，加深中医对 Hp 感染的病机认识。

（2）根据对患者的体质辨证，在治疗结束后，继续采用中成药金匮肾气丸或香砂六君丸分别调补"先天之本"和"后天之本"以巩固疗效;发扬中医传统养生的优势,如食养药膳等,积极向人民群众宣传健康教育,开展"治未病"的研究。

对肝硬化食管胃底静脉曲张破裂出血患者,应加强对肝硬化的基础治疗,注意抗病毒,加强食管胃底静脉曲张的首次出血的一级预防。

第十节　胃下垂诊疗常规(2006)[①]

胃下垂(gastroptosia)是由于膈肌悬力不足,胃膈韧带、胃肝韧带及胃脾韧带松弛,或腹内压降低,腹肌松弛,导致胃的纵轴向下延长,胃的下极明显降低,站立时胃下缘抵达盆腔,胃小弯弧线最低点降到髂嵴联线以下。临床表现为脘腹痞满,嗳气不舒,胃脘胀痛,大便不调,肠鸣漉漉等胃肠功能失调的症状。胃下垂在临床上并不少见,其原因尚不明,有人认为与重力因素有关,也有人认为与胃肌肉张力减退、膈肌松弛等因素有关。该病多见于瘦长无力体形者、女性经产妇,其中生育多者更为多见。此外,患者多有长期站立工作史,如手术室护士、教师、售货员等,以及、多次腹部手术伴腹肌张力低下、长期期卧床少动者和慢性消耗性疾病的患者。胃下垂可归属于中医学的"胃缓""胃痞""嗳气"等病证范畴。

1.诊断

1.1　疾病诊断

1.1.1　临床表现

(1)症状:轻度胃下垂多无症状,中度以上者表现为胃肠功能低下、胃肠动力减弱和分泌功能紊乱。患者常见上腹不适、易饱胀、厌食、嗳气、便秘、腹痛等症状,有时可觉乏力,心悸,头晕及昏厥等症候。此外,也可伴随有其他脏器如肝、肾、结肠下垂的表现,患者常有消瘦、乏力、低血压等表现。

(2)体征:患者常有不同程度的消瘦,肋下角常小于90°,进餐后叩诊,胃下极可下移至盆腔。上腹部可有压痛,且常因卧位与立位变化而使压痛点改变,上腹部易触到明显的腹主动脉搏动,胃区可有振水音。

---

① 厦门市中医院内部使用。

1.1.2　发病特点

起病缓慢,腹胀常于餐后、站立过久和劳累后加重,平卧后常可减轻,腹部疼痛呈隐痛或胀痛,无周期性及节律性。

1.2.3　诱发因素

饱胀或饮食不节、七情内伤、劳累过度。

1.1.4　理化检查

(1)X线钡剂透视:①胃小弯弧线最低点在髂嵴连线以下,重者位于盆腔;②胃呈无力型,排空功能差,通常标准是 6 小时胃内残留钡剂量达 25%～35%时有诊断价值;③十二指肠第二段常位于幽门管后面,球部向左偏移。

(2)胃超声检查:患者空腹探查,然后让患者饮水,饮水后再次探查胃腔,胃下缘进入盆腔内。诊断可成立。

(3)胃镜检查:计算门齿—幽门间距/身高比值>0.52 可诊断胃下垂。

1.1.5　诊断要点

(1)主要指标:

①有临床症状及发病特点。

②肋下角常<90°;站立时腹主动脉搏动明显。

③胃内有振水声,双手托扶下腹部则上腹坠胀减轻。

④X线检查异常者。

⑤超声波检查异常者。

⑥胃镜检查异常者。

(2)次要指标:瘦长体形者,经产妇生育较多者,消耗性疾病进行性消瘦者。有站立性昏厥、低血压、心悸、乏力、眩晕等"循环无力症"的其他内脏下垂的现象。

具备主要指标 2 项(①、④必备 1 项)及部分次要指标即可确诊胃下垂。

1.1.6　分度

X线钡剂透视:胃下垂的程度一般以胃角切迹低于两髂嵴连线水平 1～5 cm 为Ⅰ度,6～10 cm 为Ⅱ度,11 cm 以上为Ⅲ度。

1.2　证候诊断

1.2.1　中气下陷证

主症:①脘腹重坠作胀;②食后、站立或劳累后腹胀益甚,平卧可减轻;③神疲乏力;④食少纳呆。

次症:①头晕气短;②形体消瘦;③大便溏薄;④或伴有脱肛、崩漏、肾下垂;⑤舌淡,有齿痕;⑥脉缓弱或濡。

证型确定:具备主症 2 项加次症 2 项,或主症第 1 项加次症 3 项。

1.2.2　肝胃不和证

主症:①胃脘胀满疼痛,连及两肋;②心烦易怒;③遇情绪波动加剧;④失眠多梦。

次症:①口苦口干,或咽似物梗;②胸闷食少;③嗳气呃逆;④大便不爽;⑤舌淡红,苔薄白;⑥脉弦。

证型确定:主症 2 项加次症 2 项。

1.2.3　胃阴不足证

主症:①胃脘胀满,隐隐灼痛;②手足心热;③口干咽燥;④舌红无苔少津。

次症:①饥不欲食;②寐差多梦;③胃中嘈杂;④大便干燥;⑤脉细数。

证型确定:主症 2 项加次症 2 项。

1.2.4　脾肾阳虚证

主症:①脘腹冷痛,喜温喜按;②遇冷或劳累后加重;③畏寒肢冷;④得食痛减,食后腹胀。

次症:①倦怠乏力;②食欲不振;③大便溏薄,或完谷不化;④腰膝冷痛;⑤舌淡,边齿痕,苔薄白;⑥脉沉细或迟。

证型确定:主症 2 项加次症 2 项。

1.2.5　痰饮停胃证

主症:①呕吐清水稀涎;②胃脘胀满,有振水声;③肠鸣漉漉。

次症:①头晕目眩;②胸闷心悸;③神疲气短;④大便溏薄;⑤恶心食少;⑥舌淡胖,苔滑腻;脉弦滑。

证型确定:主症 2 项加次症 2 项。

1.2.6　瘀阻胃络证

主症:①胃脘坠胀刺痛;②呕血或黑便;③舌质紫暗,舌有瘀斑,舌下青筋迂曲;③脉弦涩。

次症:①久痛不愈;②痛处拒按;③痛有定处;④入夜痛甚;⑤面色晦暗;⑥肌肤甲错。

证型确定:主症 3 项加次症 3 项。

2.分证论治

2.1　中气下陷证

治法:补中益气,健脾强胃。

主方:补中益气汤(《脾胃论》)合黄芪建中汤(《金匮要略》)加减。

方药:

黄芪15 g	党参15 g	白术10 g	炙甘草6 g
当归10 g	陈皮6 g	升麻6 g	柴胡6 g
饴糖20 g	桂枝6 g	芍药12 g	枳壳10 g
大枣15 g	生姜6 g		

2.2 肝胃不和证

治法:疏肝理气,健脾和胃。

主方:柴胡疏肝散(《景岳全书》)加减。

方药:

柴胡10 g	枳壳15 g	香附10 g	炒白芍15 g
川芎10 g	陈皮10 g	黄芪15 g	炒白术10 g
甘草6 g			

2.3 胃阴不足证

治法:滋阴润燥,健脾养胃。

主方:益胃汤(《温病条辨》)加减。

方药:

北沙参10 g	麦冬10 g	生地黄12 g	玉竹15 g
太子参15 g	石斛10 g	淮山15 g	佛手10 g
鸡内金10 g	枳壳12 g		

2.4 脾肾阳虚证

治法:温阳散寒,补益脾肾。

主方:理中汤合肾气丸(《金匮要略》)加减。

方药:

干姜10 g	党参15 g	白术12 g	炙甘草6 g
山药15 g	茯苓10 g	熟地黄15 g	山茱萸12
丹皮10 g	泽泻10 g	肉桂6 g	炮附子10 g(先煎)

2.5 痰饮停胃证

治法:温胃化饮。

主方:苓桂术甘草汤(《伤寒论》)合小半夏汤(《金匮要略》)加减。

方药:

茯苓15 g	桂枝10 g	炒白术10 g	甘草6 g
苍术10 g	生姜6 g	姜半夏10 g	泽泻12 g
砂仁6 g	枳壳10 g		

2.6　瘀阻胃络证

治法：行气化瘀。

主方：膈下逐瘀汤（《医林改错》）加减。

方药：

五灵脂10 g	当归10 g	川芎15 g	赤芍10 g
延胡索10 g	桃仁10 g	红花6 g	乌药10
醋香附10 g	枳壳10 g	黄芪15 g	甘草6 g
炒白术10 g			

3.中成药

（1）补中益气丸：每次6～9 g，每日3次，适用于中气下陷证。

（2）逍遥丸：每次6～9 g，每日3次，适用于肝胃不和证。

（3）桂附地黄丸：每次6～9 g，每日3次，适用于脾肾阳虚证。

（4）理中丸：每次6～9 g，每日3次，适用于脾胃虚寒证。

（5）六味地黄丸：每次9 g，每日3次，适用于胃阴虚证。

（6）香砂六君丸：每次6～9 g，每日3次，适用于痰饮停胃证。

（7）龙血竭胶囊：每次4粒，每日3次，适用于瘀阻胃络证。

4.疗效评定标准

4.1　临床疗效标准

（1）临床痊愈：自觉证候消失，上消化道钡透复查，胃角切迹已回升到两髂嵴连线水平以上者。

（2）显效：自觉证候明显减轻，上消化道钡透复查，胃角切迹已回升6 cm以上但尚未治愈者。

（3）有效：自觉证候减轻，上消化道钡透复查，胃角切迹已回升1～5 cm者。

（4）无效：自觉证候无变化，上消化道钡透复查，胃角切迹已回升<1 cm者。

4.2　证候疗效标准

4.2.1　计量评分

所有症状都分为无、轻、中、重四级，在主症分别记0、2、4、6分，在次症则分别记0、1、2、3分。对于舌脉则分为正常和非正常两级，在主症分别记0、2分，在次症分别记0、1分。

6分：上腹不适，易饱胀、厌食、嗳气、腹痛、便秘，舌脉异常等证明显，经常持续出现，影响工作和生活者。

4分:上证明显,经常出现,不影响工作和生活者。

2分:上证较轻,偶尔出现,不影响工作和生活者。

0分:无症候或症候消失者。

计算公式(尼莫地平法)为:[(治疗前积分—治疗后积分)÷治疗前积分]×100%。

4.2.2　证候疗效评定

(1)临床痊愈:症状、体征消失或基本消失,证候积分减少≥95%。

(2)显效:症状、体征明显改善,证候积分减少≥70%,但<95%。

(3)有效:症状、体征均有好转,证候积分减少≥30%,但<70%。

(4)无效:症状、体征均无明显改善,甚或加重,证候积分减少<30%。